NUTRIÇÃO PARA O TREINAMENTO DE FORÇA

4ª EDIÇÃO

4ª EDIÇÃO

NUTRIÇÃO PARA O TREINAMENTO DE FORÇA

Susan M. Kleiner, PhD, RD
High Performance Nutrition, LLC
Mercer Island, Washington

com

Maggie Greenwood-Robinson

Manole

Título do original em inglês: *Power Eating, 4th edition*
Copyright © 2014, 2007, 2001, 1998 by Susan M. Kleiner e Maggie Greenwood-Robinson.
Publicado mediante acordo com a Human Kinetics, EUA.

Este livro contempla as regras do Acordo Ortográfico da Língua Portuguesa.

Editor-gestor: Walter Luiz Coutinho
Editora de traduções: Denise Yumi Chinem
Produção editorial: Priscila Pereira Mota Hidaka, Gabriela Rocha Ribeiro e Cláudia Lahr Tetzlaff

Tradução: Leda Pierrotti (Wide Traduções Técnicas)
Revisão científica: Simone Biesek
    Nutricionista e Especialista em Nutrição Clínica pela Universidade Federal do Paraná (UFPR)
    Mestre em Educação Física pela Universidade Gama Filho (UGF-RJ)
    Professora pesquisadora e coordenadora do Curso de Nutrição do Centro Universitário Autônomo do Brasil (UniBrasil), Curitiba-PR
    Professora responsável pelo ambulatório-escola, para atendimento de atletas e praticantes de atividade física do Unibrasil
    Autora do livro *Estratégias de nutrição e suplementação no esporte* – 3. ed. (Manole, 2015)
Revisão: Depto. editorial da Editora Manole
Diagramação: Perfekta Soluções Editoriais
Capa: Ricardo Yoshiaki Nitta Rodrigues

Dados Internacionais de Catalogação na Publicação (CIP)
(Câmara Brasileira do Livro, SP, Brasil)

Kleiner, Susan M.
    Nutrição para o treinamento de força / Susan M. Kleiner, Maggie Greenwood-Robinson ; [tradução Leda Pierrotti]. – 4. ed. – Barueri, SP : Manole, 2016.

Título original: Power eating.
Bibliografia.
ISBN 978-85-204-4086-5

1. Atletas - Nutrição 2. Força muscular 3. Suplementos dietéticos 4. Treinamento físico I. Greenwood-Robinson, Maggie. II. Título.

16-01055   CDD-613.7

Índices para catálogo sistemático:
1. Força : treinamento : Nutrição esportiva   613.7
2. Treinamento de força : Nutrição esportiva   613.7

Nenhuma parte deste livro poderá ser reproduzida, por qualquer processo, sem a permissão expressa dos editores.
É proibida a reprodução por xerox.
A Editora Manole é filiada à ABDR – Associação Brasileira de Direitos Reprográficos.

1ª edição – 2002
3ª edição – 2009
4ª edição – 2016

Direitos em língua portuguesa adquiridos pela:
Editora Manole Ltda.
Av. Ceci, 672 – Tamboré
06460-120 – Barueri – SP – Brasil
Tel.: (11) 4196-6000
www.manole.com.br | https://atendimento.manole.com.br/

Impresso no Brasil | *Printed in Brazil*

Nota: foram feitos todos os esforços para que as informações contidas neste livro fossem o mais precisas possível. Os autores e os editores não se responsabilizam por quaisquer lesões ou danos decorrentes da aplicação das informações aqui apresentadas. É aconselhável a supervisão de um profissional ao realizar os exercícios.

À memória amorosa de papai e mamãe, que me mostraram como incorporar graciosamente resistência e força.

Sobre as autoras

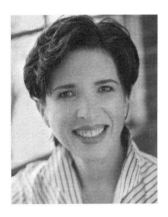

Susan M. Kleiner, PhD em nutrição, RD (dietista registrada), FACN (*fellow* do American College of Nutrition), CNS (especialista certificada em nutrição), FISSN (*fellow* da International Society of Sports Nutrition), é autoridade em nutrição para o treinamento de força, e seu programa *Power Eating* transformou a vida de milhares de pessoas. É proprietária da High Performance Nutrition, LLC, uma consultoria localizada em Mercer Island, Washington (EUA).

A Dra. Kleiner já trabalhou como consultora de nutrição para times consagrados de futebol americano (como o Seattle Seahawks – incluindo o *quarterback* Matt Hasselbeck – e o Cleveland Browns), e de basquete (Seattle Supersonics, Miami Heat e Cleveland Cavaliers), além da Repertory Project Dance Company. Entre outros clientes campeões norte-americanos e internacionais, está a medalhista de bronze na modalidade BMX nas Olimpíadas de 2008, três vezes campeã mundial de *mountain bike* e duas vezes campeã norte-americana de *downhill*, Jill Kintner; a campeã olímpica de *hockey* no gelo de 2006, Kelly Stephens; e a campeã olímpica do máster feminino de levantamento de peso, 2004-2006, Trish Zuccotti.

A Dra. Kleiner é membro do conselho consultivo das revistas *Shape*, *FitnessRx for Women* e *Oxygen*. Ela é autora, palestrante e colunista reconhecida internacionalmente. Sua pesquisa de doutorado sobre riscos da dieta e do uso de esteroides anabólicos na doença cardiovascular em fisiculturistas competidores do sexo masculino rendeu-lhe o prêmio de Jovem Cientista, em 1987, do American College of Nutrition. Kleiner é membro e cofundadora da International Society of Sports Nutrition (ISSN) e membro do American College of Nutrition (ACN), assim como do American College of Sports Medicine (ACSM) e da National Strength and Conditioning Association (NSCA).

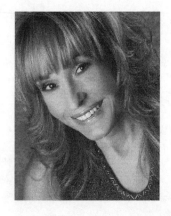
Maggie Greenwood-Robinson, PhD, é uma das principais escritoras da área da saúde e medicina dos Estados Unidos. É autora e coautora de mais de 30 livros sobre nutrição, exercício, emagrecimento, saúde psicológica e outros assuntos relacionados à saúde, entre eles *The Biggest Loser*, um *best-seller* do *New York Times*, que é o livro oficial sobre dieta e *fitness* do *reality show* de sucesso, homônimo, da NBC. Alguns de seus livros mais recentes são *20/20 Thinking, Good Carbs Vs. Bad Carbs* e *Foods That Combat Cancer*. A autora participou de vários programas de televisão e rádio, incluindo o *Dr. Phil Show* e *Dateline*, da NBC. É autora também de artigos publicados nas revistas *Shape, Let's Live, Great Life, American Health, Physical, Muscle and Fitness* e *MuscleMag International*. Palestrante frequente em assuntos relativos à saúde, antienvelhecimento, nutrição e exercício, Greenwood-Robinson é membro do conselho consultivo do *Dr. Phil Show* e da revista *Physical*.

Sumário

Prefácio XI
Agradecimentos XIII

Parte I – Fundamentos 1
1   Nutrição para o treinamento de força 3
2   Desenvolvimento muscular 20
3   Combustível para treinos 50
4   Controle de gordura 79
5   Queima de gordura 94
6   Hidratação para treinamento pesado 117

Parte II – Suplementos 137
7   Vitaminas e minerais para praticantes de treinamento de força 139
8   Produtos para o desenvolvimento muscular 176
9   Ervas para o desempenho 216

Parte III – Planos e cardápios 235
10   Elaboração de um plano *Power Eating* 237
11   Planejamento para um desempenho máximo 253
12   Cardápios para manutenção do físico 265
13   Cardápios para desenvolvimento muscular 274
14   Cardápios para treinamento cruzado 285
15   Cardápios para perda de gordura 299
16   Cardápios para definição corporal 309
17   Receitas *Power Eating* 319

Apêndice A   Registro alimentar de 3 dias 349
Apêndice B   Guia para fazer boas escolhas em restaurantes
                 e redes de *fast-food* 353
Bibliografia 357
Índice remissivo 381

Prefácio

Estou muito entusiasmada por lhe apresentar esta quarta edição de *Nutrição para o treinamento de força*. Os campos de nutrição esportiva e de fisiologia do exercício estão em expansão, uma vez que a descoberta do genoma humano resultou em uma explosão de tecnologia que aprofundou o entendimento de como o corpo funciona. Para esta edição, estruturei uma ampla rede de conexão para explicar como as propriedades químicas dos alimentos, ervas e suplementos ativam e desativam os genes que afetam nossa capacidade de ganhar músculos, queimar gordura e aperfeiçoar o treinamento. Também explica como você pode aproveitar o poder do cérebro para ativar processos de metabolismo por meio de fatores como alimentos, sabor, humor, treinamento, ambiente e relacionamentos.

Como sempre, as contribuições dos leitores são inestimáveis. Você pediu, e eu atendi com um novo capítulo de cardápios para treinamento cruzado. Todos os capítulos e cardápios foram atualizados para estarem na vanguarda da ciência para atletas profissionais, assim como para os iniciantes e os recreacionais.

Nutrição para o treinamento de força manteve sua posição de destaque porque forneço não somente os estudos mais recentes publicados, mas também os detalhes completos das pesquisas que ainda estavam sendo conduzidas em laboratórios de todo o mundo enquanto escrevia o livro. Dessa maneira, ensino ao leitor como utilizar todas essas pesquisas para atingir seus objetivos. Esta edição oferece uma visão interna verdadeira das informações mais recentes sobre suplementos para desenvolvimento muscular e dietas comprovadamente eficazes, além de estratégias de suplementos para ganhar energia, fazer reduções, melhorar o humor e aumentar o foco mental.

Esta obra irá guiá-lo por todos os seus períodos de treino durante o ano. Os cardápios do meu plano *Power Eating* são insuperáveis em seu nível de detalhes e ao mesmo tempo práticos de serem personalizados e seguidos em uma rotina agitada. Se você treina para controlar, desenvolver, reduzir ou eliminar, os planos alimentares apresentados nesta obra o ajudarão a atingir suas metas, mantendo sua saúde, segurança e legitimidade. Você pode ter tudo isso! Treine bastante e nutra-se com força por meio do plano *Power Eating*!

Agradecimentos

É motivo de orgulho que meus leitores tenham encontrado em *Nutrição para o treinamento de força* sua fonte confiável por mais de 16 anos, desde que publicamos a primeira edição, em 1998. Tenho me inspirado em suas histórias, pessoalmente e on-line, por meio de e-mails e cartas, encorajando-me a escrever uma quarta edição renovada e que, mais uma vez, abrisse novos caminhos na busca por resistência e força. Obrigada, uma vez mais, à minha companheira na criação deste legado, Maggie Greenwood-Robinson. Você é uma escritora brilhante, com habilidades cada vez maiores. Escrever livros é como um revezamento de resistência, e sua natural desenvoltura faz parecer fácil todo o caminho até a linha de chegada! Para Amanda McQuade Crawford, extraordinária fitoterapeuta, obrigada por compartilhar todo seu conhecimento de alto nível em ervas e plantas medicinais. Obrigada à minha cara amiga, Shar Sault, duas vezes consecutivas ganhadora do Título de Personalidade Mundial como *Ms. Natural Olympia*, por compartilhar algumas de suas receitas rápidas, deliciosas e nutritivas para a quarta edição de *Nutrição para o treinamento de força*. Agradeço também ao nosso editor de aquisições, Justin Klug, por me levar a sério quando eu propus uma nova edição e por conduzir todo o processo de publicação com compreensão e zelo. Toda a equipe da Human Kinetics é fantástica. Estou sempre ciente de que o intenso processo editorial resultará em um produto final extraordinário. Para Anne Hall, Martha Gullo, Tyler Wolpert, Kim McFarland, Sue Outlaw, entre outros, obrigada por seu apoio inabalável em minha visão para este projeto e sua dedicação à excelência. A toda a minha família, do fundo do meu coração, obrigada por seu apoio e amor. Esta é uma jornada que empreendemos todos juntos.

Parte I

FUNDAMENTOS

Desde a publicação da terceira edição desta obra, há vários anos, enormes avanços foram feitos na ciência da nutrição para o treinamento de força, especialmente na "neurobiologia" do alimento. Ou seja, agora compreende-se melhor de que forma o alimento influencia o modo como o cérebro controla o organismo e o apetite e como uma relação positiva com o alimento ajuda a focar em desenvolver o corpo em vez de destruí-lo. Considerar a neurobiologia do alimento agora é estratégia-chave para o desempenho, a recuperação e o desenvolvimento de atletas profissionais. Quando se coloca a ciência nutricional mais atual em prática, o corpo funciona em níveis elevados; seus mecanismos de desintoxicação e limpeza operam de forma ideal; e a queima de gordura, o metabolismo energético e o desenvolvimento muscular funcionam em ritmo acelerado. Este é um momento empolgante para a nutrição esportiva, porque agora entendem-se as necessidades nutricionais dos músculos, inclusive em níveis molecular e genético – e, com esse conhecimento, os atletas podem ter o melhor desempenho possível. Os Capítulos 1 a 6 exploram essa informação inovadora e mostram como colocá-la em prática.

1 Nutrição para o treinamento de força

Pense em como você gostaria de parecer e de se sentir. Imagine-se com um corpo bem condicionado, firme e com um volume adequado de músculos. Imagine o prazer de possuir altos níveis de força e energia, que lhe fornecem a potência para o desempenho, dia após dia.

Mantenha essas imagens em mente. Este livro mostrará como alcançá-las com alguns ajustes em um dos fatores de condicionamento mais importantes de todos – a nutrição. Mas não se trata de qualquer tipo de nutrição. Este é um livro para pessoas que praticam exercícios de força para ficar em forma, competem em esportes de treinamento de força ou querem melhorar sua capacidade atlética. Em outras palavras, você é um praticante de treinamento de força se realiza levantamento de pesos algumas vezes por semana ou se treina para competições. Como tal, possui necessidades nutricionais específicas que dependem do tipo e do nível de atividade.

Que tipo de praticante de treinamento de força você é? Um fisiculturista, um levantador de potência, um halterofilista olímpico, um atleta que pratica treinamento de força para ter condicionamento e treinamento cruzado, ou alguém que se exercita com pesos para manter a forma? Essas atividades possuem exigências físicas e nutricionais diferentes, e é por isso que são apresentadas diversas dietas individualizadas para praticantes de treinamento de força nos Capítulos 12 a 16. Contudo, o denominador comum para todos os praticantes de treinamento de força, desde competidores a praticantes recreacionais, é o interesse pelo mesmo objetivo: desenvolver massa magra.

O QUE DESENVOLVE OS MÚSCULOS?

Certamente, o treinamento de força desenvolve os músculos. No entanto, para que isso aconteça, é preciso fornecer a matéria-prima: proteínas, carboidratos e gorduras. Em um processo chamado de metabolismo, o organismo "quebra" esses nutrientes e utiliza os produtos para gerar a energia necessária para o crescimento e a vida.

No metabolismo, as proteínas são quebradas em aminoácidos. As células utilizam os aminoácidos para fabricar novas proteínas baseadas nas instruções fornecidas pelo DNA, que é o sistema de gerenciamento genético humano. O DNA fornece informação de como os aminoácidos devem ser alinhados e unidos. Uma vez cumpridas essas determinações, as células sintetizam uma nova proteína.

Com base nesse processo, a lógica diria que quanto mais proteína é ingerida, mais músculos o corpo pode desenvolver, mas não é dessa forma que as coisas funcionam. O excesso de proteína é convertido em carboidrato a ser utilizado para energia, ou é convertido em gordura para armazenagem.

O ganho muscular não é obtido empanturrando-se de proteínas, mas exigindo mais delas – ou seja, fazendo a proteína trabalhar mais. Os músculos responderão ao absorver os nutrientes que eles precisam para se desenvolver, inclusive aminoácidos do metabolismo proteico. Ao trabalhar bastante os músculos e dar a eles um apoio nutricional completo, as células musculares sintetizarão a proteína que eles necessitam.

QUAL É O COMBUSTÍVEL PARA OS MÚSCULOS?

Para trabalhar bastante os músculos, é necessário fornecer o tipo certo de combustível. As células musculares, como todas as outras, funcionam com um composto de alta energia conhecido como adenosina trifosfato (ATP). O ATP provoca a contração muscular, conduz impulsos nervosos e promove outros processos de energia celular. As células musculares geram o ATP ao combinar oxigênio com nutrientes do alimento, principalmente carboidratos. A gordura também é utilizada como combustível pelos músculos, mas ela só pode ser quebrada na presença de oxigênio. As células musculares preferem queimar carboidratos, armazenar gordura e utilizar proteínas para crescimento e reparação.

As células geram ATP por meio de qualquer um dos três sistemas de energia: o fosfagênico, o glicolítico e o oxidativo.

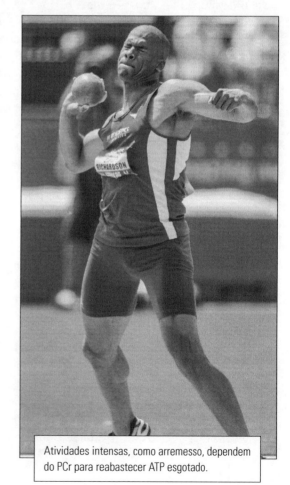

Atividades intensas, como arremesso, dependem do PCr para reabastecer ATP esgotado.

O sistema fosfagênico

Este sistema reconstrói o ATP pelo fornecimento de um composto chamado fosfocreatina (PCr). Quando o ATP é utilizado, ele precisa ser recarregado com alimentação e oxigênio adicionais. Durante a execução de exercícios de alta intensidade e curta duração, como treinamento com pesos ou corridas de curta duração, os músculos ativos absorvem o oxigênio disponível. Nesse ponto, o PCr age para suprir energia por alguns segundos de trabalho. O PCr pode ajudar a gerar ATP quando este for deficiente. Qualquer exercício intenso que dure de 3 a 15 segundos esgota rapidamente o ATP e o PCr no músculo; esses compostos precisam, então, ser restaurados. Reabastecer ATP e PCr é o trabalho dos outros sistemas de energia do corpo.

O sistema glicolítico

O sistema glicolítico disponibiliza glicose para os músculos a partir da quebra dos carboidratos da dieta durante a digestão ou por meio da quebra do glicogênio do músculo ou do fígado, a forma armazenada de carboidrato. Em um processo chamado glicólise, o glicogênio é decomposto em glicose nos músculos e, por meio de uma série de reações químicas, é por fim convertido em mais ATP.

A reserva de glicogênio nos músculos pode fornecer energia suficiente por cerca de 2 a 3 minutos em exercícios de curta duração e alta intensidade de cada vez. Se houver disponibilidade suficiente de oxigênio, bastante ATP será produzido a partir da glicose. Se falta oxigênio ou há pouco suprimento, os músculos fabricam um resíduo de glicose chamado ácido lático. A produção de ácido lático em um músculo ativo cria sensação de queimação e é parte das causas de fadiga muscular e interrupção de contração. O ácido lático deixa o músculo quando o oxigênio é disponibilizado para reabastecer PCr e ATP. Um breve período de descanso dá ao corpo tempo para levar oxigênio aos músculos, e é possível continuar os exercícios.

O sistema oxidativo

O terceiro sistema de energia é o oxidativo. Ele ajuda a abastecer exercícios aeróbios e outras atividades de *endurance*. Embora esse sistema possa lidar com as necessidades de energia de exercícios de *endurance*, todos os três sistemas de energia ativam-se no mesmo grau durante esse tipo de exercício. Os sistemas energéticos predominantes no treinamento de força são o fosfagênico e o glicolítico.

O oxigênio não é uma fonte direta de energia para o exercício; ele é usado como um ingrediente na produção de grandes quantidades de ATP a partir de outras fontes de energia. O sistema oxidativo trabalha da seguinte forma: o oxigênio é inspirado; na sequência, o sangue o absorve dos pulmões. O coração bombeia sangue rico em oxigênio para os tecidos, incluindo os músculos. A hemoglobina, uma proteína do sangue que contém ferro, transporta oxigênio para as células e as capacita a produzir energia. A mioglobina, outro tipo de proteína com ferro, transporta oxigênio primeiro para as células musculares. Dentro delas, o carboidrato e a gordura são convertidos em energia por meio de uma série de reações.

A habilidade do corpo em produzir energia utilizando qualquer um desses três sistemas pode ser melhorada com a dieta adequada ao treinamento e ao programa de exercícios. O resultado é um metabolismo que queima gordura e promove o desenvolvimento muscular.

PRINCÍPIOS DE NUTRIÇÃO PARA PRATICANTES DE TREINAMENTO DE FORÇA

Aqueles que estão decididos a melhorar seu físico e seu desempenho durante o treinamento de força farão tudo o que puderem para ser bem-sucedidos. Infelizmente, os conselhos dados aos praticantes de treinamento de força nos dias de hoje são uma miscelânea de mitos e verdades. Gostaríamos de separá-los e compartilhar vários princípios com os leitores – aqueles que todos os praticantes de treinamento de força podem seguir para ficar em forma e alcançar o melhor desempenho pessoal. Esses princípios, que são os mesmos recomendados para atletas profissionais, competidores olímpicos e praticantes de treinamento de força recreacionais há mais de 25 anos, serão revistos a seguir.

Ingestão adequada de calorias

O segredo para sentir-se energizado é comer a quantidade adequada de calorias para preparar o corpo para um treinamento árduo. Nos Estados Unidos, os termos *caloria* e *energia* geralmente são intercambiáveis. Em outros países, o joule é utilizado como medida de energia. Embora este livro se refira a calorias, é possível converter para quilojoules multiplicando o número de calorias por 4,1868. A falta de calorias definitivamente fará o praticante se sentir esgotado ao final do treino. Uma dieta que fornece menos de 1.600 calorias por dia, por exemplo, geralmente não contém todas as vitaminas e minerais necessários para uma pessoa permanecer saudável, evitar doenças e ter um bom desempenho. Dietas com poucas calorias, seguidas por mais de 2 semanas, podem ser prejudiciais para a saúde, pois não atendem à ingestão dietética de referência (*dietary reference intake* – DRI) de nutrientes necessários para a saúde básica.

Historicamente, a ingestão dietética recomendada (*recommended dietary allowances* – RDA) era o padrão norte-americano para a quantidade de carboidratos, proteínas, gordura, vitaminas e minerais necessários para evitar doenças por deficiência e manter o crescimento e a saúde. As DRI foram estabelecidas para atualizar as RDA com base em critérios mais funcionais que aqueles baseados em doenças por deficiência. Em vez de focar em prevenção de doenças, as DRI focam em desempenho ideal, tanto mental quanto fisicamente. No entanto, em certas condições – estresse, doença, subnutrição e exercício – pode haver necessidade de uma ingestão maior de certos nutrientes. Estudos mostram que os atletas em particular podem ter de exceder a DRI de muitos nutrientes. Alguns fisiculturistas profissionais estimam sua ingestão acima de 6.000 calorias diárias fora da temporada – basicamente 3 vezes a DRI de uma pessoa que não seja atleta (2.000 calorias/dia para mulheres e 2.700 calorias/dia para homens).

A quantidade individual necessária de cada nutriente depende de vários fatores, incluindo idade e sexo, o ritmo de treinamento e se a pessoa é um praticante de treinamento de força profissional ou recreacional. Geralmente, acredita-se que praticantes de treinamento de força precisam comer mais proteína e mais tipos certos de carboidratos e de gordura. Além disso, eles também podem suplementar a dieta com antioxidantes e certos minerais. Essas considerações serão apresentadas ao longo deste livro. Para aqueles que querem ganhar músculos e perder gordura corporal, ingerir calorias e nutrientes suficientes fará a diferença entre o sucesso e o fracasso.

Ingestão adequada de carboidratos

É bem conhecido o fato de que a maioria dos atletas, inclusive praticantes de treinamento de força, não ingere carboidratos suficientes, o principal combustível para o corpo. A maioria dos atletas segue dietas com menos da metade das calorias diárias oriundas de carboidratos, mas 5 a 7 gramas de carboidrato por quilograma de peso corporal deveriam ser consumidos diariamente. Isso é mais do que a metade das calorias totais de um atleta, o que é extremamente importante para fisiculturistas competidores, pesos-pesados ou halterofilistas olímpicos. Muitos fisiculturistas seguem dietas com ingestão muito baixa de carboidratos por acreditarem que elas promovem perda de peso mais rápida. O problema é que essas dietas esgotam o glicogênio, a forma como o corpo armazena os carboidratos. Quando esses estoques acabam, o corpo começa a queimar proteína dos tecidos, inclusive o muscular, para atender às demandas de energia. Como resultado, a massa muscular arduamente ganha é perdida.

Muitas pessoas preocupadas com a forma física evitam alimentos ricos em carboidrato. Elas acreditam que esses alimentos as farão engordar – mito que é parcialmente responsável pela proporção não balanceada de carboidratos, gorduras e proteínas em dietas para o treinamento de força, que possuem tipicamente uma quantidade muito elevada de proteínas.

O melhor carboidrato para controle de peso e desenvolvimento de músculos é aquele proveniente de alimentos integrais (não processados) – naturais e complexos, tão próximos de seu estado original quanto possível – em vez dos processados e refinados. Qual a diferença? O mirtilo é uma fonte não processada de carboidrato, já um *muffin* de mirtilo é uma fonte processada de carboidrato.

Uma razão importante para os alimentos integrais serem melhores do que os processados tem a ver com a quantidade de fibras. A fibra é o que sobra dos alimentos vegetais e que permanece não digerido pelo corpo. É o que mantém a regularidade dos movimentos do intestino. Comprovadamente, ela também combate a gordura. Pesquisas mostram que pessoas que seguem dietas ricas em fibras saudáveis apresentam cintura menor, por exemplo, e são capazes de controlar melhor seu peso. A verdade é que os tipos certos de carboidratos podem auxiliar na manutenção do peso. Os únicos que devemos evitar são os açúcares e os alimentos altamente processados. Mesmo assim, quando utilizados com uma meta, os açúcares podem ser grandes aliados do atleta para promover o combustível correto no tempo certo. No entanto, sem um planejamento, eles podem ser engordativos.

Mais informações sobre carboidratos serão apresentadas no Capítulo 3, especialmente como selecioná-los e as quantidades e momentos certos para ingeri-los de modo a abastecer os músculos sem ganhar gordura.

MITOS E VERDADES SOBRE NUTRIÇÃO ESPORTIVA

Carboidrato é engordativo?

Há muita informação contraditória sobre o fato de o carboidrato engordar ou não. A realidade é a seguinte: ingerir comida demais engorda. Além disso, ingerir alimentos açucarados e altamente processados e consumi-los de maneira isolada (sem proteína nem gordura), é o que dispara o ganho de gordura. Por outro lado, os tipos certos, ou seja, os naturais e não processados, ajudam a desenvolver músculo e emagrecer. E mais: esses alimentos são baixos em calorias, e a dieta mais saudável para perda de peso, prevenção contra doenças e melhora do desempenho físico é aquela que combina carboidratos, proteínas e gorduras. Portanto, o problema não está nos alimentos ricos em carboidratos; o problema está na seleção inadequada dos carboidratos, em particular, e dos alimentos de uma forma geral.

Dieta diversificada

Muitas pessoas admiram o físico de fisiculturistas em revistas, e por uma boa razão. Eles possuem massa muscular bem definida e na proporção que beira a perfeição – a própria imagem da saúde. No entanto, em muitos casos, fisiculturistas seguem dietas inacreditavelmente não saudáveis. No primeiro estudo que conduzi, investiguei as dietas de treinamento de homens fisiculturistas profissionais. Descobri que eles consumiam muitas calorias, em torno de 6.000 ou mais por dia. Os achados preocupantes desse estudo mostraram que eles comiam, em média, mais de 200 gramas de gordura por dia. É quase a quantidade de gordura que se pode encontrar em dois tabletes de manteiga. Em suma, é o suficiente para deixar a maioria das pessoas doentes. Comer com frequência essa quantidade enorme de gordura não saudável pode levar a doenças cardíacas.

Dietas de fisiculturistas, especialmente dietas pré-competição, tendem a ser monótonas, com os mesmos alimentos no prato dia após dia. O pior exemplo com que me deparei foi o de um fisiculturista que comia frango, pimenta, vinagre e arroz por 3 dias consecutivos, enquanto se preparava para a competição. O problema com esse tipo de dieta é que falta variedade e, por consequência, perdem-se nutrientes essenciais para uma boa saúde. Até o dia da competição, o atleta certamente não será a imagem da saúde.

A maioria dos fisiculturistas não come muita fruta, laticínios ou carne vermelha. Frutas, logicamente, são repletas de agentes que previnem contra doenças, antioxidantes que promovem a boa saúde e fitoquímicos. Os laticínios fornecem nutrientes importantes, como cálcio (formador ósseo) e proteínas bioativas que promovem crescimento de massa magra. E a carne vermelha é uma fonte importante de minerais vitais, como ferro e zinco.

Limitar ou eliminar tais alimentos da dieta desencadeia sérias deficiências. Em outros estudos realizados por mim e outros pesquisadores, as deficiências mais comuns observadas são as de cálcio e de zinco, particularmente durante a fase de pré-competição. Muitas fisiculturistas possuem diminuições perigosas desses minerais durante o ano. Um fornecimento baixo e crônico de cálcio aumenta o risco de osteoporose, uma doença debilitante de fragilidade óssea. Embora a necessidade de zinco para mulheres seja menor (8 mg/dia), a quantidade adequada desse mineral é uma linha de defesa impenetrável que protege contra doenças e infecções. Em suma, a deficiência desses minerais pode prejudicar a saúde e o desempenho. A boa notícia é que leite desnatado, carne vermelha e carne escura de aves ajudam a aliviar alguns desses problemas. Uma porção de 90 g de filé-mignon magro tem cerca de 6 mg de zinco; leite desnatado a 1 ou 2% tem cerca de 1 mg de zinco em 240 mL, e 90 g de carne escura de peru possui cerca de 4 mg de zinco.

Outro problema nutricional entre fisiculturistas é a restrição de líquidos. Antes de uma competição, eles não bebem muita água com medo de inflar seu físico ao ponto de comprometer sua definição muscular. Não bastasse isso, muitos deles fazem uso de diuréticos e laxantes, uma prática que retira mais água do corpo, assim como minerais preciosos chamados eletrólitos. Geralmente, eles competem em estado de desidratação. Em uma competição que presenciei, duas pessoas desmaiaram no palco – uma em decorrência de uma severa desidratação, e outra por causa de desequilíbrio eletrolítico.

Após a competição, eles tendem a exagerar na alimentação. Não há nada de errado nisso, desde que seja uma indulgência temporária por alguns dias ou 1 semana. Entretanto, tal condescendência na dieta, com o tempo, pode levar ao excesso de gordura corporal.

A maioria dos fisiculturistas, contudo, faz muitas coisas corretas, especialmente durante a época de treinamento. Eles ingerem várias refeições durante o dia – uma prática que os nutricionistas recomendam para as pessoas em geral.

Programação de refeições e combinação de alimentos e nutrientes

Para alcançar uma forma excelente e o máximo desempenho, deve-se desistir da abordagem usual de 3 refeições por dia. Pessoas ativas devem se abastecer durante o dia, ingerindo pequenas refeições e lanches a cada 2 ou 3 horas, de preferência programados em suas agendas de treino. Como veremos, essas refeições não incluem qualquer tipo de alimento.

Ao fazer várias refeições, sempre se deseja combinar proteína com carboidrato e gordura; por exemplo, sanduíche de peru, pão com multigrãos e pasta de amendoim ou uma maçã com nozes. Fazer várias refeições também promove variedade na dieta e mantém os níveis de açúcar do sangue, de forma a evitar altos e baixos durante o dia (ciclo que ocorre para promover armazenamento de gordura).

A inclusão de pequenas quantidades de proteínas, em refeições e lanches, pode controlar o apetite, alimentar os músculos com maior eficiência e mantê-los ao tentar perder peso. A gordura também é queimada de maneira mais eficiente porque a proteína, assim como a ingestão de pequenas refeições, promove o aumento de termogênese, o processo que faz o corpo converter calorias ingeridas e armazenadas em calor. Outra vantagem de se fazer várias refeições é o desempenho mental. Ingerir regularmente refeições programadas ajuda a pensar e a processar informações com maior eficiência, aumenta o foco de atenção e estimula o humor.

O resultado da ingestão de pequenas e frequentes refeições durante o dia é uma queima de gordura mais eficiente, uma estratégia de desenvolvimento muscular que pode ser integrada ao estilo de vida. A Tabela 1.1 fornece um exemplo de como programar refeições apropriadamente e seus benefícios. Os suplementos listados na tabela são discutidos em detalhe no decorrer deste livro.

Uso de um plano alimentar

Qualquer programa nutricional destinado à perda de gordura corporal e ao desenvolvimento de músculos deve ser baseado em um plano que enfatize proteína magra, carboidrato natural e gordura boa. Deve incluir, também, exemplos de cardápios e receitas, assim como informação de como fazer seleções saudáveis, que sejam personalizadas ao seu estilo de vida. Não deve ser nem tão restrito a ponto de convidar ao fracasso nem tão desestruturado a ponto de se tornar confuso. Estas são precisamente as diretrizes do plano alimentar que você encontrará nesta obra.

Mais especificamente, os objetivos são desenvolver massa magra enquanto se reduz gordura corporal; então seu plano deve levar em consideração vários fatores, incluindo equilíbrio de proteína, carboidrato e gordura; aumento de ingestão de água; organização dos alimentos nas várias refeições; programação dos horários das refeições; e incorporação de certos suplementos dietéticos nessa composição.

Deve-se ter certeza do que comer, e há necessidade de fazer as escolhas certas. Cada caloria ingerida deve ser orientada para a obtenção de resultados. Para acionar a máquina de queimar calorias e perder peso, por exemplo, é necessário ingerir

Tabela 1.1 Programação de refeições

Durante o dia

Líquidos: 8-12 copos (2-3 L) por dia; no mínimo 5 copos (1 L) devem ser de água.

Café da manhã: nunca deixar de fazer esta refeição. Ela melhora o desempenho físico e mental e ajuda a regular o peso.

Refeições: pequenas e frequentes com proteína e carboidrato, e lanches a cada 2-3 horas.

Antes do exercício

Líquidos: no mínimo 240 mL antes do exercício.

Refeição pré-exercício: no mínimo 4 horas antes do exercício, para que o corpo assimile o carboidrato a ser usado pelos músculos de maneira apropriada.

Lanche pré-exercício: 30-90 minutos antes do exercício. O lanche deve consistir em 200-400 calorias, incluindo 30-50 g de carboidrato, 10-20 g de proteína e até 5-7 g de gordura. O lanche pode ser alimento ou suplemento substituto de refeição. Esse lanche fornecerá energia adicional para prolongar o vigor e ajudar a diminuir a quebra de proteína muscular induzida pelo exercício.

Durante o exercício

Líquidos: 210-300 mL a cada 10-20 minutos

Bebidas esportivas com glicose e eletrólitos: bebê-las durante o treino tem demonstrado aumentar a resistência. Utilizar durante as fases cujo objetivo é desenvolver músculos, mas não durante aquelas cujo objetivo é perder gordura.

Após o exercício

Líquidos: repor cada 0,5 kg de líquido perdido com 480-720 mL de água ou bebida esportiva.

Carboidrato: consumir 0,5 a 1 g/kg dependendo da fase em que se encontra.

Proteína: consumir 0,5 g/kg de proteína com carboidrato para encorajar o crescimento muscular.

Lanches pós-exercício: podem ser na forma de bebidas que substituem a refeição com 0,5 a 1 g/kg de um carboidrato de alto índice glicêmico e de alta carga glicêmica e 0,5 g/kg de proteína.

No intervalo de 2 horas, fazer uma refeição que contenha muitas fontes de proteína de alta qualidade e carboidrato não processado (p. ex., peixe, carnes magras, laticínios semidesnatados e ovos).

Suplementos de recuperação: consumir esses suplementos junto aos substitutos de refeições: creatina (2-5 g); glutamina (4-10 g); vitamina C (até 500 mg); zinco (até 25 mg); beta-alanina (a quantidade depende da dose diária); e probióticos.

alimentos específicos, como laticínios, proteína do soro do leite (*whey*), peixes, soja, oleaginosas, azeitonas, azeite de oliva e chá-verde, entre outros. Com as informações obtidas aqui, pode-se criar uma dieta saudável que promove a perda de peso e o ganho muscular.

PROTEÍNA, FORÇA E DESENVOLVIMENTO MUSCULAR

Há gerações, atletas acreditam que uma dieta rica em proteína aumentará a força. Essa crença pode estar relacionada ao famoso atleta grego, Milo de Crotone, no século VI a.C. Um dos homens mais fortes da Grécia, ele foi o lutador vitorioso em cinco Jogos Olímpicos e muitos outros festivais. Segundo a lenda, Milo praticava treinamento resistido progressivo, levantando um bezerro em crescimento, diariamente. Quando o bezerro tinha 4 anos, ele o carregou ao redor do estádio Olímpico, matou, assou e comeu o animal. Está escrito que sua ingestão diária normal de carne era de 9 kg.

Nas décadas de 1960 e 1970, muitos acreditavam que a proteína era um alimento milagroso, porque as revistas sobre músculos exageravam a respeito. Fisiculturistas e outros atletas seguiam dietas constituídas em sua maior parte por carne, leite e ovos. O *milk-shake* de ovo cru era especialmente popular, graças a Rocky Balboa. Por que alguém estaria inclinado a tal invenção? A resposta é simples: falta de informação. Artigos e propagandas daquela época informavam, falsamente, que a proteína de alimentos crus, especialmente ovos, era mais facilmente utilizada pelo corpo para o desenvolvimento muscular do que a proteína de alimentos cozidos.

Essa noção não é só completamente falsa, mas também perigosa. Ingerir ovos crus é uma prática arriscada, pois eles podem conter o microrganismo *Salmonella*, que causa intoxicação. Quando os ovos são cozidos, a bactéria é destruída e elimina-se o risco de contrair essa séria enfermidade. Deve ser completamente evitado seu consumo na forma crua. Uma prática mais segura na escolha para uma bebida suplementar deve ser feita a partir de claras pasteurizadas, que também podem ser cozidas.

O cozimento também torna a proteína mais facilmente disponível para o corpo. Uma molécula de proteína é uma cadeia de aminoácidos conectada como um colar de pérolas. Se dois colares fossem unidos e então torcidos entre si, eles lembrariam uma molécula de proteína. Aquecer ou cozinhá-la desenrola e endireita a cadeia de aminoácidos e a separa em pedaços menores. Esse é o processo de desnaturação por aquecimento, que é similar ao processo químico conhecido como digestão. Ao cozinhar alimentos com proteínas, o processo digestivo pode ser iniciado; na verdade, o cozimento diminui o teor energético que o corpo deve despender durante a digestão.

A proteína é extremamente vital na alimentação, mas isolada ela não faz mágica para o ganho de massa magra. Ao contrário, proteína e carboidrato juntos são as pílulas mágicas, especialmente em combinação com os tipos certos de gordura. Em outras palavras, deve-se dar igual ênfase aos tipos certos desses três nutrientes. Eles funcionam em conjunto para fornecer vantagem no desenvolvimento muscular consistente.

A fim de desenvolver massa magra de qualidade, deve-se realizar treinamento de força para disparar o crescimento e seguir a dieta recomendada aqui, a qual inclui proteína magra para recuperar tecido danificado e carboidrato para abastecer o processo de reconstrução. Além desses fatores primordiais, o sucesso ou fracasso final resumem-se na habilidade de recuperação – ou seja, na rapidez e eficiência de reagir aos esforços do treinamento.

O treinamento promove inflamações no corpo. Inflamações clássicas e sistêmicas são os dois tipos principais. A clássica, que acompanha lesões físicas, resulta em inchaço e dor; ela é parte do processo de proteção e reparo e é considerada relativamente benigna. A sistêmica, que não pode ser observada a olho nu, tende a aumentar o risco de doenças, incluindo alergias, câncer, dor nas articulações, doenças cardíacas, Alzheimer, doenças periodontais e síndrome de cólon irritável. Pesquisas recentes sugerem que a inflamação sistêmica dos sistemas e tecidos pode ser a origem das doenças de crescimento rápido passíveis de prevenção: diabetes tipo 2 e obesidade. Elas são geralmente consideradas doenças de estilo de vida porque estão ligadas a fatores de risco e aos hábitos que ajudam, comprovadamente, a prevenir e revertê-las (dieta e exercícios).

Os dois tipos de inflamação estão presentes no corpo todo em vários graus e são influenciados por fatores externos, como os alimentos ingeridos, os treinos e mesmo o ar respirado. Pesquisas realizadas na Coreia do Sul mostram que grandes quantidades de açúcar e gorduras ingeridas, mesmo em refeições pequenas, causam um aumento de concentração de radicais livres na corrente sanguínea e criam inflamação no corpo.

PERFIS DE FORÇA

Fontes de caloria

Certamente, as calorias são importantes no desenvolvimento de massa muscular; entretanto, a fonte dessas calorias é fundamental para maximizar a massa muscular e minimizar a gordura corporal. Por exemplo, um jogador de futebol americano profissional iniciante queria perder peso para melhorar sua velocidade em campo. Se ele não emagrecesse, sua chance de estar no time estaria em risco, de modo que ele precisava de uma significativa recuperação nutricional.

Esse jogador ingeria um pouco mais do que 7.000 calorias por dia. Separadamente, essas calorias representavam em torno de 17% de proteína, 32% de gordura e 49% de carboidrato. Em quantidades diárias de gordura, ele consumia uma quantia gritante de 250 g. A composição das calorias impedia a queima de gordura. Sua dieta foi configurada para 5.680 calorias por dia; 15% delas oriundas da proteína, 25% de gordura e 60% de carboidrato. Essa combinação reduziu a quantidade para 142 g de gordura mais saudável por dia.

Ele comia muita gordura não saudável, como frango frito, leite integral e alimentos do tipo *fast-food*. Alimentos com muita gordura foram substituídos por peito de frango sem pele, leite com 1% de gordura e opções de *fast-food* como saladas e *frozen yogurt*, que possuíam menos gordura. Além disso, alguns de seus pratos favoritos, como torta de batata-doce, foram modificados para versões mais saudáveis. Ele também começou a ingerir alimentos com carboidratos complexos, como arroz integral, pão integral, frutas e hortaliças. Passou também a utilizar fontes de proteína mais magras com uma variedade maior de escolhas.

O resultado dessas mudanças na dieta foi que ele perdeu peso, entrou para o time e teve uma ótima temporada, e ainda hoje atua como jogador profissional de futebol americano.

CONSIDERAÇÕES SOBRE SUPLEMENTOS E ALIMENTOS FUNCIONAIS

Muitas pessoas me perguntam por que precisam suplementar suas dietas, se elas são tão completas. A resposta remonta à ciência da antropologia nutricional. De acordo com pesquisadores da vida humana e de estilos de vida ancestrais, consumiam-se e gastavam-se em média 3.500 calorias por dia. Essas calorias não eram, necessariamente, consumidas diariamente; mas os alimentos ingeridos eram ricos em nutrientes muito densos e baixos em calorias. Acima de tudo, uma grande quantidade de alimentos densos em nutrientes compunha a dieta diária. Na Pré--história, os homens faziam exercícios de curta duração e intensidade máxima, por exemplo, ao enfrentar um predador com uma lança; em atividades de baixa intensidade e longa duração, como ao perseguir uma presa; ou uma atividade de longa duração e intensidade moderada, por exemplo ao procurar novos campos de caça para encontrar raízes e frutos silvestres. Ao mesmo tempo, também dispunham de longos períodos de recuperação.

Atualmente, a maioria das pessoas não pode consumir 3.500 calorias em um dia sem ganhar muita gordura corporal. E qualquer um que se exercite para queimar 3.500 calorias por dia provavelmente não consegue tempo suficiente para recuperação. Ao consumir tantas calorias diárias, nossos ancestrais ingeriam nutrientes, fibras e fitoquímicos suficientes para uma boa saúde. Eles tinham corpos praticamente iguais aos atuais; no entanto, ingerimos menos de 3.500 calorias e definitivamente não conseguimos a nutrição necessária. E se forem consumidas 3.500 calorias para repor as necessidades energéticas diárias, não se conseguiria a densidade de nutrientes nem o tempo de recuperação necessários. A resposta para esse dilema está na suplementação. Ela é necessária para atingir e reforçar, progressivamente, o desempenho ideal e a saúde.

A indústria de suplementos atual reconhece que os consumidores procuram por suplementos de melhor qualidade. Algumas empresas intensificaram a indústria de suplementos com iniciativas que conduzem testes laboratoriais terceirizados de pureza e potencialização, com o aumento da gama de expectativas dos consumidores e garantias de qualidade. Elas conduzem estudos científicos dos produtos e garantem pureza e eficácia, promovendo desenvolvimentos promissores na indústria de suplementos.

Outro desenvolvimento promissor ocorre na categoria de alimentos chamados funcionais. São alimentos ou ingredientes que podem prevenir doenças e melhorar a saúde. Alguns exemplos bem conhecidos são: suco de laranja fortificado com cálcio e cereal enriquecido com fibra. Mas praticamente todo alimento, desde leite e *shakes* de proteína até chocolate, foi elevado ao *status* de funcional por meio da adição de nutrientes famosos como cálcio, antioxidantes, probióticos e o ácido graxo essencial ômega-3. Outros alimentos, como iogurte grego, chá-verde, frutas vermelhas e a maioria das hortaliças são naturalmente funcionais. Os alimentos funcionais fornecem nutrientes, vitaminas, minerais, proteínas, fitoquímicos, enzimas e outros elementos adicionais que dão energia, auxiliam o combate a doenças e envelhecimento, e, para praticantes de treinamento de força, desenvolvem massa magra. Então, ingerir alimentos limpos e puros juntamente com suplementos direcionados de alta qualidade e melhorar a dieta com alimentos funcionais definitivamente pode ser vantajoso.

PLANO *POWER EATING* PARA DIETAS COM RESTRIÇÃO DE PRODUTOS DE ORIGEM ANIMAL

Enquanto viajava pelos Estados Unidos, uma das questões que eu ouvia com mais frequência era como seguir o plano *Power Eating* sendo vegetariano. Para pessoas que comem apenas peixes, laticínios e ovos, o plano é realmente fácil de seguir. Não há necessidade de comer carne vermelha nem aves. Se houver porções de proteína magra ou muito magra no planejamento alimentar, basta substituir por peixe ou proteína vegetal de fontes como leguminosas ou hortaliças. Meia xícara de leguminosas é equivalente a uma porção de proteína bem magra, mais uma porção de amido.

Para aqueles que eliminaram peixes, laticínios e ovos da dieta, é necessário um esforço extra para seguir o plano *Power Eating*. No cardápio, deve-se substituir ovos por alimentos à base de soja, pois ambos contêm os fosfolipídeos (i. e., tipos de gordura), fundamentais para a saúde cerebral. Deve-se apenas certificar-se de comer alimentos à base de soja que contenham todas as gorduras naturais, como feijão de soja, *edamame*, *tofu*, *tempeh* e leite ou iogurte integral.

Substitutos dos laticínios são tão fáceis quanto os de proteínas. Basta utilizar leite de soja ou outros leites vegetais, como de arroz, de amêndoa ou de coco, e certificar-se de que são enriquecidos com cálcio e vitaminas A e D, os quais são muito importantes para a saúde do cérebro e do corpo. Com exceção do leite de soja, os demais não são bons substitutos do leite de vaca, porque possuem menos proteína e maior quantidade de gordura e açúcar. Entretanto, ao contar com eles na dieta, haverá o benefício do enriquecimento de cálcio e de vitaminas fornecidas.

Infelizmente, não há um bom substituto para o peixe. Somente 5% do ômega-3 das sementes de linhaça e outras fontes vegetais (ácido graxo alfalinolênico – ALA) são convertidos nos dois ácidos graxos ômega-3, encontrados no peixe: ácidos docosa-hexaenoico (DHA) e eicosapentaenoico (EPA). Eles são de fundamental importância para o coração, cérebro, sistema nervoso central e para a saúde em geral. Embora a proteína do peixe seja excelente, ela pode ser substituída por outra com benefício similar. Entretanto, substitutos para os óleos de origem marinha ainda não são conhecidos.

Caso não consuma peixe por causa do sabor, é possível utilizar o suplemento em forma de óleo. Em caso de alergia a peixe, é necessário consultar um médico antes de utilizar o suplemento. Alguns dos meus clientes veganos (aqueles que não consomem nenhum tipo de produto de origem animal) decidiram utilizar suplementos de óleo de peixe em razão de sua importância para a saúde e eles sentem a diferença. Mas isso certamente é uma escolha pessoal.

Como alternativa, há uma fonte suplementar de DHA oriunda de algas. Estas são modificadas para produzir DHA de óleo marinho. Estão disponíveis somente na forma de suplemento. Atualmente, esse suplemento pode ser bastante caro e, tendo em vista a quantidade de DHA de cada cápsula, é necessário tomar em torno de 5 a 10 cápsulas diariamente. É uma possibilidade, caso nenhuma das outras opções for viável. Como resultado da procura crescente dos consumidores, esses produtos vêm melhorando rapidamente em custo e dosagem.

Ao eliminar todos os produtos de origem animal da dieta, é necessário adicionar alguns nutrientes importantes para compensar. É possível acrescentar vitaminas B_{12} e D à dieta por meio de alimentos enriquecidos com elas, ou tomar um suplemento mineral multivitamínico. Mulheres ativas podem ter especial dificuldade em ingerir ferro e zinco suficientes. Esses nutrientes também podem estar no suplemento, ou na ingestão de grandes quantidades de folhas verde-escuras, que contêm cálcio e ferro. Além disso, é possível escolher leite de soja e suco de laranja fortificados com cálcio, mas suplementos também podem completar as necessidades desse mineral.

Adotar uma dieta à base de hortaliças pode ser uma grande estratégia para a perda de peso. Uma das coisas mais difíceis relativas à perda de peso é mantê-la. Vários estudos identificaram muitos planos que ajudam a perder peso, mas o problema é encontrar algum que seja possível de seguir por mais do que alguns meses. Alguns estudos mostraram que planos de perda de peso vegetarianos eram capazes de serem mantidos por mais tempo do que as conhecidas dietas da moda. Um estudo conduzido na University of North Carolina, em Chapel Hill, nos Estados Unidos, investigou a diferença de perda de peso como resultado de 1 e 2 anos entre um grupo de mulheres na pós-menopausa que seguiu dieta vegana e um grupo que seguiu dieta mais moderada e baixa em gorduras. O estudo também comparou mulheres que receberam acompanhamento de grupo de apoio, e as que ficaram por conta própria. As veganas perderam mais peso e mantiveram uma perda de peso maior após 1 e 2 anos. As participantes que receberam apoio com acompanhamento mantiveram uma perda de peso ainda maior.

Um estudo publicado no *International Journal of Obesity* (2008) não mostrou perda de peso maior, nem manutenção, em 18 meses, com participantes que seguiram padrão de dieta ovolactovegetariana, em comparação com aqueles que seguiram uma dieta de redução de calorias e gordura. Os autores observaram, entretanto, que os do grupo vegetariano "tiveram uma redução de proteína animal bem maior, e um aumento significativo em proteína vegetal e fibra alimentar, como mudanças benéficas".

A ênfase em mais frutas, hortaliças e grãos integrais é um grande favor à saúde. Dietas à base de hortaliças parecem proteger contra vários tipos de câncer, inclusive de mama, ovários, pulmão, cólon, esôfago e estômago. Elas podem auxiliar contra doenças cardiovasculares, diabetes, degeneração macular relacionada ao envelhecimento e a mortalidade geral.

Esses estudos levantam uma série de questões. Atletas ou outras pessoas deveriam restringir a ingestão de proteína animal na tentativa de aumentar massa magra, resistência e força? Eles conseguem atingir seus objetivos ao adotar dietas vegetarianas ou veganas? Ou deveriam adotar uma dieta mais variada, com um padrão mais onívoro, tanto com proteína animal quanto vegetal?

Há bastante pesquisa nessa área, mas o questionamento permanece sem resposta.

Estudos mostram que realmente é possível desenvolver massa magra com os dois tipos de dietas. O que verifiquei em minha prática, entretanto, é que é muito difícil criar um programa de nutrição de alto desempenho para veganos (i. e., sem ingestão de produtos animais de espécie alguma). O tempo necessário para comprar, planejar e preparar uma dieta vegana é excessivo para os atletas que são responsáveis por suas próprias refeições. Elas são ricas em fibra, a qual promove saúde; entretanto, essa alta quantidade estufa, o que dificulta o exercício em capacidade máxima. O conceito da dieta vegana pode soar bem quanto à sua filosofia e teoria, mas na prática é quase impossível mantê-la. Certamente, alguém sempre aponta para um atleta vegano famoso como motivo para querer seguir essa dieta, mas não é surpresa constatar que o número desses atletas famosos é mínimo. Esse fato justifica-se pela grande dificuldade de manter saúde e competitividade com uma dieta tão restritiva.

MITOS E VERDADES SOBRE NUTRIÇÃO ESPORTIVA

Alimentos orgânicos são melhores?

Em razão da quantidade de alimentos que os praticantes de treinamento de força ingerem, muitos optam por orgânicos para evitar os fertilizantes químicos, agrotóxicos e aditivos utilizados em muitos deles. Há vantagem em adquirir orgânicos?

Em geral, esse tipo de cultivo é feito em solo enriquecido com fertilizantes orgânicos e tratados com agrotóxicos não sintéticos. Fazendas orgânicas utilizam programas de formação de solo que o tornam vibrante com hortaliças saudáveis, em cultivos rotativos e controle biológico de pragas.

A tendência é crer que o termo *orgânico* pertence somente a frutas e hortaliças. Entretanto, ele também se aplica a carne vermelha, aves e ovos. Esses alimentos provêm de fazendas inspecionadas a fim de verificar se atendem aos padrões rigorosos que exigem ração orgânica, proibição de uso de antibióticos e acesso dos animais ao ar livre e fresco e luz solar.

Parte I ■ Fundamentos

A diferença entre produtos orgânicos e convencionais é estampada no rótulo da embalagem. O Departamento de Agricultura dos Estados Unidos (USDA) desenvolveu regras específicas de embalagem para auxiliar os consumidores a conhecer o conteúdo exato de orgânicos que eles compram. O selo de Orgânico do USDA indica que o produto é pelo menos 95% orgânico.[1]

Esse tipo de alimento pode ter algumas vantagens em relação ao convencional. Algumas das pesquisas mais recentes mostram o que segue:

- **Eles podem ser altamente nutritivos.** Podem conter mais vitamina C e talvez outros minerais, antioxidantes e fitoquímicos.
- **Parecem diminuir a preocupação relativa aos riscos à saúde associados com a contaminação por agrotóxicos.** Em um estudo, crianças que consumiam tais produtos e sucos tinham somente $1/6$ do nível de subprodutos de agrotóxicos na urina, comparadas com crianças que consumiam produtos convencionais. Portanto, há algumas justificativas de segurança importantes para seu consumo.
- **Possuem poucos resíduos de agrotóxicos e podem ser potencialmente mais seguros que os não orgânicos.** Um estudo mostrou que trabalhadores rurais que aplicam agrotóxicos como parte de agricultura convencional possuem concentrações mais altas de agrotóxicos no corpo. Então, a continuidade da tendência de agricultura orgânica pode ajudar a proteger agricultores de exposições insalubres.
- **Eles não são somente bons para os consumidores – eles são bons também para o planeta.** Tais métodos de agricultura são menos prejudiciais ao meio ambiente do que os convencionais. O uso de produtos naturais ajuda a melhorar o solo. O controle orgânico de pragas geralmente conta com medidas preventivas, como rotatividade de plantio e controles biológicos. Esses métodos trazem pouco ou nenhum impacto para a terra e animais silvestres. De acordo com pesquisas, esse tipo de agricultura é considerado saudável e mais sustentável do que a convencional, e os consumidores acreditam contribuir para melhorar o futuro e o meio ambiente.

Além disso, geralmente o sabor dos produtos orgânicos geralmente é melhor. Em minha cidade, Seattle, nos Estados Unidos, há grande produção local de orgânicos. Por consequência, o produto é muito fresco, já que não precisa ser transportado a longas distâncias.

Independentemente da escolha, a mudança mais importante em direção à saúde é comer mais frutas e hortaliças, orgânicas ou não. Muitas pesquisas mostram que há melhoria na saúde e na qualidade de vida daqueles que consomem mais hortaliças. Apesar do uso de agrotóxicos, as

---

1   N.R.C.: No Brasil, os produtos orgânicos são controlados pelo Ministério da Agricultura, Pecuária e Abastecimento. A Lei n. 10.831, de 23 de dezembro de 2003, regulamenta a agricultura orgânica no Brasil. Para a venda em feiras, o produtor sem certificação deve apresentar um documento chamado Declaração de Cadastro, que demonstra que ele está cadastrado junto ao MAPA. Já os produtos vendidos em mercados, supermercados e lojas devem estampar o selo federal do SisOrg em seus rótulos, sejam produtos nacionais ou estrangeiros. Se o produto for vendido a granel, deve estar identificado corretamente, por meio de cartaz, etiqueta ou outro meio. (Fonte: www.agricultura.gov.br)

populações que ingerem grandes quantidades desses alimentos sofrem menos de câncer e de outras doenças que ameaçam a vida do que aquelas que os consomem menos.

No final, a escolha é de cada um. Adquirir alimentos orgânicos não é somente uma questão nutricional, mas também política, social e pessoal. Comprar orgânicos significa querer tratar bem a terra e potencialmente proteger os trabalhadores da exposição aos agrotóxicos. Assim, anote em sua agenda: comprar orgânicos.

Pagamos mais pelo produto orgânico; portanto, se a questão é economizar, basta comprar produtos convencionais frescos e seguir as seguintes diretrizes para diminuir os resíduos de agrotóxicos:

- Lavar o produto fresco em água. Escovar e enxaguar com água corrente em abundância.
- Utilizar faca para descascar laranja ou toranja; não comer a casca.
- Descartar folhas externas de hortaliças folhosas, como repolho e alface.
- Descascar frutas e hortaliças enceradas; a cera não sai com enxágue e pode reter resíduos de agrotóxicos.
- Descascar hortaliças como cenouras e frutas como maçãs quando apropriado (descascar remove agrotóxicos retidos dentro ou na superfície da casca, mas também fibras, vitaminas e minerais).

Os atletas veganos bem-sucedidos já são dotados pela genética em seu esporte e no geral têm uma equipe de apoio que os ajuda a planejar, comprar e cozinhar. Sempre que possível, encorajo meus clientes a seguirem uma dieta de proteína mista que é centrada em alimentos vegetais, mas não exclusivamente baseada nesse tipo de alimento.

COMO AVALIAR A SITUAÇÃO ATUAL?

Analise sua dieta atual para ver exatamente o que está ingerindo, especialmente em termos dos três nutrientes energéticos. Deve-se analisar também a quantidade de água, porque ela é um nutriente fundamental. Esta avaliação tornará os próximos capítulos mais pertinentes e interessantes. Por exemplo, ao ler sobre proteína, é possível pensar na quantidade consumida atualmente. Com essa análise em mãos, é possível descobrir rapidamente.

Utilizando o formulário do Apêndice A, registre tudo o que ingerir durante 3 dias. Escolha os dias que melhor representam sua dieta típica. Seja o mais preciso possível em termos de quantidade de alimento ingerido. Use a informação dos Capítulos 10 e 11 para auxiliar na compreensão sobre nutrientes e calorias.

2 Desenvolvimento muscular

Dentro de seu corpo, um processo maravilhoso de autorrecuperação ocorre diariamente, e tudo tem a ver com proteína, o nutriente responsável pelo desenvolvimento e pela manutenção dos tecidos corporais.

A proteína está presente em todo o corpo: nos músculos, ossos, tecido conjuntivo, células e vasos sanguíneos, pele, cabelo e unhas. Ela é constantemente perdida ou decomposta como resultado do uso e desgaste fisiológico normais, e deve ser reposta. Por exemplo, cerca de metade da quantidade total de proteína no tecido muscular é degradada e substituída a cada 150 dias.

O mecanismo pelo qual esse reparo ocorre é realmente bem interessante. Durante a digestão, a proteína do alimento é desconstruída por outras proteínas (enzimas), em subunidades chamadas aminoácidos. Os aminoácidos então entram nas células, e outras enzimas, que agem com instruções do DNA, as reagrupam como novas proteínas necessárias para desenvolver e recuperar o tecido. Praticamente nenhum outro sistema no mundo se recupera de forma tão maravilhosa. Todos os dias, este processo se mantém e a vida continua.

Em qualquer condição de crescimento – infância, gravidez, desenvolvimento muscular –, o corpo fabrica mais células do que perde. A partir de uma fonte de energia, como carboidrato ou gordura, ele pode fabricar muitos dos materiais necessários para fazer novas células. Mas para repor e gerar uma nova proteína, ele deve obtê-la por meio dos alimentos. Ao contrário do carboidrato e da gordura, a proteína contém nitrogênio, e este é exigido para sintetizar nova proteína.

Portanto, a proteína é absolutamente necessária para a manutenção, a reposição e o crescimento de tecido corporal. Mas ela também possui outras funções. O corpo a utiliza para regular a secreção de hormônios, manter o equilíbrio de água, proteger-se contra doenças, transportar nutrientes para dentro e para fora das células, transportar oxigênio e regular a coagulação do sangue.

PROTEÍNA E DESENVOLVIMENTO MUSCULAR

A proteína é uma peça-chave no reparo e desenvolvimento do tecido muscular, e atualmente sabe-se mais a respeito de seu uso para dirigir o mecanismo anabólico (desenvolvimento ou crescimento de tecido) até o nível molecular. Deve-se ter em mente que é preciso equilíbrio entre a síntese e o catabolismo proteico; para desenvolver massa magra, a síntese deve ser maior que a degradação.

O sistema de comunicação, no cérebro, afeta diretamente a síntese proteica nos músculos. Quando os músculos são estressados com o treinamento resistido, o cérebro avisa as células musculares para iniciarem a produção de novas proteínas, que levam ao aumento de tecido muscular. Entretanto, deve haver aminoácidos suficientes, disponíveis para impulsionar esse processo. Ao suprir o corpo com proteína, principalmente logo após o exercício e durante as 48 horas seguintes, é possível manter-se em um estado anabólico.

Um artigo de 2009, publicado no periódico *Applied Physiology and Nutrition Metabolism*, apontou que é possível maximizar esse processo por meio de um treinamento intervalado de alta intensidade (*high-intensity interval training* – HIIT), que envolve exercício resistido desempenhado em intensidade muito alta, de curta duração, com breves períodos de descanso entre uma série e outra. O HIIT induz mudanças rápidas que iniciam respostas genéticas e mensagens para finalmente alterar as proteínas da célula muscular e gerar novas proteínas. O efeito resultante é aumentar o tamanho do músculo, a resistência e a força. O HIIT não deve substituir o levantamento de peso.

Além disso, quando as células musculares são estressadas pelo exercício, elas aumentam a capacidade para reforçar seus sistemas antioxidantes como reação protetora. Assim, é vital suprir o corpo com alimentos ricos em antioxidantes, junto com proteína, após o exercício. Com este conhecimento, é possível enfocar as necessidades de proteínas e antioxidantes dos músculos durante e após o treino.

PROTEÍNA E QUEIMA DE GORDURA

Estudos sugerem que, em comparação com dietas ricas em carboidrato e pobres em gordura, aquelas com mais proteína e menos gordura promovem maior perda de peso. Um dos motivos é que a proteína magra ajuda a aumentar a queima de gordura. Seu efeito termogênico (produtor de calor) pode chegar a 22%, comparado com 0,8% do carboidrato. Ou seja, mais calorias são queimadas ao comer um pouco mais de proteína e menos carboidrato.

Um artigo publicado em 2002 pela Dra. Carol Johnston et al., da Arizona State University East, em Mesa, Arizona, nos Estados Unidos, ajuda a explicar o mecanismo. Dez mulheres, entre 19 e 22 anos, consumiram uma dieta rica em proteína ou em carboidrato, e então sua produção de energia foi medida 2 horas e meia após a refeição. De acordo com o estudo, a produção de energia foi 100% maior na dieta proteica do que na dieta de carboidrato. Durante o dia, a produção de energia pós-refeição da dieta proteica totalizou 30 calorias a mais em cada período do ensaio. Johnston especulou que se esse diferencial energético realmente durou por 2 ou 3 horas após cada refeição (porque cada ponto do ensaio foi realizado 2 horas e meia após cada refeição), o efeito termogênico adicional da dieta proteica pode ter sido de até 90 calorias. Isso significa que você pode queimar mais calorias potencialmente com proteína extra em sua dieta. Essa dieta continha, por dia, 2 g de proteína por kg de peso corporal.

A sensação do aumento da saciedade é associada ao efeito termogênico da proteína. Mulheres que fazem refeições bastante proteicas e moderadas em carboidratos têm maior e mais longa sensação de saciedade durante as refeições, se comparadas com mulheres que consomem pouca proteína. A diferença está associada com o efeito termogênico da refeição. Ao seguir essa dieta, a pessoa vai se sentir mais satisfeita e com maior controle sobre o que e o quanto come.

Para aumentar o efeito termogênico desse tipo de refeição, deve-se consumir a proteína em refeições e lanches frequentes durante o dia. Isso permite melhor absorção e uso da proteína, e ajuda a manter níveis maiores de produção de energia para promover perda de peso.

PROTEÍNA E DESEMPENHO NO TREINAMENTO DE FORÇA

Supostamente, quanto mais material de formação (proteína) você fornece ao organismo, mais músculos você desenvolve. Pelo menos esse é o pensamento que impulsiona atletas que praticam treinamento de força ao longo do tempo. Mas não é bem assim que funciona. Comer duas vezes mais proteína não fará você duplicar sua massa muscular. Além disso, um problema da proteína é que, se ingerida em excesso, pode se transformar em gordura corporal.

Para o desenvolvimento muscular, deve-se manter um balanço nitrogenado positivo. O nitrogênio é expelido do corpo principalmente pela urina e deve ser reposto pela alimentação. A proteína contém uma ampla concentração desse elemento. Geralmente, adultos saudáveis encontram-se em estado de equilíbrio de nitrogênio, ou balanço neutro – ou seja, a ingestão da proteína encontra-se dentro da necessidade do organismo. Um balanço nitrogenado positivo significa que o corpo retém proteína da dieta e a utiliza para sintetizar novo tecido. Ao excretar mais nitrogênio em relação ao consumo, seu balanço é negativo. Ao perder nitrogênio, o mesmo ocorre com a proteína. O balanço nitrogenado negativo, com o tempo, é perigoso, pois pode levar ao desgaste muscular e a doenças.

Não é necessário consumir mais proteína para atingir um balanço nitrogenado positivo. As células musculares captam a quantidade exata de nutrientes (inclusive seus aminoácidos) necessários para o crescimento, e o treinamento de força ajuda a utilizar melhor a proteína disponível.

Esse fato foi claramente demonstrado em 1995 por um grupo de pesquisadores da Tufts University, liderado por Wayne W. Campbell. Eles pesquisaram um grupo de homens e mulheres mais velhos (de 56 a 80 anos) que nunca haviam levantado peso, dividiram os participantes em duas dietas, uma rica em proteínas e outra pobre em proteínas, e mediram seu balanço nitrogenado antes e após a participação em um programa de treinamento de força de 12 semanas. A dieta pobre em proteínas foi na verdade baseada na ingestão dietética recomendada (RDA) desse nutriente: 0,8 g/kg de peso corporal por dia. A outra foi duas vezes a RDA (1,6 g/kg de peso corporal/dia). Os pesquisadores pretendiam observar os efeitos das dietas no balanço nitrogenado durante o treinamento de força.

O que eles descobriram foi interessante. O treinamento de força melhorou a retenção de nitrogênio nos dois grupos; a proteína foi retida e utilizada para sintetizar tecido novo. Entretanto, no grupo em que o consumo de proteína foi menor, seu uso foi ainda melhor. O treinamento de força tornou o corpo capaz de adaptar e atender à sua demanda – mesmo quando a necessidade mínima foi atendida a cada dia. Embora níveis baixos de ingestão proteica possam não ser ideais para o desenvolvimento muscular, esse estudo mostrou como o corpo se ajusta maravilhosamente bem ao que está disponível, e como o treinamento de força torna as células musculares mais eficientes em utilizar a proteína disponível para sintetizar tecido novo.

Então, qual é a quantidade exata de proteína que deve ser ingerida para obter máximo desempenho e resultados? Essa questão tem sido calorosamente debatida na ciência por mais de 100 anos, assim como por atletas, desde os gregos antigos. Cientistas da nutrição têm dificuldade em chegar a um consenso sobre a ingestão de proteínas, por várias razões. Uma delas tem a ver com o tipo e a frequência do exercício. Em exercícios de *endurance*, por exemplo, ela age como um tipo de tanque de combustível de reserva, com o disparo de

Atividades de força, como futebol americano, requerem suprimento saudável de proteína para desenvolvimento de massa magra.

aminoácidos para fornecer combustível. Em caso de pouca reserva, atletas de *endurance* podem esgotá-la facilmente. Nos esportes de força, são necessárias porções adicionais de proteínas na dieta para fornecer aminoácidos suficientes a fim de sintetizá-la nos músculos.

Por gerações, praticantes de treinamento de força procuraram na proteína o elixir nutricional para o desenvolvimento muscular. Há alguma base científica nessa crença? Novas pesquisas mostram que, como praticante de treinamento de força, é possível se beneficiar de uma ingestão proteica maior.

Idade e ingestão de proteína

Não é segredo que, conforme as pessoas envelhecem, perdem massa muscular, força e função, parcialmente por conta do sedentarismo. Uma forma de reverter esse quadro é treinar a força. Vários estudos mostram que você pode ganhar boa massa muscular aos 90 anos se realizar treinamento de força.

Pesquisas científicas indicam que praticantes de treinamento de força mais velhos podem obter um aumento real a partir de proteína extra. Na Tufts University, os pesquisadores deram quantidades suplementares a um grupo de praticantes de força idosos, enquanto um grupo controle não recebeu tais suplementos. Com base em análises de tomografias computadorizadas (TC) do músculo, observou-se que o grupo do suplemento ganhou mais massa muscular do que o controle.

Mas e quem ainda não está na melhor idade? Também pode se beneficiar com isso? Muitos estudos dizem que sim. Dois grupos de fisiculturistas jovens submeteram-se a um programa de treinamento de força por 4 semanas com a mesma dieta, mas com uma exceção. Um grupo ingeriu 2,3 g de proteína/kg de peso corporal (muito mais do que a DRI), e o outro ingeriu 1,3 g de proteína/kg de peso corporal. No final do estudo, os dois grupos ganharam massa muscular, mas os integrantes do primeiro grupo conseguiram cinco vezes mais.

Necessidades de proteína para o treinamento de *endurance*: diferenças entre os sexos

As necessidades de carboidratos e de proteínas diferem entre homens e mulheres praticantes de exercícios de *endurance*. Mulheres não utilizam tanto carboidrato durante o exercício quanto homens, e também não o utilizam tanto após o exercício para o crescimento de recuperação e reparo quanto eles. Ao contrário da crença popular, mulheres queimam bem gordura e, por esse motivo, não precisam de tanto carboidrato quanto os homens para se exercitar.

Um estudo com ciclistas do sexo feminino procurou descobrir quanto de proteína as mulheres realmente precisam. Curiosamente, descobriu-se que elas não a usam tanto quanto os homens. Eles ganham mais músculos a partir da síntese proteica, ao consumi-la após o exercício, ao contrário das mulheres. Essas ciclistas precisaram de 1,28 g, ou aproximadamente 1,3 g/kg de peso corporal por dia para manter o balanço nitrogenado. Os homens precisam de mais ou menos 1,8 a 2 g/kg de peso corporal por dia para manter esse balanço positivo durante o exercício de *endurance*. Ao utilizar esses dados, pode-se extrapolar a quantidade para eles e diminuir para elas, de 1,4 a 1,6 g/kg de peso corporal por dia, para esses exercícios. É preferível dar margem extra a fim de manter o balanço nitrogenado positivo, tendo em vista que atletas de *endurance* costumam não atingir suas necessidades de calorias. Na falta de calorias, as necessidades de proteína são sempre maiores.

Níveis adequados de proteína

Na Kent State University, pesquisadores dividiram praticantes de treinamento de força em três grupos: (1) grupo com dieta de baixa proteína, 0,9 g/kg de peso corporal, próximo da recomendação de 0,8 g/kg para sedentários; (2) grupo com dieta de 1,4 g de proteína por kg de peso corporal; e (3) grupo com dieta contendo 2,4 g de proteína por kg de peso corporal. Grupos de controle, tanto de sedentários quanto de praticantes de exercícios, também foram incluídos no estudo.

Surgiram dois achados interessantes. Primeiro, o aumento da ingestão de proteína para 1,4 g disparou a síntese proteica (um indicador de crescimento muscular) em praticantes de treinamento de força. Não houve tal mudança no grupo 1. Em segundo lugar, o aumento de 1,4 para 2,4 g não produziu síntese maior. Este último achado sugere que um pico foi atingido, e que os participantes receberam mais proteína do que poderiam utilizar dos 2,4 g.

O resultado parece indicar que quem treina força e ingere mais proteína melhora o desenvolvimento e a preservação da massa muscular. Mas isso não significa necessariamente que todos devem exagerar no consumo. Todo estudo deve ser interpretado com cautela. A quantidade realmente necessária de proteína baseia-se no nível de atividade de cada um.

São funções da proteína no exercício:

- Promover crescimento e reparar tecido.
- Fornecer estrutura corporal (músculo, tecido conjuntivo, osso e órgãos).
- Apoiar atividades metabólicas e hormonais.
- Aumentar a imunidade.
- Manter a proteína corporal para evitar o catabolismo muscular.
- Minimizar a fadiga ao fornecer aminoácidos de cadeia ramificada (*branched--chain amino acids* – BCAA) como combustível.

Requerimentos proteicos individuais

Um praticante de treinamento de força ou fisiculturista precisa de mais proteína do que uma pessoa menos ativa. Suas necessidades são maiores que a DRI atual de 0,8 g/kg de peso corporal por dia, que é baseada nas necessidades de sedentários, mas é somente um pouco mais alta. (Não esqueça que o corpo pode trabalhar com a ingestão que atenda à DRI.) Além disso, os requerimentos individuais variam, dependendo da situação: se você está desenvolvendo massa muscular, praticando exercício aeróbio regularmente ou seguindo uma dieta para competição. A seguir é apresentada uma descrição mais detalhada dos requerimentos individuais conforme a atividade executada.

Desenvolvimento muscular

Com o aumento na intensidade dos treinos, há necessidade de mais proteína para garantir o crescimento muscular e aumentar alguns componentes do sangue. Com base nas pesquisas mais recentes com praticantes de treinamento de força, recomenda-se a ingestão proteica, por dia, de 2 g/kg de peso corporal. A seguir, a demonstração de cálculo para um indivíduo que pesa 68 kg:

$$2 \text{ g de proteína} \times 68 \text{ kg} = 136 \text{ g de proteína por dia}$$

Praticantes de treinamento de força que moram em lugares de grande altitude precisam de mais proteína: 2,2 g/kg de peso corporal diariamente. Veganos também precisam de 10% a mais para garantir que sua dieta forneça os aminoácidos necessários:

$$2,2 \text{ g de proteína} \times 68 \text{ kg} = 150 \text{ g de proteína por dia}$$

Iniciantes em treinamento de força podem necessitar mais do que veteranos: até 40% mais.

Exercício aeróbio

Em média, a maioria dos praticantes de treinamento de força e fisiculturistas pratica 1 ou 2 horas de treinamento de peso intenso diariamente, além de 5 horas ou mais de exercício aeróbio por semana. Caso você esteja nessa categoria, sua necessidade é mais elevada. A seguir, veja o motivo.

Durante os exercícios aeróbios, com duração de 60 minutos ou mais, certos aminoácidos – os de cadeia ramificada (BCAA) – são utilizados para energia em pequenas quantidades, principalmente quando o corpo está com falta de carboidrato, sua fonte preferencial de combustível. A leucina, um dos BCAA, é quebrada para produzir alanina, outro aminoácido que é convertido pelo fígado em açúcar no sangue (glicose) para geração de energia. Essa glicose é transportada para o músculo ativo a fim de ser utilizada para produção de energia. Quanto maior o trabalho aeróbio, mais leucina o corpo quebra para gerar combustível extra. Além disso, estudos demonstram que consumir aminoácidos, como a leucina, estimula a recuperação muscular, bem como seu desenvolvimento, no período posterior ao exercício.

Tendo em vista esse uso especial de aminoácidos como fonte de energia e recuperação, deve-se aumentar a ingestão proteica se o seu programa de treinamento inclui mais de 5 horas semanais de exercícios de *endurance*. Pode ser necessário consumir até 2,2 g de proteína por kg de peso corporal. Com o exemplo anterior, o cálculo seria o seguinte:

$$2,2 \text{ g de proteína} \times 68 \text{ kg} = 150 \text{ g de proteína por dia}$$

Treinamento cruzado

Maratonistas, triatletas ou mesmo ultramaratonistas realizam o treinamento cruzado, que consiste em fazer parte de uma variedade de atividades destinada ao esporte, incluindo corrida, ciclismo e natação de longa distância. E, além disso, esses atletas também podem treinar com levantamento de pesos.

Embora anos atrás atletas de treinamento cruzado fossem encorajados a consumir grandes quantidades de carboidratos, atualmente os especialistas alegam que a proteína é igualmente essencial para alcançar novos picos de desempenho. Entretanto, ela é ligeiramente menor a fim de deixar espaço para o aumento na ingestão de carboidrato, que é importante para um atleta de *endurance* em treinamento cruzado. Esses atletas necessitam de 1,6 a 1,8 g de proteína/kg de peso corporal por dia, conforme a frequência e intensidade do exercício. Por exemplo:

$$1,6 \text{ a } 1,8 \text{ g de proteína/kg de peso corporal} \times 68 \text{ kg} = 109 \text{ a } 122 \text{ g}$$
$$\text{de proteína por dia}$$

Da mesma forma que atletas de *endurance*, os praticantes de treinamento cruzado utilizam mais carboidrato durante o treinamento e a competição do que aqueles que só praticam treinamento de força. Atletas de *endurance* precisam de maior ingestão de carboidrato dietético do que os de força, e podem se beneficiar de alguma carga desse nutriente antes da competição. Atletas de treinamento cruzado deveriam utilizar a versão reduzida e atualizada da sobrecarga de carboidratos, que implica em treinamento de longa duração uma semana antes do evento para esgotar estoques de glicogênio muscular. Eles deveriam então começar a diminuir os exercícios e aumentar o consumo de carboidrato 3 ou 4 dias antes do evento, e ter um dia de descanso anterior ao evento, durante o qual eles devem ingerir cerca de 600 g desse nutriente.

Dieta de competição ou de eliminação de gordura

Ao cortar calorias para emagrecer por motivos estéticos ou para competições, há o risco de perder músculo que sustenta o corpo. Tendo em vista que ele é o tecido metabolicamente mais ativo do corpo, perdê-lo compromete a habilidade de queimar gordura. Além disso, nenhum fisiculturista quer perder massa muscular antes da competição. Uma forma de evitar dieta relacionada à perda muscular é consumir proteína adequadamente enquanto se prepara para a competição. Fisiculturistas em dieta necessitam de 2,2 a 2,5 g de proteína/kg de peso corporal por dia; eu recomendo 2,3 g/kg de peso corporal por dia. Conforme o exemplo:

$$2,3 \text{ g de proteína} \times 68 \text{ kg} = 156 \text{ g de proteína por dia}$$

A propósito, a distribuição de calorias nesse tipo de plano será 30% de proteína, 40% de carboidrato e 30% de gordura (30-40-30). Veja detalhes sobre a dieta *Power Eating* para definição corporal no Capítulo 16.

BENEFÍCIOS DA INGESTÃO DE PROTEÍNA NO HORÁRIO ADEQUADO

Imagine alguém que acabou de completar um treino intenso de força. Se você pudesse ver seus músculos em nível microscópico, ficaria atônito. Há lacerações nas minúsculas estruturas das fibras musculares e vazamentos nas células musculares. Nas próximas 24 a 48 horas, a proteína muscular será quebrada, e o glicogênio muscular adicional será utilizado.

Estes são alguns dos eventos metabólicos principais que ocorrem após um treino árduo. E, embora eles possam parecer destrutivos, na verdade são parte necessária da recuperação – o reparo e o crescimento do tecido muscular ocorrem após cada treino. Durante a recuperação, o corpo reabastece o glicogênio muscular e sintetiza sua nova proteína. Nesse processo, as fibras tornam-se maiores e mais fortes para se protegerem contra um futuro trauma.

É possível fazer muito para melhorar o processo de recuperação – incluindo o consumo de proteína antes e após o treino. Fazer uma pequena refeição que inclui proteína e carboidrato antes do treinamento de força é muito benéfico. Em um estudo de revisão (que considera várias pesquisas) sobre o papel da proteína na dieta de atletas, o Dr. Peter W. Lemon, que vem liderando as pesquisas sobre o papel da proteína, notou que refeições com esse nutriente, consumidas antes do exercício, podem resultar em ganhos maiores, tanto de massa muscular quanto de força, em comparação com o treinamento isolado. A evidência aqui também é muito grande para ser ignorada, e por isso recomendo pequenas refeições pré--exercício que incluam proteína.

O próximo passo é fazer uma refeição pequena imediatamente após o exercício. O corpo já digeriu a proteína pré-exercício e trabalha no nível muscular. Duas ou três horas mais tarde, enquanto o efeito acaba, o corpo começa a exigir proteína para a fase de reparação e recuperação pós-treino. De acordo com a pesquisa, é possível saltar para o processo de fabricar glicogênio com ingestão proteica de 0,5 g/kg de peso corporal, junto com carboidrato de alto índice glicêmico, como dextrose, maltodextrina, sacarose, ou até mesmo mel, dentro de 30 minutos após o exercício. Por exemplo, um indivíduo que pesa 68 kg deve consumir 34 g de proteína.

Quando a proteína é consumida junto com carboidrato, a insulina aumenta. Esta é como um pedal acelerador. Faz o motor fabricante de glicogênio corporal correr de duas formas. Primeiro, acelera o movimento de glicose e aminoácidos dentro das células, e segundo, ativa uma enzima especial crucial para a síntese do glicogênio. Uma pesquisa adicional mostra que o suplemento de carboidrato-proteína ingerido após o exercício dispara a liberação do hormônio do crescimento (*growth hormone* – GH), além de insulina. Ambos conduzem ao crescimento e à recuperação muscular.

Por outro lado, a disponibilidade de aminoácidos essenciais (ver Tab. 2.1) após o exercício estimula a taxa de ressíntese proteica muscular no corpo. Com base nesses achados, recomendo consumir 0,5 a 1 g/kg de peso corporal de carboidrato de alto índice glicêmico com 0,5 g/kg de alimento proteico ou um suplemento de qualidade – de preferência um que contenha todos os aminoácidos essenciais (ver Tab. 3.2 sobre índice glicêmico dos alimentos).

Estado anabólico durante o dia todo

Imagine caminhar por aí em estágio anabólico (de crescimento) o dia todo, com o corpo desenvolvendo tecido e queimando gordura, de forma contínua. Isso é possível? Sim. E a seguir serão mostrados alguns segredos comprovados pela ciência.

O primeiro segredo para permanecer anabólico é planejar refeições regulares com a combinação certa de carboidrato e proteína. A próxima arma secreta, então, é suplementar com leucina. Junto com valina e isoleucina, a leucina é um dos aminoácidos de cadeia ramificada (BCAA). Eles são únicos entre aqueles usados com predominância pelo músculo (a maioria é processada e decomposta no fígado). Cientistas declaram que os BCAA produzem energia durante o exercício, assim como promo-

Tabela 2.1 Aminoácidos essenciais, condicionalmente essenciais e não essenciais

Essencial	Condicionalmente essencial	Não essencial
Isoleucina*	Arginina	Alanina
Leucina*	Cisteína (cistina)	Asparagina
Lisina	Glutamina	Ácido aspártico
Metionina	Histidina	Citrulina
Fenilalanina	Prolina	Ácido glutâmico
Treonina	Taurina	Glicina
Triptofano	Tirosina	Serina
Valina*		

*Aminoácido de cadeia ramificada.
Adaptado de M. G. Di Pasquale, 2000, Proteins and amino acids in exercise and sport. In: *Energy-yielding macronutrients and energy metabolism in sports nutrition*, editado por J.A. Driskell e I. Wolinsky (Philadelphia: CRC Press), p. 119-162.

vem síntese proteica. Uma pesquisa recente também destaca a importância da leucina tanto no crescimento quanto na manutenção do músculo durante a dieta.

Uma revisão recente do papel da leucina mostra que ela e a insulina parecem trabalhar juntas para promover a síntese de proteína nos músculos esqueléticos. Além disso, a mesma revisão notou que tomá-la isolada, após o treino, é suficiente para "acionar" a síntese. Embora a leucina isolada seja um ativador potente do crescimento muscular, também são necessários outros aminoácidos essenciais para fabricar essas proteínas musculares.

Outra pesquisa apontou a importância da leucina durante a dieta. De forma resumida, quando as calorias são reduzidas, a leucina no músculo é utilizada para produzir a alanina, que é utilizada para produzir glicose no fígado. Parece lógica a hipótese de que ingestão alta de leucina durante a dieta ajuda disponibilizar proteína e melhorar o controle de glicose no sangue. A pesquisa mostrou que 2,5 g de leucina estimulam as vias metabólicas que catalisam a síntese das proteínas musculares, melhorando o crescimento e mantendo massa corporal magra.

A função da leucina, além de anticatabólica, pode ser fundamental na prevenção do *overtraining* (excesso de treinamento). Embora a ingestão total de energia seja primordial, a ingestão de proteína não deve ser ignorada nem limitada durante treinamento reduzido. Ao decidir desacelerar para evitar o *overtraining*, não se deve diminuir o consumo desse nutriente. O *overtraining* pode ocorrer a partir do próprio estado catabólico. Níveis ideais de proteína podem diminuir o risco de *overtraining* e melhorar sua recuperação. Na verdade, pode até ser mais importante nesse momento.

A proteína isolada do soro, entre os suplementos proteicos disponíveis mais comuns, é a que possui o mais alto teor de leucina (14% de seu conteúdo total de proteína). As proteínas de origem animal contêm 10% de leucina, ao passo que as outras possuem cerca de 8%. Portanto, aproximadamente 25 g de proteína de origem animal ou de proteína do soro contêm 2,5% desse aminoácido. Recomenda-se consumir 10 g de leucina diariamente a partir do alimento ou suplemento. Aqueles que consomem proteína de soja ou de outras fontes vegetais necessitam de uma quantidade ligeiramente maior. Consumir proteínas em cada refeição e lanche durante o dia, a cada 3 ou 4 horas, permite energia e consumo adequados para permanecer anabólico. Isso inclui o período de exercício, antes e depois.

Proteína, humor e sono

Alimentos proteicos contêm o aminoácido chamado triptofano. Ele é o responsável pela formação da serotonina, a química cerebral calmante e do bem-estar. Exceto nos casos de uma dieta restrita em proteína, geralmente as pessoas possuem triptofano suficiente em circulação para aumentar os níveis de serotonina. A falta de carboidrato na dieta, que inicia o efeito cascata dos eventos bioquímicos que permitem que o triptofano cruze a barreira hematoencefálica e entre no cérebro, é a razão dietética mais comum dos baixos níveis de serotonina. Mas é importante saber que a proteína desempenha um papel na elevação do humor. A serotonina também é responsável por auxiliar o corpo a se preparar para o descanso e o sono. Durante o dia, seus receptores estimulam o senso de alerta e humor elevado. À tarde eles diminuem, e são os responsáveis por preparar o corpo para descansar e potencializar o sono. Assim, a combinação de proteína e carboidrato melhora os dois efeitos.

OS RISCOS DAS DIETAS RICAS EM PROTEÍNA E POBRES EM CARBOIDRATO

A estratégia de alta ingestão de proteína e baixa ingestão de carboidrato para controle de peso é catastrófica para um praticante de treinamento de força ou fisiculturista. Ingerir quantidades insuficientes de carboidrato pode diminuir o consumo de calorias, mas quando estas são restritas, o corpo utilizará a proteína da dieta para atender às demandas por energia. Isso reduz a quantidade disponível para funções fisiológicas que somente a proteína pode desempenhar. Sem proteína suficiente, mais músculo é perdido durante a perda de peso, o que resulta no efeito indesejável da redução na taxa metabólica. Como diretriz, os dois nutrientes são necessários para manter a massa muscular. A estratégia de ganho garantido é seguir dieta de perda de gordura com 30% de proteína, como recomendado anteriormente neste capítulo. Utilizando-a, diminui-se apenas um pouco o carboidrato para dar lugar à proteína extra, que ajuda na queima de gordura.

Não sou a favor de dietas de alta ingestão de proteína que omitem ou cortam drasticamente carboidratos. Elas prometem perda de peso e continuam na moda, permitindo a ingestão de carne vermelha, frango, peixe e ovos em grande quantidade e dando pouca importância para outros alimentos, como hortaliças e grãos.

O que há de errado com essas dietas? Para começar, elas são repletas de gordura. O alimento de origem animal possui, normalmente, grandes quantidades de gordura saturada e colesterol. O excesso de gordura na dieta pode proporcionar o ganho de gordura corporal e prejudicar o coração. A maioria delas também é pobre em fibras. Sem volume suficiente para se movimentar, o sistema digestivo inteiro desacelera, o que gera constipação intestinal, diverticulite e outras doenças intestinais.

Além disso, a maior parte dessas dietas é desidratante. Na primeira semana é possível perder bastante peso, dependendo do peso e do percentual de gordura iniciais. A pessoa sobe na balança, vê uma perda empolgante, e se sente maravilhosa, mas boa parte disso é perda de água. Em consequência, é possível desidratar-se, o que é um problema. Em um indivíduo que pesa 68 kg, uma pequena perda de 1 kg de água pode fazê-lo se sentir letárgico e prejudicar o desempenho no exercício. Assim que se abandona essa dieta e se consome um pouco de carboidrato, a água retorna aos tecidos e a pessoa recupera o peso de água perdido.

Para esclarecer, o foco não deveria ser na proteína, mas no equilíbrio de nutrientes. Para o atleta, a perda de peso é consequência de dieta e treinamento, não é o objetivo. A meta deve ser melhorar o desempenho. Não permita que o mundo da dieta o confunda na crença de que a dieta da moda o colocará no pódio. Na verdade, é bem o oposto. Nos Capítulos 12 a 16 você aprenderá como organizar um plano alimentar pessoal, que contenha a quantidade certa de nutrientes e gordura para auxiliar no desenvolvimento muscular e permanecer magro.

PROTEÍNA DE PEIXE

A menos que esteja isolado do mundo, você deve ter ciência da importância dos óleos e ácido graxo ômega-3 provenientes dos peixes. Mas há outra coisa especial sobre a proteína de peixe – ela o auxilia a manter-se magro.

O efeito provém em parte do ômega-3 do peixe, mas os cientistas descobriram que pode ser a proteína desse animal que faz a diferença. No Canadá, durante um estudo intitulado "Prevention of Skeletal Muscle Insulin Resistance by Dietary Cod Protein" ["Prevenção da resistência à insulina no músculo esquelético por meio de proteína dietética de bacalhau"], pesquisadores observaram que ratos que seguiram uma dieta rica em gordura desenvolviam resistência à insulina e os que seguiram uma dieta com a proteína do bacalhau tiveram proteção contra a resistência à insulina.

Os mesmos pesquisadores retomaram os estudos para saber se todo peixe provocava os mesmos efeitos que o bacalhau. O objetivo desse novo estudo foi determinar se outra proteína de peixe apresentava efeitos benéficos similares. Então, os ratos foram alimentados com uma dieta rica em gordura e açúcar e com proteína proveniente de caseína ou de peixes como bonito, arenque, cavala ou salmão. Após 28 dias, os ensaios orais de tolerância à glicose foram desempenhados nos ratos, e os tecidos foram analisados bioquimicamente. Todos os ratos receberam dietas de energia igual, mas o grupo alimentado com salmão teve menos ganho de peso, associado com menor ganho de gordura. A sensibilidade à insulina corporal total para glicose também melhorou. Além disso, o grupo alimentado com proteína de peixe apresentou um efeito anticâncer muito poderoso comparado com o grupo de controle alimentado com caseína. Os efeitos anticâncer foram atribuídos às propriedades anti-inflamatórias que essa proteína possui; ela pode também proteger contra complicações metabólicas associadas à obesidade. Por fim, o grupo alimentado com salmão exibiu aumento do hormônio calcitonina circulante. Esse hormônio desempenha o papel de ajudar no controle de ganho de peso e pode ser a razão para ganho reduzido em ratos alimentados com salmão. Embora esse estudo tenha sido feito com ratos, ele aponta de forma significativa para o papel da proteína de peixe sobre o metabolismo humano.

Pesquisadores da Noruega conduziram um estudo para determinar se o aminoácido de várias proteínas pode influenciar na capacidade da proteína de peixe para melhorar a perda de gordura. Sabe-se que a taurina e a glicina aumentam a secreção da bile pelo fígado e modulam o metabolismo dos ácidos biliares, com melhoria na excreção fecal desses ácidos em ratos. Nesse estudo, os ratos que receberam dieta com proteína hidrolisada do badejo do Alasca, que possui índice alto de taurina e glicina, obtiveram maior queima de gordura. Essa pesquisa traz luz ao entendimento dos mecanismos por trás do efeito da proteína de peixe na composição corporal dos humanos.

Observei a influência do peixe na dieta de meus clientes por décadas. Para mim, ficou claro que o consumo de peixe, cinco vezes por semana, provoca emagrecimento rápido. Logicamente, é necessário fazer todo o resto de forma certa, mas o consumo desse alimento realmente estimula a taxa que faz o indivíduo cumprir com seus objetivos de perda de peso.

Ingerir peixe cinco vezes por semana não significa cinco jantares com esse alimento por semana. É possível comê-lo no café da manhã na forma de defumados ou patê de atum na torrada. É fácil comprar salmão ou atum enlatado, ou até mesmo iscas de peixe para o almoço. Há muitas maneiras de variar as refeições com peixe durante a semana.

Sempre surgem perguntas sobre a segurança desse alimento. Como se pode comer peixe se há tantos problemas com contaminação? Há duas preocupações principais com relação a isso: contaminação por mercúrio e agrotóxicos.[1] O problema do mercúrio está nas águas contaminadas e na hierarquia da cadeia alimentar. Ele é subproduto da indústria e da fabricação pesada. É liberado na poluição do ar e captado pelas nuvens, devolvido como chuva aos oceanos e transformado em metilmercúrio. Este último é tóxico para humanos, e acarreta resultados nocivos na forma de doenças neurobiológicas em adultos. Altos níveis de mercúrio danificam o sistema nervoso de fetos e crianças. Uma vez que os peixes se alimentam nessas águas, o mercúrio se instala neles. Quanto mais tempo o peixe vive nesse ambiente, maior a quantidade de peixes menores que ele consome. Com o passar do tempo, o metilmercúrio se desenvolve em grandes predadores e pode atingir níveis pouco seguros.

Quase todo peixe contém traços de mercúrio, como todo ser vivo. Entretanto, os grandes predadores, como peixe-espada, tubarão, atum, cavala-verdadeira e peixe-batata, apresentam os maiores riscos. Alguns crustáceos também podem ter alta concentração de metilmercúrio, baseada em seu tamanho pequeno em relação ao contaminante que eles possuem, as águas nas quais se alimentam e sua fonte de alimentação principal.

A Food and Drug Administration (FDA – Agência Reguladora de Medicamentos e Alimentos) e a Environmental Protection Agency (EPA – Agência de Proteção Ambiental), ambos dos Estados Unidos, aconselham:

- Não comer tubarão, peixe-espada, cavala-verdadeira nem peixe-batata porque contêm altos níveis de mercúrio.
- Consumir até duas refeições médias por semana de uma variedade de peixes e frutos do mar que contenham pouco mercúrio.
- Cinco dos frutos do mar mais consumidos que possuem pouco mercúrio são: camarão, atum *light* em lata, salmão, badejo do Alasca e bagre.

---

1 N.R.C.: No Brasil, infelizmente não há nenhuma resolução da Agência Nacional de Vigilância Sanitária (Anvisa) para controle da presença de mercúrio nos peixes consumidos nem das rações consumidas pelos peixes.

- Outro peixe geralmente consumido é o atum albacora-branca, que tem mais mercúrio do que o enlatado. Assim, ao escolher as duas refeições de peixe e frutos do mar, comer até 180 g, ou 1 porção média de atum albacora-branca por semana.
- Verificar conselhos locais sobre segurança de peixe pescado por familiares e amigos em lagos, rios e áreas costeiras próximas. Se não houver aviso disponível, comer até 180 g, ou 1 porção média por semana, de pescados de águas locais, mas não consumir nenhum outro peixe na mesma semana.
- Seguir as mesmas recomendações para a alimentação de crianças, mas com porções menores.

O que as advertências não informam é que atum não contaminado está disponível por meio de navios de pesca independentes que navegam no noroeste do Pacífico. Esses pescadores pegam atuns pequenos, de 3 a 5,4 kg, diferentemente das fábricas de conservas comerciais, que apanham peixes de 18 a 32 kg. Em vez de processar o atum no oceano e fervê-lo (o que retira o precioso ômega-3), esses atuns menores são congelados e enlatados com sua gordura saudável intacta. (As grandes fábricas de conserva de fato retiram o ômega-3 na fervura. Uma grande fábrica possui agora seu próprio suplemento de gordura ômega-3; ela a retira do peixe e armazena.) O peixe apanhado por esses pescadores independentes são praticamente livres de mercúrio, em razão de seu tamanho e das águas em que são pescados. Esses pescadores são responsáveis também pelo meio ambiente, porque pescam somente atum (nenhuma tartaruga marinha ou outra captura desnecessária) e se atêm ao porte de pesca sustentável. Assim, é possível obter um atum delicioso com toda a gordura saudável e sem mercúrio. Os grandes fabricantes de enlatados norte-americanos não podem dizer o mesmo sobre seus produtos.

QUESTÕES SOBRE A SEGURANÇA DO ATUM

Pergunta: Qual o melhor e mais seguro método de pesca do atum?
Resposta: O atum mais sustentável é pescado com vara simples ou com molinete.

Pergunta: Filé e *sushi* de atum são seguros?
Resposta: O método mais comum de pesca desse peixe é com palangre. Todos os tipos de atum – albacora-branca, atum-cachorra (também conhecido como *ahi*) e albacora-de-laje – pescados com palangre são considerados fontes com muito mercúrio, independentemente de serem enlatados ou servidos como filé ou *sushi*. Consumir um ou dois pedaços deles de vez em quando não é problema. Mas ao consumi-lo em forma de *sushi* duas vezes por semana, o nível de mercúrio pode ser alto.

O atum-azul e o atum bonito-de-barriga-listrada são considerados seguros para a saúde, mas a técnica de pesca com palangre é considerada perigosa para o meio ambiente. Ela leva à sobrepesca das águas e a altos níveis de capturas acessórias (tartarugas marinhas, pássaros, tubarões e às vezes mamíferos marinhos). A pesca com vara simples ou aquela com molinete manual são consideradas as formas mais seguras para o meio ambiente.

Atum enlatado *light* contém, normalmente, atum bonito-de-barriga-listrada, considerado mais seguro do que os outros. Entretanto, uma investigação do jornal *Chicago Tribune* descobriu que esse peixe *light*, algumas vezes, contém atum albacora-de-laje sem menção no rótulo, e este tipo possui muito mais mercúrio do que o atum bonito-de-barriga-listrada.

Pergunta: Os *sushi bars* podem esconder que servem peixe de qualidade inferior?

Resposta: O jeito mais fácil de disfarçar atum de baixa qualidade é misturá-lo com outros ingredientes. Rolinho de atum condimentado é famoso na indústria de *sushi* pelo uso desse método. Também existem formas de fazer com que o peixe pareça mais fresco do que ele realmente está. A gaseificação ou defumação do atum pode fazê-lo parecer mais rosado do que ele realmente é. Os que não são processados por meio de métodos de alta qualidade podem naturalmente perder sua cor vermelha depois de mortos, mesmo quando congelados. Depois de cortado em postas ou filés e antes de ser congelado, ele é exposto a monóxido de carbono. O gás vincula-se à hemoglobina para evitar qualquer mudança na carne de vermelho para marrom ou mesmo cinza. Isso desvirtua o produto para o consumidor, dificultando a avaliação da idade do peixe com base na cor da carne.

Embora se espere obter o que se paga, o preço nem sempre é indicador da qualidade do peixe no restaurante de *sushi*. Algumas dicas que servem como guia:

- Peixe fresco dificilmente é entregue no final de semana. Descarte domingos e segundas-feiras ao considerar uma refeição em restaurante que serve *sushi*.
- Forte odor de peixe nunca significa peixe fresco. Você não pode saber se o restaurante serve peixe simplesmente pelo odor do recinto. Se houver cheiro suspeito, vá embora.
- Peixe fresco deve parecer translúcido e brilhante. Se o atum parecer que foi pintado de vermelho, pode ter recebido gás. Pergunte ao garçom se o peixe foi defumado. Em caso afirmativo, não o coma.
- Lotado é melhor. Um restaurante cheio tem rotatividade de clientes mais alta e peixe mais fresco.

Outra preocupação importante sobre esse alimento é a contaminação por agrotóxicos. Esse problema é específico na indústria de salmão de cativeiro. Salmão selvagem nasce em rios gelados que vão do Alasca à Califórnia. Após a desova, os filhotes lutam para chegar ao oceano, onde crescem até a fase adulta, e então retornam a seus rios de origem para procriar. A maior parte dos salmões selvagens é pescada no curto período do final da primavera até o verão, na migração de retorno do mar para os rios. Esse processo natural produz peixe magro de alta qualidade que tem alto índice de vitaminas D, E e ômega-3.

Ao contrário do selvagem, o salmão de cativeiro cresce em *habitat* industrializado e restrito, o que permite sua produção em massa. São alimentados com dieta artificial e pequenos peixes moídos como ração. Uma coloração artificial é adicionada à ração para dar a cor rosada que o salmão selvagem desenvolve naturalmente a partir de sua alimentação.

Poluentes são ingeridos pelo salmão de cativeiro por meio dos pequenos peixes utilizados na ração. Esses compostos, como resíduos industriais, também entram no *habitat* dos peixes pequenos e são absorvidos por eles. Portanto, esses poluentes são encontrados em alta concentração na alimentação de cativeiro e são estocados na gordura do salmão.

Em um estudo recente, 700 salmões de todo o mundo foram analisados em relação a mais de 50 contaminantes. A maior diferença entre os de cativeiro e os selvagens foi a presença de compostos organoclorados, em especial o cancerígeno bifenilo policlorado (*polychlorinated biphenyls* – PCB), dieldrina e toxafeno. Na Europa, o salmão de cativeiro obteve os níveis mais altos, seguido daqueles da América do Norte. Os salmões chilenos de cativeiro foram os mais limpos. E quanto ao salmão defumado? Embora, provavelmente, contenha níveis menores de ômega-3, pode conter alguns carcinógenos como parte do processo de defumação (defumação a frio pode minimizar isso), e ainda ser uma boa escolha se for selvagem.

Os autores desse estudo declararam que o consumo superior a 1 porção de salmão de cativeiro por mês pode aumentar o risco de câncer. Depois eles fizeram as especificações. A Tabela 2.2 lista os níveis seguros de consumo de salmão.

Essas são as recomendações gerais. Ainda está em debate a recomendação para gestantes. Os poluentes podem danificar o desenvolvimento dos sistemas endócrino, imunológico e cerebral. Os componentes acumulados na gordura corporal permanecem por décadas – e podem ser transmitidos para o feto durante a gravidez ou por meio do leite materno. Salmão de cativeiro na dieta de mulheres em idade reprodutiva é motivo de preocupação.

Salmão selvagem não é caro? Há a opção orgânica? O selvagem é definitivamente mais caro do que o de cativeiro, mas vale o preço quando os riscos envolvidos e os benefícios de comê-lo são considerados. Entretanto, há algumas opções. Durante a temporada de pesca do salmão, é possível encontrar filés do tipo selvagem em grandes distribuidores. Comprando 2,3 kg de cada vez, é possível cortá-lo em porções e congelar. Ele permanecerá fresco no congelador por no mínimo 6 semanas, desde que esteja bem lacrado.

Ainda não há definições claras quanto à rotulagem do peixe orgânico. Nos EUA, nenhuma embalagem de orgânico que possa ser encontrada é controlada

Tabela 2.2 Níveis seguros para o consumo de salmão

Origem do salmão	Porção e frequência
Cativeiro da Escócia e das Ilhas Faroé	60 g/mês
Cativeiro do Canadá e do estado de Maine (EUA)	120 g/mês
Cativeiro do Chile e do estado de Washington (EUA)	240 g/mês
Selvagem	1,92 kg/mês (480 g/semana)

Adaptado de R.A. Hites, J.A. Foran, D.O. Carpenter, et al., 2004, "Global assessment of organic contaminants in farmed salmon", *Science* 303: 226-229.

pelas normas de rotulagem do governo, como ocorre com outros alimentos orgânicos. Há considerável especulação de fraude quanto a esta questão.

Por fim, é importante lembrar-se de que muitos peixes além do atum e do salmão contêm ômega-3. Sardinha, cavala, arenque, peixe-carvão, bagre e camarão são excelentes fontes desse elemento. E qualquer peixe possui mais ômega-3 do que um cachorro-quente.

CARNE VERMELHA

Você pode ter deixado de comer carne vermelha no passado porque ela tende a ter alto índice de gordura e colesterol. Entretanto, ela é uma boa fonte de proteína, assim como de ferro, zinco e outros nutrientes. A propósito, carne escura de peru e frango também são.

O ferro é necessário para fabricar hemoglobina, que transporta oxigênio dos pulmões para os tecidos, e a mioglobina, outro transportador de oxigênio encontrado somente no tecido muscular. O ferro da carne vermelha, e de outras proteínas animais, é conhecido como ferro heme. O corpo o absorve melhor do que o ferro de alimentos vegetais, conhecidos como ferro não heme.

O zinco é um mineral atarefado. Como um dos mais amplamente distribuídos pelo corpo, ele auxilia na absorção de vitaminas, especialmente as do complexo B. Ele também está envolvido na digestão e metabolismo e é essencial para o crescimento. Como o ferro, o zinco de origem animal é mais bem absorvido do que o de origem vegetal.

Você pode se surpreender ao saber que a carne vermelha pode ser muito magra. Na verdade, 20 dos 29 cortes de carne bovina magra, em média, possuem somente 1 g a mais de gordura saturada do que peito de frango sem pele por porção de 90 g (ver Tab. 2.3).

A carne vermelha possui algumas vantagens nutricionais adicionais. O segredo é controlar a quantidade de gordura proveniente dela. A seguir, será mostrado como isso pode ser feito.

Tamanho da porção

Deve-se manter o tamanho da porção moderado, já que 90 g de carne vermelha magra contém somente 8,4 g de gordura total e 21 g de proteína total e tem o tamanho aproximado de um baralho de cartas ou a palma da mão de uma mulher. Para obter 90 g de carne cozida, inicie com 120 g de carne crua, sem osso.

Classificação

A carne bovina é classificada de acordo com a gordura intramuscular: gordurosa ou magra. A magra possui menos gordura. Ao escolher carne bovina, deve-se procurar cortes magros, quase isentos de gordura, ou retirá-la em casa, antes de

Tabela 2.3 Os 20 cortes mais magros de carne bovina*

Corte	Gordura saturada (g)	Gordura total (g)
Lagarto	1,4	4,0
Coxão duro	1,6	4,1
Parte superior do coxão bola	1,6	4,6
Parte inferior do coxão bola	1,7	4,9
Miolo de alcatra	1,9	4,9
Peito	1,9	5,1
Carne moída magra 95%	2,4	5,1
Round tip (parte superior da alcatra e cortes adjacentes)	1,9	5,3
Coxão	1,9	5,3
Músculo com osso (ossobuco)	1,9	5,4
Paleta sem osso	1,8	5,7
Medalhão de coxão mole	2,1	5,8
Bife de paleta sem osso	1,9	6,0
Western griller (parte inferior do coxão mole)	2,2	6,0
Contrafilé sem osso	2,3	6,0
Peixinho	2,4	6,1
Fraldinha	2,6	6,3
Miolo de paleta	2,4	6,5
Tri-tip (região da maminha com alcatra)	2,6	7,1
Filé-mignon	2,7	7,1
T-bone (chuleta)	3,0	8,2

*Por 85 g de porção cozida, retirada a gordura visível.
Dados do U.S. Department of Agriculture, Agricultural Research Service, 2008. USDA National Nutrient Database for Standard Reference, Release 21.

prepará-la. A carne de porco também está mais magra do que antigamente. Os cortes mais magros da carne de porco são o lombo e o pernil, de modo que a porção de 90 g cozida e sem gordura de qualquer desses cortes contém menos do que 9 g de gordura e 180 calorias. Carneiro e vitela também possuem menos gordura do que o boi. É importante seguir as mesmas regras para selecionar cortes magros.

Preparo

Para manter um corte magro saboroso após o cozimento, você deve manuseá-lo e prepará-lo apropriadamente. Tendo em vista que eles possuem menos gordura, o método de preparo é importante para mantê-los úmidos e suculentos. Cortes mais macios, como pedaços de lombo, podem ser grelhados e servidos logo em seguida. Evite cozinhar demais. Carne bovina também pode ser marinada para amaciar. Já que o ácido da marinada (vinagre, suco cítrico ou vinho) amacia a carne, o óleo pode ser substituído por água sem diminuir o efeito amaciante. Para melhorar a maciez de assados, corte-os em fatias finas nos sentidos diagonal e transversal à fibra, quando possível.

DICAS DE SEGURANÇA SOBRE CARNE BOVINA

A confiança do consumidor em relação à carne vermelha é bem alta, apesar das preocupações sobre a doença da vaca louca no mundo. Ainda assim, é importante se precaver contra qualquer enfermidade relacionada à carne, inclusive doenças alimentares. A seguir está indicado como lidar com essa segurança:

- Escolher cortes bovinos mais prováveis de estarem livres de ossos e nervos (miolo, espinha dorsal e extremidade dos nervos). Esses tecidos são a parte mais infectada pela doença da vaca louca. Carne bovina mais segura inclui cortes e bifes desossados, costeletas e assados, assim como produtos de carne de gado alimentado com grama e orgânicos. Bifes de *T-bone*, bifes de contrafilé com filé-mignon, bisteca com osso, ponta de contrafilé e assados com osso apresentam risco reduzido.
- Evitar carne moída o quanto possível; ela pode conter osso e nervuras. Para quem realmente a consome, é importante utilizar um termômetro para alimentos, certificando-se de cozinhar a 71°C, para eliminar qualquer bactéria de origem alimentar. Lavar o termômetro imediatamente após o uso. Se for pedir carne moída em restaurante, perguntar ao garçom se foi cozida pelo menos a 68°C por 15 segundos (uma opção segura para restaurantes).
- Ficar atento a produtos que contenham carne bovina extraída por máquinas de recuperação de carne avançada (*advanced meat recovery* – AMR) que espremem a maior quantidade possível de carne da carcaça do animal. Carne AMR pode ser utilizada em salsichas, recheio de taco, cobertura de pizza, linguiças e carne seca feita com carne moída ou picada. Infelizmente, os fabricantes ainda não são obrigados a identificar AMR nos rótulos.

ALIMENTAÇÃO SEM CARNE E MANUTENÇÃO DE MASSA MUSCULAR

É possível ser vegetariano e mesmo assim desenvolver massa muscular? Sem dúvida, desde que haja planejamento da dieta de forma apropriada. O segredo é misturar e combinar alimentos para atingir o equilíbrio correto de aminoácidos.

Pode-se pensar em aminoácidos como uma equipe que está construindo uma casa. Cada membro da equipe tem uma função específica, da estrutura à fiação. Se um deles faltar, então ela não poderá ser concluída. O mesmo ocorre com os aminoácidos. Há 22 deles, todos combinados para fabricar as proteínas necessárias para crescimento e reparo de tecido. Para que o corpo fabrique proteína, todos eles devem estar ativos. Se faltar um deles ou até mesmo se a concentração de um deles for baixa, a fabricação é interrompida.

Dos 22 aminoácidos, oito não podem ser fabricados pelo corpo; devem ser supridos pela alimentação. Esses oito são chamados de essenciais. Sete do total são chamados de condicionalmente essenciais. Isso significa que são fornecidos pelo corpo, mas, de acordo com certas condições, são necessários em maiores quantidades. Os outros sete, que podem ser fabricados pelo corpo, são conhecidos como não essenciais. O corpo os fabrica a partir de carboidrato e nitrogênio e por reordenação química dos aminoácidos essenciais e não essenciais. (Os três tipos estão listados na Tab. 2.1.)

Alimentos que contêm todos os aminoácidos essenciais nas quantidades necessárias para a saúde e crescimento são chamados de proteínas completas. Estas são encontradas em laticínios, ovos, carne bovina, aves, peixe e outras fontes animais. Vários alimentos vegetais fornecem proteínas incompletas nas quais há falta de quase todos os aminoácidos ou pouca quantidade de um determinado aminoácido essencial. O aminoácido ausente ou que se apresenta em menor quantidade é chamado de limitante.

Para obter aminoácidos essenciais a partir da dieta vegetariana, deve-se selecionar alimentos que se complementam em relação à limitação de aminoácidos. Em outras palavras, misturar e combinar alimentos ao longo do dia, de forma que os alimentos pobres em um aminoácido essencial sejam balanceados por aqueles ricos neste mesmo nutriente. Não é necessário combiná-los em cada refeição; é possível simplesmente ingerir uma variedade de fontes de proteína durante o dia. Por exemplo, grãos contêm uma quantidade limitada de lisina, mas seu índice de metionina é maior. Leguminosas como feijão branco, comum e preto têm quantidade alta de lisina, mas baixa de metionina. Assim, ao combinar grãos com leguminosas, cria-se uma refeição proteica completa. A soja é exceção e é considerada uma proteína completa. Outras combinações nutricionais completas são as seguintes:

- Arroz e feijão.
- Milho e feijão.
- Milho e feijão-manteiga.
- Tortilha de milho e *frijoles refritos* (pasta de feijão).
- Massa e sopa de feijão.

No caso de vegetarianos que consomem leite e ovos, não há necessidade de se preocupar com as combinações alimentares. A proteína desses alimentos, bem como dos queijos e outros laticínios, contém todos os aminoácidos essenciais necessários para o crescimento, reparo e manutenção de tecido. Porém, um aviso: laticínios podem ter uma grande quantidade de gordura, portanto deve-se escolher as opções de leite, queijo e iogurte com pouca ou nenhuma gordura. Em relação aos ovos, deve-se limitar o consumo a 1 gema por dia. A maior parte da proteína é encontrada na clara.

A escolha de incluir ou não carne na dieta é uma questão pessoal. Se decidir abolir a carne, deve-se planejar a dieta com cuidado para evitar certas zonas de perigo nutricional – ou seja, deficiências de ferro, zinco e vitamina B12. Essas deficiências podem prejudicar o desempenho do exercício. É importante considerar os seguintes nutrientes como auxiliares para evitar deficiências, caso você seja um praticante de treinamento de força vegetariano.

- **Proteína.** O desafio é obter 2 g de alta qualidade por kg de peso corporal por dia, a fim de sustentar o desenvolvimento muscular. É possível fazer isso ao incluir na dieta laticínios semidesnatados e fontes proteicas vegetais ricas em proteína. Caso seja vegano (não consome nenhum tipo de alimento de origem animal), aumente a ingestão diária para 2,2 g de proteína por kg de peso corporal.
- **Ferro heme.** Incluir algumas fontes dele na dieta. Como já explicado, todos os tipos de proteína animal contêm essa forma de ferro de fácil absorção. Os semivegetarianos – ou seja, que consomem peixe ou frango, mas não carne vermelha – têm sorte, porque ambos contêm esse mineral. Os indivíduos que evitam proteína animal não consumirão ferro heme. Isso significa um trabalho a mais para conseguir tudo o que precisa. Nenhuma tática de fácil absorção estará disponível.
- **Fator MFP.** Carnes, peixes e aves (*meat, fish and poultry* – MFP) contêm uma qualidade especial chamada fator MFP, que auxilia o corpo a absorver mais ferro não heme. Ao ingerir carne e hortaliças na mesma refeição, mais ferro não heme é absorvido das hortaliças do que se elas fossem ingeridas isoladamente. Se você é semivegetariano, sua ingestão ligeiramente mais baixa de ferro sinalizará seu corpo para absorver ferro extra das hortaliças.
- **Vitamina C.** Frutas, hortaliças e outros alimentos que contêm vitamina C ajudam o corpo a absorver ferro não heme. Por exemplo, se você consome frutas cítricas com cereal fortificado com ferro, seu corpo absorverá mais desse mineral a partir do cereal do que se ele fosse consumido sozinho.
- **Vitamina B12.** Proteja-se da deficiência de B12. Ela é um dos nutrientes mais importantes que normalmente faltam em dietas veganas. Isso porque ela está disponível somente em produtos de origem animal. Felizmente, o corpo necessita somente de uma quantidade diária mínima de vitamina B12 (a DRI é de 2,4 mcg para adultos), a qual é utilizada na fabricação de hemácias e nervos. Mesmo assim, a deficiência é séria e é causadora potencial de danos nervosos irreversíveis.

Alimentos fermentados, como missô e *tempeh* de soja, fornecem um pouco dessa vitamina a partir de cultura bacteriana causadora da fermentação, mas, no geral, não é suficiente. Veganos devem ingerir alimentos fortificados com vitamina B12 ou tomar suplementos para garantir uma dieta saudável.

- **Ferro e zinco.** Alguns alimentos contêm fitatos, oxalatos e outras substâncias que bloqueiam a absorção desses nutrientes no intestino. Café e chá (comum e descafeinado), grãos integrais, farelo, leguminosas e espinafre são exemplos de alimentos bloqueadores. Eles são mais bem ingeridos com fontes de ferro heme ou vitamina C para ajudar o organismo a absorver mais ferro e zinco. Além disso, é importante considerar suplementos desses minerais. O organismo não absorve ferro de hortaliças de forma tão fácil como dos produtos de origem animal. Aqueles que não consomem carne, principalmente pessoas ativas e mulheres no período menstrual, devem ficar atentas às necessidades desse mineral na dieta. Carne animal é a maior fonte de zinco na maioria das dietas; por isso, vegetarianos estão sujeitos a ingerir menos desse mineral.

Embora suplementos dietéticos não substituam os alimentos, podem ser bons para complementar os dois minerais em caso de falta na dieta. A suplementação diária desses minerais em 100% da DRI é garantia contra o risco de deficiência.

PERFIS DE FORÇA

Vegetarianismo

Trabalhei certa vez com um jogador de basquete profissional que, por questões filosóficas, era ovolactovegetariano (i. e., ele não consumia produtos de origem animal, com exceção de laticínios e ovos). Ele estava determinado a manter essa dieta tanto em casa como fora dela.

Inesperadamente, seu maior problema não era com proteína. Ele a obtinha plenamente por meio dos laticínios. Mas não ingeria ferro, selênio e zinco suficientes – os quais estão presentes em grande quantidade na carne. Além disso, sua dieta tinha alto teor de gordura, porque consumia muita lasanha vegetal carregada de queijo.

Para resolver o problema dos minerais, ele começou a tomar uma suplementação com concentração de minerais dentro do limite estabelecido pela RDA. Após a prática esportiva, ele ingeria uma ou duas bebidas substitutas da refeição, que continham nutrientes extras que se adequavam perfeitamente à sua dieta.

Com a minha ajuda, ele descobriu várias receitas novas com pouca gordura, como *chili* vegetariano, que ele podia embalar para viagem, contanto que tivesse a disponibilidade de um forno de micro-ondas em seu quarto de hotel. Ele carregava frutas desidratadas em suas viagens, as quais ele podia consumir em qualquer lugar, e eram repletas de minerais e calorias para lhe dar energia.

Em casa, ele começou a variar a dieta com o uso de alimentos básicos para vegetarianos, como feijões, tofu, arroz e pasta de amendoim. Ao realizar variações, ele também consumia grandes quantidades de calorias de qualidade como combustível, tanto para o treino como para a competição. Com igual importância, aprendeu que não precisava sacrificar suas crenças pelo desempenho esportivo.

QUALIDADE E TIPOS DE PROTEÍNA

Praticantes de atividade física ou atletas devem se preocupar com a qualidade, bem como com o tipo de proteína que ingerem. São necessárias proteínas de alta qualidade ou uma variedade de fontes proteicas para garantir a ingestão de todos os oito aminoácidos essenciais – principalmente após o exercício.

Como classificar a qualidade da proteína?

A classificação da proteína está em sua qualidade, ou no conteúdo de aminoácidos essenciais. Para tanto, os cientistas desenvolveram vários métodos de medição. A seguir, os três mais comuns.

Escore dos aminoácidos corrigidos pela digestibilidade da proteína (*protein digestibility corrected amino acid score* – PDCAAS)

Os valores que aparecem nos rótulos são calculados pelo PDCAAS. Esse escore descreve a proporção de aminoácidos na fonte proteica, assim como sua digestibilidade, ou o quanto dela é utilizado pelo corpo. Ao calcular esses valores, o alimento recebe um índice baseado em sua composição de aminoácidos. A pontuação é então ajustada para refletir sua digestibilidade.

A digestibilidade, que varia conforme o alimento, é um fator importante. Geralmente, mais de 90% da proteína de origem animal é digerida e absorvida, enquanto cerca de 80% da proteína vegetal é utilizada. Entre 60 e 90% das proteínas presentes em frutas, hortaliças e grãos é digerido e absorvido. Com esse método, a possibilidade máxima é de 100. Como referência, claras de ovos, carne moída, leite em pó e atum recebem pontuação máxima; a proteína de soja tem escore de 94.

Taxa de eficiência proteica (*protein efficiency rating* – PER)

O PER reflete a habilidade específica da proteína em manter o ganho de peso em animais de teste e dá aos pesquisadores uma boa indicação de quais alimentos melhor promovem o crescimento. O critério de comparação é o crescimento produzido pela proteína completa encontrada em claras de ovos ou leite. A proteína de ovo, em especial, é considerada perfeita, porque contém os oito aminoácidos essenciais na proporção ideal e é o reservatório de nutrientes para o crescimento de um pássaro.

Valor biológico (VB)

O valor biológico representa o percentual de proteína absorvido de um alimento específico que o corpo pode utilizar para crescimento e reparo, em vez de produção de energia. Assim como no PER, o VB de claras de ovos serve de índice para comparação de fontes proteicas. Proteínas completas tendem a possuir valores biológicos altos, enquanto as incompletas possuem valor baixo. Alimentos com baixo VB são utilizados principalmente como combustível, e menos para crescimento e reparo.

Qual tipo de proteína?

Para aumentar a proteína na dieta, é importante considerar algumas fontes adicionais (além de escolhas magras como peixes, aves ou carnes), como laticínios semidesnatados e derivados de soja. Defendo o consumo de leite na dieta de atletas, por duas razões importantes. Primeiro, pesquisas demonstraram que, quando consumidas após o treinamento, as proteínas do leite afetam o desenvolvimento muscular. Em especial, elas trabalham no estímulo da captação de aminoácidos pelo músculo – processo que leva ao desenvolvimento muscular. As duas proteínas encontradas no leite são a proteína do soro e a caseína; ambas agem em benefício da produção de ganho muscular.

Pesquisas com animais indicam que a lactose, o açúcar do leite, também pode ser instrumento no estímulo de desenvolvimento muscular. É provável que isto se deva à ligeira elevação de insulina promovida pela lactose, e a insulina é necessária para impulsionar proteína para dentro das células musculares, para energia, crescimento e desenvolvimento.

Em segundo lugar, incentivo os atletas a beberem leite, porque ele é naturalmente rico em triptofano. Esse aminoácido eleva os níveis de serotonina do cérebro, química natural que promove o bem-estar mental e emocional. O leite possui uma pequena quantidade de carboidrato natural, a lactose. A parceria desses dois nutrientes mantém a fabricação de serotonina no cérebro. Quando o indivíduo está de bom humor, sente-se mais motivado para treinar e alcançar suas metas de aptidão física.

Na sequência, o balanço dos benefícios dos tipos variados de proteínas a serem considerados como adicionais na dieta.

Proteína do soro do leite (*whey protein*)

Trata-se de uma proteína completa, natural, derivada do leite de vaca e disponível como suplemento proteico; fornece vários benefícios se você treina força. Ela é considerada "proteína rápida" porque é digerida e absorvida com rapidez, o que torna o aminoácido de fácil disponibilidade para o reparo muscular. Assim, ela é ideal para ser consumida logo após o exercício, em razão de sua rápida assimilação. Como visto anteriormente, o soro do leite tem bastante leucina – aminoácido de cadeia ramificada que ajuda a manter o estado anabólico. Nos últimos anos tem surgido uma enorme quantidade de pesquisas sobre a proteína do soro do leite e sua influência na síntese proteica muscular e sua degradação. Segue o resumo dessas pesquisas:

- Melhora a síntese proteica, o que supera a maioria das outras fontes.
- Limita a degradação ou dano causado pelo exercício.
- Melhora o reparo de recuperação e o crescimento.
- Promove crescimento celular e imunidade.
- É vital para a saúde do sistema nervoso e do cérebro.
- É fonte abundante de leucina, que está diretamente envolvida no crescimento muscular.
- Impulsiona uma proporção ideal de aminoácidos essenciais para estimular a síntese e melhorar a resposta de treinamento.
- Estimula mecanismos de queima de gordura no fígado e no músculo, além de torná-la mais disponível como combustível de treinos.

Evidentemente, para qualquer vegano, essa proteína não é uma opção. Se o seu caso for intolerância à lactose, entretanto, a *whey protein* isolada ou a proteína isolada de soja são uma boa opção.

Caseína

Esta é outra proteína derivada do leite que também está disponível como suplemento. É considerada "proteína lenta" porque geralmente forma coágulos sólidos no estômago e é distribuída para os músculos mais lentamente – de forma programada. Seu consumo antes do treino é uma boa opção por causa da ação sustentada na alimentação dos músculos. As duas proteínas do leite possuem bastante glutamina, a qual auxilia o desenvolvimento muscular e fortalece o sistema imunológico.

Proteína de soja

Extraída dos grãos da soja, esta proteína é completa e fornece aminoácidos essenciais que atendem às necessidades básicas. Entretanto, uma dieta que é 100% dependente dessa proteína pode não ser adequada a quem treina para ganhar músculos e força. Mas é uma boa substituta para vegetarianos e pessoas com sensibilidade às proteínas do leite. Ela também contém isoflavonas, que apresentam numerosos potenciais efeitos benéficos à saúde.

Uma pesquisa recente sobre praticantes de treinamento de força investigou a suplementação com uma mistura de laticínios e soja. Somente um estudo em animais mostrou o benefício da mistura de soro do leite, caseína e soja em aumentar a síntese proteica muscular pós-treinamento. Ainda é muito cedo para fazer recomendações baseadas em evidência com relação aos suplementos misturados com soja.

Vários estudos recentes sobre a influência da proteína de soja em dietas de perda de peso parecem concluir que ela não confere vantagem. A maior vantagem seria utilizá-la como alternativa de suplemento quando o soro do leite não pode ser utilizado, está indisponível ou não é palatável para o atleta. Isso não significa que ela não possa ser utilizada. Como fonte alimentar, ela oferece nutrientes e fitoquímicos importantes e é uma excelente fonte vegetal, fornecendo variedade na dieta, assim como componentes importantes. Como suplemento, também fornece variedade. É boa fonte de proteína, nutre o corpo e fornece aminoácidos essenciais requeridos para recuperação, reparo e crescimento muscular.

Por fim, essa discussão não exclui as questões relativas aos organismos geneticamente modificados (OGM) e alimentos à base de soja. Seria necessário um tratado para discutir esse tópico de forma apropriada, mas, para resumir, não se sabe realmente se a modificação genética ajuda ou atrapalha o ser humano, a sociedade ou o meio ambiente. De fato, o processo pode fazer um pouco de cada, dependendo de quem você é, onde vive e onde se encontram as plantações. Com o objetivo de ser uma consumidora bem informada, acredito que os produtos com ingredientes OGM devem ser rotulados como tais, para que seja possível fazer uma escolha consciente.[2]

Proteína do ovo

A albumina já foi considerada a melhor fonte proteica, especialmente em suplementos. Mas por ser muito cara se comparada a outras formas de nutriente de qualidade, sua popularidade diminuiu.

PROTEÍNA EM NÍVEIS IDEAIS

A proteína é definitivamente a chave da formação da massa muscular, e as pesquisas mais recentes mostram que praticantes de treinamento de força que desejam desenvolver massa muscular, que são vegetarianos ou que praticam treino cruzado necessitam de uma quantidade um pouco maior de proteína. Porém, não é preciso exagerar, uma vez que o corpo extrairá exatamente o que precisa. Ao seguir as recomendações deste livro, você terá a quantidade ideal de proteínas para desenvolver músculos e manter a força.

---

2 N.R.C.: Conforme publicação do *site* do Ministério da Agricultura, "Organismos geneticamente modificados são definidos como toda entidade biológica cujo material genético (ADN/ARN) foi alterado por meio de qualquer técnica de engenharia genética, de uma maneira que não ocorreria naturalmente. A tecnologia permite que genes individuais selecionados sejam transferidos de um organismo para outro, inclusive entre espécies não relacionadas. Estes métodos são usados para criar plantas geneticamente modificadas para o cultivo de matérias-primas e alimentos." No Brasil, a presidência da República, por meio do Decreto n. 4680, de 24 de abril de 2003, regulamentou o direito à informação ao consumidor, quanto aos alimentos e ingredientes alimentares destinados ao consumo humano ou animal que contenham ou sejam produzidos a partir de organismos geneticamente modificados. As informações devem estar presentes na embalagem. (Fonte: www.agricultura.gov.br)

MITOS E VERDADES SOBRE NUTRIÇÃO ESPORTIVA

Suplementação de aminoácidos no desenvolvimento muscular

Por muito tempo, o debate acirrado foi sobre a necessidade de atletas e praticantes de atividades físicas utilizarem suplementos como forma natural de melhorar seu processo de desenvolvimento muscular. Atualmente, o debate está mais focado na importância do momento e do tipo de proteína e aminoácido ingerido em relação ao crescimento e desempenho muscular. Muitas pesquisas validam a necessidade de ingestão antes e após o exercício para ativar o reparo e o crescimento de massa magra.

Em relação aos aminoácidos, em especial, os pesquisadores da University of Texas testaram a hipótese de tomar 6 g oralmente, de 1 a 2 horas após o treinamento de força, para estimular a fabricação de massa magra. Leucina e fenilalanina foram os nutrientes estudados. Quando os voluntários tomavam essa mistura após o treinamento de força, havia aumento líquido positivo em seus músculos – indicação de que novos músculos estavam em desenvolvimento.

A arginina também mostrou, em pesquisa, iniciar a recuperação pós-exercício. Em um estudo, praticantes consumiram um suplemento de carboidrato ou de carboidrato-arginina 1, 2 e 3 horas após o exercício. Os suplementos foram formulados com 1 g de carboidrato/kg de peso corporal ou 1 g de carboidrato mais 0,08 g de arginina/kg de peso corporal. Durante o período de 4 h de recuperação, o aumento de glicogênio no músculo foi mais rápido naqueles que tinham consumido a fórmula que continha carboidrato-arginina.

Os pesquisadores atribuíram essa resposta à habilidade da arginina de aumentar a disponibilidade de glicose para o estoque de glicogênio do músculo durante a recuperação. Entretanto, existem alguns efeitos colaterais indesejáveis associados a esse suplemento. Eles incluem gosto amargo e diarreia.

Quanto aos BCAA – leucina, isoleucina e valina –, eles compõem cerca de um terço de sua proteína muscular. Trabalham juntos para reconstruir a proteína muscular, a qual é utilizada pelo exercício, e age como combustível para ele. Quanto mais árduo é o treino, mais leucina o corpo utiliza. Após o exercício aeróbio, os níveis plasmáticos de leucina caem 11 a 33%; após o exercício de treinamento de força, caem 30%. Além disso, exercícios aeróbios de alta intensidade utilizam estoques de massa muscular esquelética de leucina.

Para praticantes de treinamento de força, suplemento de leucina (50 mg/kg de peso corporal/dia) junto com a ingestão proteica de 1,26 g de proteína/kg de peso corporal, pode prevenir a diminuição de leucina durante 5 semanas de treinamento de velocidade e força, de acordo com um estudo.

Outra pesquisa indica que o consumo de BCAA (30 a 35% de leucina) antes e durante o treinamento de *endurance* pode diminuir, ou mesmo evitar, a taxa de degradação de proteína no músculo, além de economizar o glicogênio muscular.

Neste caso, deve-se suplementar com BCAA? É importante considerar estes fatos: o corpo inicia a retirada de BCAA para combustível durante o exercício somente se você não tiver se alimentado de forma suficiente nem ingerido carboidrato suficiente (este evita que o corpo queime o suprimento de BCAA). Ou seja, você deveria ser capaz de obter todos os BCAA necessários a partir da alimentação. Isso é fácil. Cada um dos alimentos a seguir contém todos os BCAA necessários diariamente para evitar o esgotamento proteico durante o exercício aeróbio:

- 90 g de atum enlatado
- 90 g de frango
- 230 g de iogurte desnatado
- 1 xícara de leguminosas cozidas

Além disso, outra forma de substituir BCAA perdidos durante o exercício é consumir laticínios ou proteína do soro do leite após o treino.

Embora a pesquisa sobre suplementos individuais seja convincente, ainda não os defendo totalmente. É preferível que eles sejam obtidos naturalmente – a partir do alimento, ou no mínimo de fontes de suplemento integrais. O importante também é programar a ingestão por meio de uma mistura pequena de proteína, carboidrato e um pouco de gordura, para antes e depois da sessão de treinamento de força.

O alimento continua sendo a melhor fonte de proteína para o corpo. A principal razão diz respeito à sua absorção. Todos os nutrientes são mais bem absorvidos quando provêm dos alimentos. Há substâncias neles que os cientistas chamam de "fatores alimentares", que ajudam o corpo a absorver e utilizar os nutrientes. Não se sabe nem o que exatamente muitos desses fatores alimentares são, mas sabe-se que não são encontrados nos suplementos alimentares.

Quanto à proteína, é um dos alimentos mais bem absorvidos, principalmente a de origem animal. Uma pesquisa científica descobriu que de 95 a 99% dela é absorvida e utilizada pelo corpo. Mesmo as fontes vegetais são bem absorvidas: mais de 90% das plantas com alto índice proteico são assimiladas e utilizadas pelo corpo.

Quem ingere uma variedade de fontes de proteína (ver Tab. 2.4) não precisa de suplementos. Entretanto, eles são uma conveniência importante nas dietas de pessoas mais ativas. Somente 30 g de frango contém 7.000 mg de aminoácidos. Para obter essa quantidade, é necessário pagar 20 dólares por um pote de suplementos.

Tabela 2.4   Fontes boas de proteína

Alimento	Quantidade	Proteína (g)	Calorias
Carnes			
Lombo de boi, magro e grelhado	90 g	26	172
Peito de frango assado (sem osso e pele)	90 g	26	140
Linguado, cozido ou assado	90 g	21	100
Peru	90 g	25	145
Laticínios			
Queijo	30 g	8	107
Queijo *cottage* (2%)	½ xícara (105 g)	16	101
Ovo cozido	1 grande	6	78
Clara de ovo cozida	1 grande	4	78
Leite em pó desnatado instantâneo	½ xícara (34 g)	12	122
Leite semidesnatado (1%)	1 xícara (240 mL)	8	102
Leite desnatado	1 xícara (240 mL)	8	86
Iogurte semidesnatado puro	230 g	13	155
Iogurte semidesnatado com fruta	230 g	11	250
Oleaginosas, sementes e similares			
Amendoim torrado	30 g	7	166
Pasta de amendoim	2 colheres de sopa	8	190
Semente de abóbora torrada	½ xícara (114 g)	6	143
Semente de girassol, torrada e sem casca	2 colheres de sopa	3	93
Produtos de soja			
Soja cozida	½ xícara (90 g)	15	149
Leite de soja	1 xícara (240 mL)	8	79
Tofu	½ xícara (126 g)	10	94
Leguminosas com alto índice proteico			
Feijão-preto cozido	½ xícara (86 g)	8	114
Grão-de-bico cozido	½ xícara (82 g)	7	135
Lentilhas cozidas	½ xícara (99 g)	9	115
Feijão *pinto*	½ xícara (86 g)	7	117

3 Combustível para treinos

Da aveia consumida no café da manhã à batata assada do jantar, o carboidrato é o nutriente considerado o combustível do organismo. Durante a digestão, ele é quebrado em glicose. A glicose circula pelo sangue, onde é conhecida como glicemia, e é utilizada pelo cérebro e pelo sistema nervoso como fonte de energia. Se as células cerebrais forem privadas de glicose, a capacidade mental sofrerá, e tendo em vista que o cérebro controla os músculos, é possível que o indivíduo sinta-se fraco e debilitado.

A glicose proveniente da degradação do carboidrato é também convertida em glicogênio para armazenagem no fígado ou nos músculos. Dois terços do glicogênio do organismo são armazenados nos músculos, e um terço é armazenado no fígado. Quando os músculos utilizam glicogênio, eles o quebram em glicose por meio de uma série de reações de produção de energia.

Não é de se surpreender que hortaliças, frutas, cereais, massas, grãos, bebidas esportivas, barras de cereais e outras formas de carboidrato sejam os alimentos preferidos de atletas de *endurance*, que os consomem em grande quantidade para melhorar o desempenho em competições. Mas o carboidrato é tão necessário para praticantes de treinamento de força quanto para atletas de *endurance* – nas quantidades certas e combinado com proteína e gordura. O glicogênio derivado do carboidrato é a principal fonte de combustível para o desenvolvimento muscular. Quando há escassez de carboidratos, os músculos ficam cansados e pesados. O carboidrato constitui, principalmente em conjunto com proteínas e gorduras, um nutriente vital para manter mente e músculos fortalecidos para o treinamento árduo e o desenvolvimento muscular.

A quantidade necessária desse nutriente na dieta varia conforme os objetivos de treinamento, frequência e intensidade do treino, sexo e necessidades individuais. Após décadas de trabalho com atletas de todos os níveis e tipos de esportes, observei que o carboidrato é necessário em quantidades altamente variáveis de um indivíduo para outro, mesmo quando desempenham o mesmo nível de exercício. De modo geral, como combustível para o desempenho, os atletas precisam de 4,5 a 10 g de carboidrato por kg de peso corporal por dia. Essa grande variação depende dos fatores mencionados anteriormente, inclusive o tipo de exercício, seus objetivos, frequência, intensidade e duração; sexo; e os requisitos de peso do esporte. A necessidade de carboidrato é diferente até mesmo quando o objetivo da dieta e do programa de treinamento consiste em perda de gordura. Essa discussão pode ser encontrada nos Capítulos 4 e 5 deste livro.

A FORÇA POR TRÁS DO DESENVOLVIMENTO MUSCULAR E DA QUEIMA DE GORDURA

Entre os nutrientes, o carboidrato é o que mais afeta os níveis de energia. Mas ele também afeta a força para o desenvolvimento muscular e a queima de gordura. São necessárias cerca de 2.500 calorias para desenvolver 0,5 kg de músculos. É muita energia. A sua melhor fonte é o carboidrato. Ele fornece a fonte mais limpa e imediata de energia para as células. Na realidade, o corpo prefere queimar carboidrato em vez de gordura ou proteína. Como fonte de combustível favorita do corpo, o carboidrato evita que a proteína seja utilizada como energia. Esta última fica, assim, livre para cumprir seu papel – desenvolvimento e reparo de tecido corporal, incluindo os músculos.

O carboidrato também é fundamental para a queima eficiente de gordura. O corpo promove essa queima para gerar energia em uma série de reações químicas complexas que acontecem dentro das células. A gordura é como uma lenha na lareira pronta para ser queimada. O carboidrato é o fósforo que produz a chama em nível celular. A menos que haja quantidade suficiente desse nutriente disponível nos estágios mais importantes do processo de produção de energia, a gordura apenas queima lentamente – ou seja, não há queima limpa e completa.

Esse nutriente também aumenta os níveis de carnitina nas células musculares. A carnitina é um nutriente do tipo aminoácido que carrega a gordura para dentro da mitocôndria das células (o mecanismo que queima gordura para geração de combustível). Pesquisadores da University of Nottingham administraram a jovens saudáveis do sexo masculino carnitina, insulina e glicose intravenosa ao mesmo tempo. Eles deram glicose em quantidade suficiente para manter os níveis de açúcar do sangue constante. O tratamento durou 5 horas.

Quanto mais insulina circula no corpo, maior o nível de carnitina nos músculos seguido da suplementação de carnitina. Isso sugere que ela provavelmente trabalha melhor quando consumida em uma refeição bem balanceada que inclui carboidrato.

A implicação, nesse caso, é que atletas de *endurance* que consomem muito carboidrato antes de uma corrida podem obter ajuda extra por meio de suplementação de carnitina. O mesmo pode ocorrer com atletas que praticam exercícios de alta intensidade, como ciclistas de *mountain bike*, que operam quase exclusivamente em zona anaeróbia. Esses atletas podem ser ajudados com a suplementação com carnitina. Praticantes de treinamento de força que desejam dar impulso glicogênico a seus músculos antes do treinamento também podem ser beneficiados. Deve-se ter em mente que pesquisas nessa área são muito recentes, e não se sabe ao certo se os resultados do consumo dietético são específicos ao tipo de carnitina e de carboidrato utilizados no suplemento, ou se é um efeito generalizado. De fato, o pico de insulina é o principal fator para a entrada de carnitina nas células musculares.

AUMENTO DE CALORIAS DE CARBOIDRATO

O fator nutricional mais importante que afeta o ganho de massa muscular é a caloria – de forma específica, calorias fornecidas pelos carboidratos. O desenvolvimento muscular exige um programa rigoroso de treinamento de força. Uma enorme quantidade de energia é requerida para alimentar esse tipo de exercício – energia que é mais bem suprida pelo carboidrato. Uma dieta rica nesse nutriente permite a maior recuperação de estoques de glicogênio no músculo diariamente. Essa reposição contínua permite que os músculos trabalhem da mesma forma árdua e em dias sucessivos. Estudos continuam mostrando que dietas ricas em carboidrato dão aos atletas de treinamento de força uma vantagem em seus treinos; e, como resultado, quanto mais se treina arduamente, mais músculos são desenvolvidos.

Como dito anteriormente, para desenvolver 0,5 kg de músculo, é necessário adicionar 2.500 calorias por semana. Isso significa introduzir calorias extras na dieta. De forma ideal, as mulheres devem aumentar sua ingestão calórica em 300 calorias/dia, e os homens em 400 calorias/dia. Pesquisas mostram que esse é o ideal para iniciar o desenvolvimento muscular e minimizar o ganho de gordura.

Deve-se aumentar o consumo calórico gradualmente para que não haja ganho excessivo de gordura. Praticantes de treinamento de força na fase de desenvolvimento muscular devem introduzir, de início, somente de 300 a 350 calorias a mais por dia. Então, após 1 a 2 semanas, pode-se acrescentar mais 300 a 400 calorias/dia. Se não houver ganho de gordura nesse prazo, iniciar a introdução extra na dieta semanal, novamente na mesma proporção de 300 a 400 calorias. (É possível diminuir as calorias da mesma forma – 300 calorias/dia para mulheres e 400 calorias/dia para homens, se o objetivo for perder gordura.)

Em relação ao aumento de calorias: a maioria desses adicionais deve vir de carboidrato em forma de alimento e suplementos líquidos. Como exemplo, 300 a 400 calorias desses nutrientes alimentares equivalem a ½ xícara (70 g) de massa integral, ½ xícara de inhame (68 g) e uma banana. Não é necessário muito alimento extra para aumentar a ingestão de carboidrato. Como você verá adiante neste livro, mostrarei como programar a ingestão apropriada e como combinar carboidrato adicional com os alimentos certos para melhorar o desenvolvimento muscular.

No acompanhamento dietético de um atleta, é aconselhável assegurar-se de que suas necessidades de proteína e gordura são supridas, e depois deve-se dar atenção aos carboidratos. As calorias devem ser ajustadas a partir de seu aumento ou diminuição. As calorias provenientes de carboidrato são o combustível; assim, se alguém quer ganhar peso, basta aumentá-las; e para perder gordura, é só diminuí-las. É importante lembrar de que se deve sempre consumir carboidrato combinado com a quantidade certa de proteína e de gordura; ele não deve ser consumido sozinho, exceto, talvez, como bebida esportiva, quando não for possível ingerir alimento sólido adicional. (Essas bebidas, entretanto, só devem ser ingeridas durante o treinamento, e não como líquidos durante o dia.)

Mais precisamente, é possível combinar a ingestão desse nutriente com o peso corporal. Um praticante de treinamento de força que quiser desenvolver massa muscular deve ingerir em torno de 4,5 a 7 g de carboidrato por kg de peso corporal por dia, conforme o sexo e o estágio de treinamento. Atletas que realizam treinamento de força cruzado, que desejam desenvolver massa muscular e que praticam qualquer tipo de atividade de *endurance*, precisam de 5 g ou mais do que 10 g/kg de peso corporal por dia, com base nos mesmos fatores.

A suplementação com carboidratos líquidos, inclusive pela ingestão de *smoothies*, é excelente para aumentar essas calorias, impulsionar o consumo de carboidrato e de proteína e ingerir nutrientes de maneira adequada. Também é uma ótima maneira de consumir nutrientes quando a pessoa está sem apetite, especialmente após uma sessão intensa de treinamento de peso. Além disso, a nutrição líquida é absorvida mais rapidamente que a de alimentos sólidos e também parece ajudar a manter o desenvolvimento muscular.

Em um experimento notável, halterofilistas profissionais ingeriram suplemento líquido hipercalórico por 15 semanas. O objetivo do estudo foi verificar como o suplemento afetava o ganho de peso dos atletas, a composição corporal e a força. Eles foram divididos em três grupos: aqueles que utilizaram suplemento e nenhum esteroide anabolizante; os que utilizaram suplemento e esteroides; e o grupo de controle, com participação nos exercícios, mas sem ingerir nada. (Esse estudo foi conduzido muitos anos atrás e obviamente não pode ser repetido hoje em razão do uso do medicamento.) O suplemento continha 540 calorias e 70,5 g de carboidrato, além de outros nutrientes.

Todos os participantes seguiram suas dietas normais. O grupo dos esteroides e o de controle ingeriram a maior parte das calorias em forma de gordura em vez de carboidrato (45 e 37%, respectivamente). O grupo de suplementos ingeriu o oposto (34% de gordura e 47% de carboidrato). Além disso, o grupo de suplemento ingeriu cerca de 830 calorias a mais por dia em comparação com o de controle, e 1.300 calorias a mais por dia do que o grupo dos esteroides.

Resultado: o ganho de peso nos dois grupos suplementados foi significativamente maior do que no grupo controle. Os que ingeriram somente suplemento ganharam em média 3 kg; os dos esteroides, 4,5 kg; e os do controle, 1,6 kg. A massa magra nos dois grupos suplementados mais que dobrou se comparada ao grupo controle. O grupo de suplemento perdeu 0,91% de gordura corporal, enquanto o de esteroides ganhou 0,5%. Ambos ganharam força de maneira semelhante.

Esses resultados são fantásticos, e provam que calorias e carboidratos amplos são essenciais para o programa de treinamento de força e desenvolvimento muscular bem-sucedido. Mais incrível é o fato de se conseguir, em potencial, os mesmos resultados obtidos com o uso de fármacos somente com dieta. Essas são grandes novidades para os praticantes de treinamento de força que não fazem uso de fármacos. No Capítulo 13, será mostrado como você pode planejar a própria dieta rica em carboidratos para manter o desenvolvimento muscular.

ESCOLHA DO CARBOIDRATO CERTO

Nem todo tipo de carboidrato é apropriado para a formação de massa magra e de desenvolvimento de um físico ágil. Os tipos certos são encontrados em alimentos integrais (não processados), como frutas, hortaliças, leguminosas e grãos. Há também um pouco na lactose, o açúcar do leite. Ao contrário, os tipos errados provêm dos alimentos processados, inclusive do açúcar, xarope de milho rico em frutose, farinha e arroz brancos, produtos de confeitaria, muitos alimentos industrializados e álcool. Elementos nutricionais importantes, inclusive fibras, são excluídos dos produtos processados. Por causa da falta de fibras desses alimentos, é fácil comer enormes quantidades de calorias e não obter saciedade. Os alimentos que contêm carboidratos processados devem ser evitados em sua maioria.

Não é de se admirar que pessoas que consomem os tipos certos de carboidrato tendem a possuir peso corporal menor e maior controle dos lipídeos sanguíneos e do metabolismo do carboidrato se comparadas com as que ingerem açúcares simples com predominância. A ingestão aumentada de grãos integrais, em especial, é associada à diminuição dos riscos de obesidade, doenças coronárias, diabetes tipo 2, resistência à insulina, e muitas causas de enfermidades. Assim, ao substituir carboidratos ruins por bons, ganha-se mais controle sobre a maioria dos fatores de risco físicos e metabólicos associados ao desenvolvimento de obesidade e doenças crônicas.

MITOS E VERDADES SOBRE NUTRIÇÃO ESPORTIVA

Carboidrato faz as pessoas engordarem?

A mídia sempre faz alarde em relação aos conteúdos que declaram que dietas ricas em carboidratos fazem as pessoas engordarem e, portanto, são ruins. Isso é baseado no fato de que sobrepeso e obesidade são fatores de risco para o desenvolvimento de resistência à insulina, condição na qual o pâncreas a secreta em demasia para manter os níveis sanguíneos de glicose normais após uma refeição rica em carboidratos. A secreção excessiva faz que o carboidrato seja convertido em gordura estocada no corpo, levando ao sobrepeso e à obesidade e, por fim, conduzindo ao desenvolvimento de diabetes tipo 2.

Embora isso possa ser verdade para a população sedentária, não é o caso de atletas e pessoas ativas. Na verdade, para fisiculturistas, a insulina é um hormônio anabólico que ajuda a desenvolver massa muscular ao servir de combustível para os músculos.

Uma pessoa ativa já mantém sua insulina em nível normal. Embora o mecanismo não seja exatamente claro, o exercício faz as células musculares se tornarem mais sensíveis à insulina. Para que a glicose entre nessas células, deve haver ajuda da insulina. Ao penetrar na superfície externa da célula, a insulina funciona como uma chave para destrancar pequenos receptores ao redor da célula. Esta se abre e deixa a glicose entrar para usá-la como combustível. Manter o tecido muscular por meio de treinamento de força ajuda a normalizar o fluxo de glicose do sangue para as células musculares, onde pode ser usada apropriadamente para geração de energia.

Ninguém deve ficar preocupado por comer massas e pães. Mas devem considerar a variedade de alimentos integrais (não processados) como feijões, grãos, frutas e hortaliças, além de pão e massa integrais. Mesmo para aqueles que apresentam resistência à insulina, a variedade minimiza os efeitos, da mesma forma que a mistura de carboidrato com proteína e gordura. Manter-se ativo também controla o peso corporal e desenvolve tecido muscular, o que ajuda a regular o aproveitamento da glicose pelo organismo.

A insulina e o carboidrato não são os vilões quando se trata de gordura – os vilões são as calorias, um planejamento dietético inadequado e um estilo de vida sedentário. O indivíduo ganha gordura corporal ao permanecer inativo, fazendo escolhas pobres em nutrientes e comendo mais calorias do que consegue queimar. É simples assim.

Rico em fibras

O carboidrato certo é aquele rico em fibras, o qual é encontrado somente em alimentos vegetais, especialmente integrais e não processados. É uma forma de carboidrato estrutural e de armazenamento e não é digerido ao passar pelo sistema digestório humano. A fibra é classificada pela capacidade de ser dissolvida em água, e há dois tipos: solúvel e insolúvel. A primeira, que se origina principalmente de feijões, frutas e grãos integrais, pode ser dissolvida em água e inclui material vegetal como goma, mucilagem, pectina e um pouco de hemicelulose. A segunda, originada de hortaliças, feijões, trigo integral e casca de frutas, não se dissolve em água e inclui lignina, celulose e um pouco de hemicelulose. Ambas melhoram o trato intestinal, mas de maneiras diferentes. As solúveis são geralmente pegajosas e viscosas, e retardam o movimento do alimento ao longo do trato digestivo. As insolúveis agem como amolecedoras do bolo fecal e mantêm os movimentos ao longo do sistema.

Uma boa maneira de manter a forma com saúde é acrescentar 5 g de fibra à dieta diariamente. Essa pequena quantidade reduzirá as chances de expandir a medida da cintura e ganhar sobrepeso. As pesquisas mais recentes realizadas na França mostram que o acréscimo de 5 g no total diário de fibras alimentares pode reduzir o risco de sobrepeso em quase 11%, assim como o aumento da circunferência da cintura em quase 15%. Essa relação foi especialmente notável com as fibras insolúveis provenientes de frutas (frescas ou secas), oleaginosas e sementes.

Outro estudo publicado por um grupo de pesquisadores de Harvard mostrou que mulheres que aumentaram sua ingestão de fibra, cerca de 8 g/dia, consumiram 150 calorias a menos do que aquelas que diminuíram a ingestão de fibras em 3 g/dia durante o estudo. Durante 12 anos de estudo, as mulheres com consumo mais alto de fibras perderam cerca de 3,6 kg, em comparação com um ganho de peso aproximado de quase 9 kg daquelas que reduziram sua ingestão de fibras durante o mesmo período.

A fibra consegue controlar tão bem o peso porque, primeiro, alimentos ricos em fibras levam mais tempo para serem consumidos, o que gera uma sensação de saciedade. Segundo, porque elas diminuem o nível de insulina, um hormônio que estimula o apetite. Terceiro, há um gasto energético (calórico) mais elevado durante a digestão e a absorção desse tipo de alimento. Quarto, dietas ricas em fibras são menos calóricas e ajudam a controlar o peso naturalmente. Além disso, estudos afirmam que uma das principais razões do sucesso da dieta rica em fibras é que as pessoas a mantêm por bastante tempo. Mais uma questão importante: evitar a obesidade por meio de uma dieta rica em fibras diminui o risco de desenvolvimento e progressão de doenças cardiovasculares, câncer, hipertensão e diabetes. A Tabela 3.1 apresenta uma lista dos melhores alimentos ricos em fibras para praticantes de treinamento de força, fisiculturistas, praticantes de atividades físicas e outros atletas.

Uma pergunta formulada por muitas pessoas quando se recomenda que aumentem a ingestão de fibras é: como consumir tanta fibra na dieta sem se sentir estufado ou ir ao banheiro toda hora? A solução é se alimentar várias vezes ao dia com pequenas porções, que incluem carboidrato, proteína e gordura. Ao fazer isso, reduz-se o volume total de fibra ingerida a cada refeição.

Também poderá haver menos flatulência com refeições menores e mais frequentes. Isso porque as bactérias benéficas do intestino alimentam-se de fibras. Um resíduo da digestão bacteriana pode ser o gás, mas ao consumir fibra em pequenas quantidades, sua produção é menor. Se o problema for flatulência, a lista a seguir inclui alimentos ricos em fibras que produzem menos gases:

- Frutas frescas com casca, frutas secas e sucos de fruta com polpa.
- Batata e batata-doce com casca, inhame.
- Ervilha.
- Cenoura.
- Abóbora-moranga.
- Tomate.
- Alfaces romana, lisa, crespa e manteiga.
- Grãos e cereais integrais.

Índice glicêmico baixo

Além de serem ricos em fibras, os tipos certos de carboidratos também possuem baixo índice glicêmico, e quando o tamanho das porções é moderado, sua carga glicêmica é igualmente baixa. O índice glicêmico é a medida da velocidade de liberação do açúcar na corrente sanguínea após a ingestão de um alimento que contenha 50 g de carboidrato digerível. Alimentos com alto índice glicêmico elevam os níveis de açúcar no sangue rapidamente; os de baixo índice glicêmico provocam resposta mais lenta. Alimentos altamente refinados geralmente são digeridos com maior rapidez quando comparados com os integrais (não processados), e aumentam o nível de açúcar no sangue mais rapidamente. Entretanto, isso

(O texto continua na p.59.)

Tabela 3.1 Classificação de fontes de fibra alimentar

Alimento, quantidade	Fibra alimentar (g)	Calorias
Feijão *navy*, cozido, ½ xícara (91 g)	9,5	128
Cereal matinal, 100% integral, ½ xícara (30 g)	8,8	78
Feijão *kidney*, enlatado, ½ xícara (89 g)	8,2	109
Ervilha seca verde, cozida, ½ xícara (98 g)	8,1	116
Lentilha, cozida, ½ xícara (99 g)	7,8	115
Feijão *pinto*, cozido, ½ xícara (86 g)	7,5	114
Feijão-de-lima, cozido, ½ xícara (86 g)	7,7	122
Feijão-manteiga, cozido, ½ xícara (85 g)	6,6	108
Alcachofra, cozida, 1 unidade	6,5	60
Feijão-branco, enlatado, ½ xícara (90 g)	6,3	154
Grão-de-bico, cozido, ½ xícara (82 g)	6,2	135
Great northern beans (tipo de feijão branco), cozido, ½ xícara (89 g)	6,2	105
Feijão-de-corda, cozido, ½ xícara (83 g)	5,6	100
Soja, madura, cozida, ½ xícara (90 g)	5,2	149
Cereal matinal comum (aproximadamente 30 g)	2,6-5,0	90-108
Biscoitos *cracker* ou de centeio, sem recheio, 2 unidades	5,0	74
Batata-doce, assada, com casca, 1 unidade média	4,8	131
Pera-asiática, crua, 1 unidade pequena	4,4	51
Ervilhas verdes, cozidas, ½ xícara (80 g)	4,4	67
Muffin inglês de farinha de trigo integral	4,4	134
Pera, crua, 1 unidade pequena	4,3	81
Triguilho cozido, ½ xícara (91 g)	4,1	76
Mix de legumes, cozidos, ½ xícara (82 g)	4,0	59
Framboesa, crua, ½ xícara (62 g)	4,0	32
Batata-doce, cozida, sem casca, 1 unidade média	3,9	119
Amora, crua, ½ xícara (72 g)	3,8	31
Batata, assada, com casca, 1 unidade média	3,8	161

(continua)

Tabela 3.1 Classificação de fontes de fibra alimentar *(continuação)*

Alimento, quantidade	Fibra alimentar (g)	Calorias
Soja, verde, cozida, ½ xícara (90 g)	3,8	127
Ameixa, compota, ½ xícara (124 g)	3,8	133
Figos, secos, ¼ de xícara (37 g)	3,7	93
Tâmaras, ¼ de xícara (45 g)	3,6	126
Farelo de aveia, cru, ¼ de xícara (18 g)	3,6	58
Abóbora, enlatada, ½ xícara (123 g)	3,6	42
Espinafre, congelado, cozido, ½ xícara (95 g)	3,5	30
Cereal matinal de trigo (Shredded wheat®) (aproximadamente 30 g)	2,8-3,4	96
Amêndoas (30 g)	3,3	164
Maçã com casca, crua, 1 unidade média	3,3	72
Couve-de-bruxelas, congelada, cozida, ½ xícara (78 g)	3,2	33
Espaguete de trigo integral, cozido, ½ xícara (70 g)	3,1	87
Banana, 1 unidade média	3,1	105
Laranja, crua, 1 unidade média	3,1	62
Muffin de farelo de aveia, 1 unidade média	3,0	178
Goiaba, 1 unidade média	3,0	37
Cevadinha, cozida, ½ xícara (79 g)	3,0	97
Chucrute, enlatado, sólidos e líquidos, ½ xícara (71 g)	3,0	23
Extrato de tomate, ¼ xícara (131 g)	2,9	54
Abóbora-moranga, cozida, ½ xícara (103 g)	2,9	38
Brócolis, cozido, ½ xícara (78 g)	2,8	26
Pastinaca, cozida, picada, ½ xícara (78 g)	2,8	55
Folhas de nabo, cozidas, ½ xícara (72 g)	2,5	15
Couve-manteiga, cozida, ½ xícara (95 g)	2,7	25
Quiabo, congelado, cozido, ½ xícara (92 g)	2,6	26
Ervilha-torta, cozida, ½ xícara (80 g)	2,5	42

Fonte: ARS Nutrient Database for Standard Reference, Release 17. Do Departament of Health and Human Services e do U.S. Department of Agriculture, EUA, 2005, *Dietary guidelines for Americans 2005*. Disponível em: http://www.health.gov/dietaryguidelines/dga2005/document/html/appendixB.htm.

não ocorre sempre. O volume consumido também é um fator importante. Embora os criadores do índice tenham entendido isso e mantido o volume constante, muitas das porções normais contêm menos que 50 g de carboidratos.

O conceito de carga glicêmica foi criado para entender melhor a resposta metabólica desse nutriente. O índice glicêmico utiliza a porção constante de 50 g, mas os alimentos não contêm volumes iguais de carboidratos digeríveis e não digeríveis (fibras). O volume varia de um alimento para outro, o que torna o tamanho da porção e a medida inconsistentes com a média que uma pessoa pode realmente comer. A carga glicêmica combina o índice com a quantidade de alimento tipicamente ingerida, isto é, a carga, e foi constatado que ela está fisiologicamente relacionada ao aumento dos níveis de açúcar e insulina no sangue. A Tabela 3.2 fornece o índice e a carga glicêmica de alimentos comuns.

Tabela 3.2 Índice glicêmico por carga glicêmica

Alimentos	Carga glicêmica	Índice glicêmico
Pães, cereais e grãos com baixa carga glicêmica		
All-Bran® (cereal rico em fibras)	8	42
Pão de centeio integral	8	58
Pão de hambúrguer	9	61
Pão com canela, uvas-passas e nozes-pecã	9	63
Pão de cevada	9	67
Pão sem glúten	9	69
Pão branco	10	70
Pão integral	9	71
Pipoca	8	72
Waffles	10	76
Frutas com baixa carga glicêmica		
Maçã	6	38
Pera	4	38
Morango	1	40
Laranja	5	42
Pêssego	5	42
Uva	8	46
Damasco	5	57

(continua)

Parte I ■ Fundamentos

Tabela 3.2 Índice glicêmico por carga glicêmica *(continuação)*

Alimentos	Carga glicêmica	Índice glicêmico
Frutas com baixa carga glicêmica *(continuação)*		
Abacaxi	7	59
Melão cantalupo	4	65
Melancia	4	72
Alimentos vegetais com baixa carga glicêmica		
Amendoim	1	14
Grão-de-bico	8	28
Feijão *pinto*	10	39
Cenoura	3	47
Milho-verde	9	54
Beterraba	5	64
Abóbora	3	75
Alimentos variados com baixa carga glicêmica		
Leite desnatado	4	32
Leite achocolatado semidesnatado	9	34
Mel	10	55
Sacarose (açúcar de mesa)	7	68
Pipoca, natural	8	72
Pães, cereais e grãos com carga glicêmica média		
Macarrão tipo *fettuccine*	18	40
Pão fermentado	15	54
Trigo-sarraceno	16	54
Arroz-selvagem	18	57
Raisin Bran® (cereal de trigo e uvas-passas)	12	61
Biscoito de centeio	11	63
Puffed wheat® (flocos de trigo)	13	67
Cheerios® (cereal de grão de aveia torrado)	15	74
Shredded Wheat® (cereal de trigo)	15	75

(continua)

Tabela 3.2 Índice glicêmico por carga glicêmica *(continuação)*

Alimentos	Carga glicêmica	Índice glicêmico
Frutas com carga glicêmica média		
Suco de maçã	12	40
Suco de laranja	12	50
Banana	12	52
Damasco, enlatado, em calda *light*	12	64
Lichia, enlatada, em calda	16	79
Alimentos vegetais com carga glicêmica média		
Batata bolinha	12	57
Batata-doce	17	61
Pastinaca	12	97
Alimentos variados com carga glicêmica média		
Pizza vegetariana, massa fina	12	49
Pizza de queijo	16	60
Gatorade®	12	78
Pães, cereais e grãos com alta carga glicêmica		
Espaguete	20	42
Macarrão tipo caracol	23	47
Macarrão tipo *linguine*	23	52
Arroz branco	23	64
Couscous marroquino	23	65
Aveia de cozimento rápido	24	69
Bagel simples	25	72
Arroz branco instantâneo	31	74
Cereal matinal de milho	21	81
Alimentos vegetais com carga glicêmica alta		
Batata *russet* (vermelha) assada	26	85

Beliscar ou comer pequenas refeições com mais frequência permite o consumo de porções menores e reduz a quantidade de carboidratos ingerida a cada vez. Escolher alimentos com índice glicêmico mais baixo, menos processados – como a fruta inteira em vez de suco, ou feijão em vez de pão – possibilita que a digestão dos carboidratos seja mais lenta, fazendo que os níveis glicêmicos se mantenham mais estáveis. Tendo em vista que o carboidrato é digerido mais rapidamente do que as proteínas ou as gorduras, ao ingerir combinações de alimentos como uma maçã com pasta de amendoim, ou pão com queijo, gera-se a mesma resposta provocada pelo alimento integral (não processado), o que desacelera a digestão, liberando açúcar lentamente para a corrente sanguínea e prevenindo o aumento de peso. Assim, em vez de evitar o carboidrato na dieta, é possível desfrutá-lo e ainda obter o benefício da perda de peso.

Já que é quase impossível memorizar a lista de alimentos que possuem menor carga glicêmica, existem alguns indicadores que podem lhe dar uma visão geral de quais alimentos são menores na escala:

- Alimentos integrais, não processados, em seu estado natural têm menor carga glicêmica do que os processados.
- Crus têm menor carga glicêmica do que os cozidos.
- Sólidos têm menor carga glicêmica do que os líquidos.
- Ricos em fibras, gordura e proteína têm menor carga glicêmica.
- Porções menores têm menor carga glicêmica do que as maiores.

O índice e a carga glicêmica exata estão disponíveis (em inglês) em www.glycemicindex.com.

O açúcar e a sua saúde

O que é importante saber sobre o açúcar? Consumi-lo ou não? Para pessoas ativas, certamente há lugar para o açúcar na dieta – um lugar pequeno. Qualquer um que consuma no mínimo 2.000 calorias por dia pode tolerar uma quantidade a mais de açúcar, desde que o exercício faça parte do programa.

Essa "quantidade a mais de açúcar" é aquela não encontrada naturalmente nos alimentos, mas adicionada por quem a consome (tal como açúcar de mesa colocado no café ou no chá) ou pelo fabricante de alimentos (em alimentos adoçados).

Embora não haja problema em consumir um pouquinho de açúcar, o objetivo deve ser sempre consumir alimentos integrais para manter o treinamento e a saúde. É importante também minimizar os processados, que tendem a ser carregados de açúcar adicionado.

É possível, no entanto, fazer o açúcar funcionar a favor de seu organismo, ao ingeri-lo antes, durante e após os treinos. Assim, ele é mais bem utilizado como combustível, e o organismo o queimará rapidamente. Entretanto, seu excesso retira da dieta calorias que poderiam ser gastas com alimentos integrais (não processados).

Se consumido com frequência, não queimado com exercício, ou não utilizado para repor glicogênio muscular, o açúcar se torna um alimento vazio (pobre em nutrientes e rico em calorias), provocando mal-estar. Ele aumenta a resposta ao estresse no corpo, por exemplo, o que acaba diminuindo tanto o desempenho físico como o mental.

Quanto açúcar deve ou pode ser ingerido sem comprometer os objetivos? No Capítulo 13, que apresenta cardápios para o desenvolvimento muscular, uma dieta de 2.000 calorias, permite utilizar 1 colher de sopa de açúcar (incluindo a forma de açúcar adicionado). Este açúcar deve ser utilizado pelo organismo imediatamente após o exercício, para iniciar a recuperação. O restante dessas calorias é necessário em carboidrato rico em nutrientes, proteína e gorduras de alta qualidade. À medida que as calorias aumentam, a quantidade de açúcar é elevada para permitir maior reabastecimento de um corpo mais ativo, maior e com mais massa muscular. O açúcar adicionado é quase sempre utilizado como nutrição para a recuperação antes, durante e após o exercício. Só desse modo o açúcar trabalha a favor de quem o consome.

Além de não fornecer quase nenhum nutriente e estar repleto de calorias, o açúcar em grande quantidade na dieta pode prejudicar a saúde de várias maneiras. A seguir, é apresentada uma lista dos efeitos prejudiciais do consumo de açúcar, selecionados da literatura científica. Ele provoca:

- Diminuição dos níveis de colesterol útil e protetor, o HDL.
- Aumento dos níveis de triglicérideos (quando elevados, eles aumentam o risco de doença arterial coronariana).
- Flutuações dos níveis de glicose no sangue – situação que pode ser problemática para pessoas com diabetes.
- Formação de produtos de glicação avançada (*advanced glycation end products* – AGE) no processo em que o açúcar liga-se à proteína. Os AGE estão relacionados com envelhecimento, dano nervoso por diabetes, problemas vasculares e função celular debilitada.
- Aumento do risco de obesidade.
- Relação direta com a formação de cáries.
- Desequilíbrio na ingestão de alimentos naturais (não processados) na dieta.

Fonte: B.V. Howard e J.Wylie-Rosett, 2002, "Sugar and cardiovascular disease: A statement for healthcare professionals from the Committee on Nutrition of the Council on Nutrition, Physical Activity, and Metabolism of the American Heart Association", *Circulation* 106(4): 523-527.

CARBOIDRATO: QUANTIDADE E FREQUÊNCIA

Na verdade, há muitas razões para consumir grandes quantidades de carboidrato, especialmente o integral não refinado. Porém, a princípio, é necessário entender que há um limite na quantidade que seu corpo estocará. Ele é como um tanque de gasolina: comporta somente alguns litros. Se for preenchido com mais do que sua capacidade, vazará. Quando os estoques de carboidrato estão completos, na forma de glicogênio, o fígado devolve o excesso na forma de gordura, que então é estocada abaixo da pele e em outras áreas do corpo.

A quantidade de glicogênio que pode ser armazenada no músculo depende do volume de massa muscular. Assim como alguns tanques de gasolina são maiores, o mesmo ocorre com a massa muscular de algumas pessoas. Quanto mais músculos, mais glicogênio se pode estocar.

Para certificar-se de obter a quantidade certa de carboidrato e não em excesso, deve-se projetar sua ingestão diária da seguinte maneira: para desenvolver massa muscular, consumir 4,5 a 7 g de carboidrato por kg de peso corporal por dia. Multiplicar o peso em kg por 4,5 a 7. Para manter o peso, perder gordura, ou ficar definido, os Capítulos 12, 15 e 16 mostram necessidades variadas de consumo de carboidratos.

Ao aumentar a ingestão para o nível certo, deve-se começar a ganhar força adicional. Grandes quantidades de carboidrato darão energia para praticar exercícios de forma mais intensa e por mais tempo, e assim obter melhores resultados no treino.

Pão, cereal, arroz e massa

Juntamente com muitas frutas e hortaliças, o grupo dos grãos alimentares contém carboidratos complexos, amplamente conhecidos como amido. Ele é para a planta o que o glicogênio é para o corpo humano, a forma de estocar glicose que fornece energia e ajuda a planta a crescer. Em nível molecular, o amido na verdade é a cadeia de dezenas de unidades de glicose. As ligações que mantêm sua cadeia unida são separadas por enzimas durante a digestão em unidades de glicose simples que circulam até as células do corpo.

Embora o homem primitivo provavelmente mastigasse o grão integral, hoje ele é moído ou triturado para facilitar a preparação e melhorar sua palatabilidade – daí o termo *grãos refinados*. A moagem subdivide o grão em partículas menores. Por exemplo, o grão integral pode ser moído para formar trigo para quibe, farelo de trigo ou mesmo farinha de trigo integral, a qual é ainda mais fina. Os processos de refinamento também removem o gérmen ou semente, assim como o farelo, a cobertura que protege o gérmen e outras partes internas do grão.

Quando o endosperma, a camada de amido que protege o gérmen, é separado do grão de milho, são obtidos produtos como sêmola e farinha de milho. Outra técnica de processo é a abrasão, na qual o farelo do arroz ou da cevada é removido e o que sobra é refinado. O resultado é o arroz branco e a cevadinha.

Quando se removem partes do grão como o gérmen ou o farelo, removem-se também os nutrientes que elas contêm – fibra, gordura insaturada, proteína, ferro e várias vitaminas do complexo B. Esses nutrientes são acrescentados a produtos de cereais, em um processo chamado enriquecimento. Entretanto, cereais enriquecidos não são tão nutritivos como os grãos naturais, de modo que seu consumo deve ser reduzido. Além disso, faltam-lhes as fibras encontradas nos grãos integrais.

Recomenda-se que a maior parte dos alimentos com amido na dieta seja de grãos integrais. Primeiro porque eles possuem mais fibras. Segundo, diferentemente dos refinados, os integrais causam menos resistência à insulina, que ocorre quando há açúcar em excesso circulando no sangue, porque as células do organismo respondem de maneira anormal à ação da insulina. Alta ingestão de refinados pode levar a resistência à insulina mesmo em pessoas ativas.

Um praticante de treinamento de força provavelmente está acostumado a comer bastante aveia, arroz e outros grãos comuns. Para variar, é possível experimentar grãos menos conhecidos, mas que estão amplamente disponíveis em supermercados. Por exemplo, o tabule, um prato do Oriente Médio, é um tipo de salada fria deliciosa feita com trigo para quibe. Os russos usam a tradicional *kasha*, sêmola de trigo-sarraceno torrada, em pratos quentes ou frios e recheios. A cevada fica ótima em sopa. A quinoa, mais uma semente do que um grão, é cozida como grão, porém é mais rica em proteína, cálcio, magnésio, ferro e fósforo do que os grãos típicos. Seu sabor, que lembra o de nozes, acrescenta variedade e nutrição em pratos quentes ou frios.

Frutas e hortaliças

Desde os primeiros anos escolares se ensina que comer frutas e hortaliças faz bem para a saúde. Algum tempo depois, muitas pessoas se tornam céticas em relação a isso. Parece simples demais, afinal a saúde humana e a ciência da nutrição devem ser mais complicadas do que isso. Mas a ciência investigou essa recomendação aprendida na escola primária por meio de testes e encontrou alguns dados instigantes. Para resumir, o conselho recebido na infância não é somente saudável, como também pode salvar vidas.

Em virtude das constantes pesquisas, há mais razões do que nunca para consumir muitas frutas e hortaliças. Além de serem ricas em vitaminas, minerais e fibras, esses alimentos estão repletos de outros tesouros nutricionais, como:

- **Antioxidantes.** Vitaminas e minerais, como vitamina A, betacaroteno, vitaminas C, E e selênio combatem substâncias causadoras de doenças do corpo, chamadas de radicais livres. Antioxidantes possuem alguns benefícios reais para quem pratica o treinamento de força (ver Cap. 7 para mais informações).
- **Fitoquímicos.** Substâncias químicas existentes nas plantas protegem contra câncer, doença cardíaca e outras enfermidades. A Tabela 3.3 lista alguns fitoquímicos importantes encontrados em vários tipos de carboidrato.
- **Fitoestrógenos.** Fitoquímicos especiais encontrados no tofu e em outros alimentos derivados de soja, que, de forma moderada, podem proteger contra alguns tipos de câncer, baixar níveis perigosos de colesterol e promover a formação óssea. Os fitoestrógenos também estão listados na Tabela 3.3.

Há muitas razões para acrescentar mais frutas e hortaliças no prato. Primeiro, alimentos vegetais fornecem proteção significativa contra muitos tipos de câncer.

Tabela 3.3 Fitoquímicos para a saúde

Fitoquímico	Fonte alimentar	Ação protetora
Sulfetos alílicos	Alho, cebola, chalota, alho-poró, cebolinha	Diminui risco de câncer de estômago e de cólon
Sulforafanos, indóis, isotiocianatos	Brócolis, repolho, couve-de-bruxelas, broto de feijão, couve-flor, couve-rábano, agrião, nabo, acelga	Diminui risco de câncer de mama, de estômago e de pulmão
Carotenos	Cenoura, damasco e pêssego desidratados, melão cantalupo, verduras de folhas verdes, batata-doce, inhame	Diminui risco de câncer de pulmão entre outros
Licopeno, ácido p-cumárico, ácido clorogênico	Tomates	Diminui risco de câncer de próstata e de estômago
Ácido alfa-linoleico, vitamina E	Óleos vegetais	Diminui risco de inflamação e de doença cardíaca
Monoterpenos	Cereja, óleo de casca de laranja, óleo de casca de frutas cítricas, cominho, endro, hortelã, capim-limão	Diminui risco de câncer de mama, de pele, de fígado, de pulmão, de estômago e de pâncreas
Polifenóis	Chá-verde	Diminui risco de câncer de pele, de pulmão e de estômago
Fitoestrógenos	Soja e alimentos à base de soja, inclusive tofu, missô, *tempeh*, leite de soja, proteína isolada de soja	Diminui risco de câncer de mama e de próstata; reduz sintomas de menopausa

As pessoas que ingerem quantidades maiores de frutas e hortaliças diminuem pela metade o risco de contrair câncer, reduzindo, assim, o risco de morrer em decorrência dessa doença, em comparação com indivíduos que as consomem menos.

Os tomates, por exemplo, podem proteger contra o câncer de próstata. Em um estudo patrocinado pelo National Cancer Institute, nos Estados Unidos, pesquisadores identificaram o licopeno como o único carotenoide associado com a diminuição de risco dessa doença. Produtos com tomates cozidos são fontes concentradas dessa substância. Assim, molhos, extratos, sucos, molho para pizza e para macarrão, são ricos em licopeno. Indivíduos que consumiram acima de 10 porções desses alimentos combinados por semana tiveram uma diminuição significativa no risco de desenvolver essa doença, comparados com os que consumiram menos do que 1,5 porção/semana.

Outras provas do poder de frutas e hortaliças no combate ao câncer: um estudo com 2.400 mulheres gregas mostrou que aquelas com ingestão mais alta de frutas (6 porções/dia) tiveram risco diminuído em 35% de câncer de mama, comparadas com as que ingeriam poucas frutas (menos de 2 porções/dia).

A quantidade desses alimentos na dieta diária também faz diferença na saúde do sistema cardiovascular. Pesquisas rastrearam 832 homens com idade entre 45 e 65 anos, como parte do famoso *Framingham Heart Study*, que acompanhou a saúde dos residentes de um subúrbio de Boston, nos Estados Unidos, desde 1948. Para cada aumento de 3 porções de frutas e hortaliças que comiam por dia, houve uma queda de aproximadamente 20% no risco de acidente vascular encefálico (AVE). Um estudo anterior relatou um achado similar entre as mulheres. As que consumiam muito espinafre, cenouras e outros alimentos ricos em antioxidantes tiveram diminuição de 54% no risco de AVE em relação a outras mulheres.

Nos Estados Unidos, homens com baixa ingestão de vitamina C apresentam risco significativamente maior de doença cardiovascular ou de morte em comparação com aqueles que ingerem níveis mais altos dessa vitamina. O risco de doença cardíaca parece ser menor em pessoas que ingerem uma média de pelo menos 5 kg de frutas cítricas ao ano.

Uma forma simples de melhorar o controle da pressão arterial é consumir mais frutas. Elas são carregadas de potássio e magnésio – dois minerais que são considerados possíveis responsáveis por baixar a pressão arterial. Uma pesquisa mostra que as pessoas que seguem os padrões alimentares de várias origens étnicas tendem a ter a pressão arterial mais baixa do que as pessoas que mantêm uma típica dieta norte-americana. Isso ocorre porque pessoas que mantêm padrões alimentares de diferentes culturas comem o dobro de porções de frutas e legumes do que pessoas que possuem hábitos alimentares tradicionalmente norte-americanos. Outra pesquisa mostra que é possível reduzir a pressão arterial – sem medicamentos – com uma dieta repleta de frutas e hortaliças.

É possível obter com suplementos os mesmos benefícios de saúde oferecidos pelos alimentos? Não exatamente. Segundo pesquisas recentes, antioxidantes e fitoquímicos trabalham melhor no combate a doenças quando ingeridos diretamente de alimentos do que quando isolados como suplementos. Em outras palavras, suplementos vitamínicos e minerais, ou qualquer outro tipo de suplemento nutricional, não se igualam ao poder dos alimentos.

Para se obter os benefícios das frutas e hortaliças no combate a doenças, deve-se comer no mínimo 3 porções de hortaliças e 2 de frutas diariamente. Cada porção de hortaliça é igual a ½ xícara (91 g) de vegetais cozidos ou crus picados; 1 xícara (38 g) de vegetais folhosos crus; ½ xícara (90 g) de leguminosas cozidas; ou ¾ de xícara (178 mL) de suco de hortaliças. Cada porção de fruta equivale a 1 pedaço médio da fruta crua, metade de uma toranja, uma fatia de melão, ½ xícara (62 g) de frutas vermelhas (morango, framboesa etc.); ¼ de xícara (37 g) de frutas secas ou ¾ de xícara (180 mL) de suco de fruta.

Barras energéticas

As barras energéticas, fontes práticas de carboidrato prontas para consumo, percorreram um longo caminho desde que a primeira PowerBar® surgiu há cerca

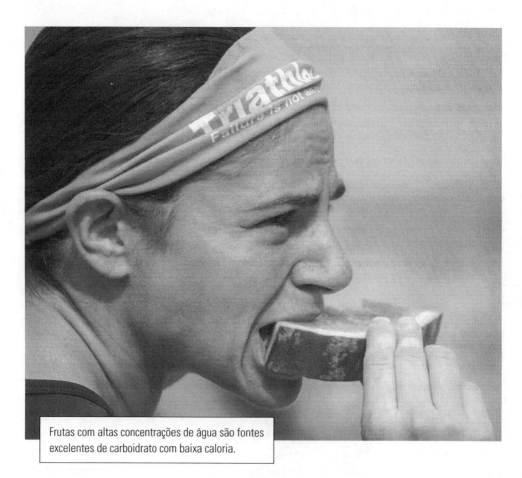

Frutas com altas concentrações de água são fontes excelentes de carboidrato com baixa caloria.

de 30 anos. Naquela época, não havia questionamentos sobre o fato de o alimento em sua forma natural ser a melhor escolha, mas era difícil comer um sanduíche de queijo e uma maçã enquanto se andava de bicicleta ao longo de uma via costeira irregular. A PowerBar® era bem-vinda porque era possível prendê-la em volta do guidão, para ser desembrulhada e consumida enquanto se pedalava. Embora não seja a fonte de nutrição mais indicada, hoje essas barras são especializadas em impulsionar a energia para a atividade, acrescentar proteína à dieta e desenvolver massa muscular, ou, geralmente, substituir uma pequena refeição ou lanche. O mais importante: é fácil tê-las à mão quando necessário.

A maioria dessas barras energéticas é oferecida em três variedades: as que contêm muito carboidrato e pouca gordura; aquelas formuladas com uma combinação mais equilibrada de carboidrato, proteína e gordura; e as que enfatizam a proteína.

Para praticantes de treinamento de força, comer barras energéticas é um modo muito rápido de reabastecer os estoques de glicogênio (que são gastos durante o exercício intenso) para ajudar o corpo a se recuperar. Caso haja necessidade de adição de fibras à dieta, procure as barras que sejam ricas em fibras, como aveia, oleaginosas e frutas, cujo teor de carboidrato forneça uma liberação constante de energia. Algumas delas contêm até 5 g de fibras. Porém, é importante verificar a contagem de calorias. Elas podem conter de 200 a 400 calorias ou mais por unidade. Se o objetivo é queimar gordura corporal, é possível sabotar a dieta ao comer barras de cereais como lanche em vez de ingerir alimentos naturais, como frutas e hortaliças.

Com planejamento, é possível ser capaz de evitar barras na maior parte do tempo, ao optar por uma fonte alimentar conveniente de carboidrato a ser ingerida pela manhã. Ao combiná-la com uma fonte rica em proteína, o alimento natural integral é consumido, o que é muito melhor do que uma barra industrializada. A Tabela 3.4 lista boas fontes alimentares de carboidratos.

CARBOIDRATO ANTES DO TREINO E DURANTE O TREINO

Carboidrato antes do treino: é uma boa ideia? Depende. Se estiver na fase de desenvolvimento muscular e quiser se exercitar ao máximo, deve-se consumir carboidrato antes e durante o treino. As melhores recomendações de programação para ingestão antes do exercício consistem em comer uma refeição pequena de carboidrato e proteína 90 a 120 minutos antes do treino (para o desenvolvimento muscular). Essa refeição deve conter cerca de 50 g de carboidrato (200 calorias) e 20 g de proteína (80 calorias).

Se o treino tiver o objetivo de manter a forma ou reduzir medidas, é melhor diminuir a quantidade de carboidrato antes do treino, pois o objetivo é queimar gordura. Sugere-se cortar os dois nutrientes dessa refeição pela metade. Assim, ela conterá cerca de 25 g de carboidrato e 20 g de proteína.

E, claro, é essencial estar bem hidratado. Procure beber 2 copos (480 mL) de líquido durante as 2 horas de treino e mais 1 copo (240 mL) 15 minutos antes do exercício. Seguir esse padrão garante-lhe o ganho da maior vantagem energética da refeição pré-exercício, sem que se sinta pesado durante a prática.

Para um impulso extra, uma bebida à base de carboidrato pode ser ingerida antes do treino. Em um estudo com praticantes de treinamento de força, um grupo consumiu bebida com esse nutriente imediatamente antes do treino e em seus intervalos. Ao outro grupo foi dado placebo. Como exercício, os dois grupos praticaram extensão de perna a 80% de sua capacidade de força, com séries de 10 repetições e descanso entre elas. As pesquisas mostraram que o grupo que havia consumido carboidrato ultrapassou o que havia consumido placebo, pois desempenhou muito mais séries e repetições.

Outro estudo teve resultado similar. Os praticantes ingeriram placebo ou bebida com 10% de carboidrato imediatamente antes e durante a 5ª, a 10ª e a 15ª série de um programa de treinamento de força. Eles executaram séries repetidas de 10 repetições, com 3 minutos de descanso entre as séries. Quando ingeriram carboidrato (1 g/kg peso corporal), conseguiram executar um maior número de repetições totais (149 *versus* 129) e mais séries no total (17,1 *versus* 14,4) do que quando ingeriram placebo.

Parte I ■ Fundamentos

Tabela 3.4 Boas fontes alimentares de carboidrato

Alimento	Quantidade	Carboidrato (g)	Calorias
Frutas			
Maçã	1 unidade média	21	81
Laranja	1 unidade média	15	62
Banana	1 unidade média	28	109
Uvas-passas	¼ de xícara (36 g)	29	109
Damasco, seco	¼ de xícara (33 g)	25	107
Hortaliças			
Milho, enlatado	½ xícara (82 g)	15	66
Abóbora-moranga	½ xícara (103 g)	10	47
Ervilha	½ xícara (80 g)	13	67
Cenoura	1 unidade média	7	31
Pães			
Pão de trigo integral	2 fatias	26	138
Bagel simples	1 inteiro (9 cm de diâmetro)	38	195
Muffin inglês de farinha de trigo integral	1 inteiro	27	134
Pão sírio integral	1 inteiro (16 cm de diâmetro)	35	170
Muffin de farelo de trigo, caseiro	1 pequeno	24	164
Pão ázimo	1 unidade	24	112
Barra de granola, dura	1 unidade	16	115
Barra de granola, macia	1 unidade	19	126
Barra de granola com pouca gordura, da Kellogg's®	1 unidade	29	144
PowerBar® original	1 unidade	45	240
PowerBar® Pria	1 unidade	16	110
Grãos e cereais			
Grape Nuts® (cereal de trigo e cevada)	¼ de xícara (29 g)	22	97
Raisin Bran® (cereal de trigo e uvas-passas)	½ xícara (31 g)	21	86
Granola, com pouca gordura	¼ de xícara (26 g)	19	91

(continua)

Tabela 3.4 Boas fontes alimentares de carboidrato *(continuação)*

Alimento	Quantidade	Carboidrato (g)	Calorias
Grãos e cereais *(continuação)*			
Aveia, instantânea	1 pacote	18	104
Aveia, com canela, instantânea	1 pacote	35	177
Shredded Wheat® (cereal de trigo)	½ xícara (25 g)	20	83
Cereal em flocos Kashi®	1 xícara	20	99
Bebidas esportivas			
Bebida com eletrólito e glicose com 6% de CHO	240 mL	14	50
Repositor com elevado teor de carboidrato	360 mL	70	280
Substituto de refeição	325 mL	59	360
Massa e amidos			
Batata assada, com casca	1 unidade grande	46	201
Batata-doce assada	1 xícara (200 g)	49	206
Espaguete integral, cozido	1 xícara (140 g)	37	174
Arroz integral, cozido	1 xícara (195 g)	46	218
Leguminosas			
Feijão cozido em conserva, vegetariano	1 xícara (254 g)	52	236
Feijão *navy*, enlatado	1 xícara (182 g)	54	296
Feijão-preto	1 xícara (172 g)	34	200
Feijão-de-lima, congelado, cozido	1 xícara (182 g)	35	189
Lentilha, cozida	1 xícara (198 g)	40	230

Tudo isso demonstra que o carboidrato proporciona máxima energia quando consumido antes e durante um treino intenso com duração de mais de 1 hora. Quanto mais intenso é o treino, maior é a possibilidade de estimular o desenvolvimento muscular.

É preciso ter em mente que, ao consumir uma bebida esportiva aos poucos durante um exercício prolongado, você pode acabar ingerindo uma grande quantidade de calorias. Recomenda-se alternar entre bebida esportiva e água durante o treinamento, especialmente se os treinos durarem mais de 1 hora. Dessa forma, o consumo excessivo de calorias a partir da bebida esportiva pode ser evitado.

O segredo está em calcular quantos gramas de carboidrato você necessita diariamente. Se houver suplementação com bebidas esportivas, é importante certificar-se de contabilizar também o carboidrato presente nas bebidas. Outro fator importante é considerar os objetivos – desenvolvimento muscular ou queima de gordura – e atentar-se ao corpo quanto a sinais de fadiga, bem como ajustar a ingestão de carboidrato de acordo com os objetivos e o nível de energia.

NUTRIÇÃO PARA RECUPERAÇÃO

Após o treino, o objetivo é recuperar os músculos. A recuperação é o processo básico de reposição de glicogênio muscular. Quanto melhor ela for, mais intenso poderá ser o próximo treino. Há três períodos importantes nos quais os músculos devem ser "alimentados" com carboidrato, conforme será explicado a seguir.

APOSTE NOS CARBOIDRATOS

Ao planejar incluir o carboidrato na dieta, deve-se ter em mente os seguintes princípios:

- Escolher a fonte certa (não refinado, integral) a fim de obter as melhores elevações de insulina para o desenvolvimento muscular.
- Combiná-lo com proteína e gordura e ingerir várias refeições, adequando essa combinação durante o dia.
- Utilizar açúcares como o mel, bebidas esportivas e outros alimentos com altos índices glicêmicos com uma meta planejada, normalmente logo após o treino, para acelerar o processo de recuperação. O fator dietético mais importante que influenciará o desempenho de um treinamento de força é a quantidade de carboidrato da dieta diária.

Dar atenção ao que se consome – e certificar-se de obter bastante carboidrato – fornecerá uma base sólida para aperfeiçoar tanto o desempenho como a saúde.

Que tipo de carboidrato deve ser consumido durante o exercício de treinamento cruzado? A resposta é aquele que é rapidamente digerido e absorvido na corrente sanguínea, alcançando as células musculares com rapidez. Isso se traduz em fontes de carboidrato com alto índice glicêmico (como bebidas esportivas, ou mesmo pães brancos ou batatas) enquanto se pedala. Essas fontes causam um aumento de insulina que reverte o estado catabólico associado ao treinamento. Esse tipo de nutriente também ajuda o corpo a entrar rapidamente em estado anabólico ao levar aminoácidos para as células musculares.

Muitas pesquisas têm sido conduzidas acerca do efeito do consumo de fontes de carboidratos de alto índice glicêmico em relação ao exercício, mas elas sempre se contradizem. Em um dos casos de estudo, oito homens saudáveis não habituados à rotina de treinos submeteram-se a três condições experimentais (consumo de fontes de carboidrato de baixo índice glicêmico, fontes de alto índice glicêmico e placebo), e o tipo de fonte de carboidrato ingerido foi irrelevante. Isso indica que o importante é consumir carboidrato para fornecer combustível ao treino, e não ao índice glicêmico.

Entretanto, outra pesquisa indicou que o consumo de carboidratos de alto índice glicêmico aumenta a ressíntese do glicogênio nas células musculares. Com base em achados recentes, recomendo que o atleta avalie sua experiência pessoal para decidir que tipo de carboidrato funciona melhor para ele.

Imediatamente após o treino

Os músculos são mais receptivos na produção de glicogênio novo dentro das primeiras horas após o treino. É quando o fluxo sanguíneo para os músculos está maior, condição que faz as células absorverem a glicose praticamente como esponjas. As células musculares também são sensíveis aos efeitos da insulina durante esse período, e a insulina promove a síntese de glicogênio. É por isso que se deve ingerir mais carboidrato junto com proteína imediatamente após o treino. (É bom lembrar que a proteína ajuda a iniciar a fabricação de glicogênio.) O melhor tipo de carboidrato para o reabastecimento é aquele com alto índice glicêmico, porque será mais rapidamente absorvido.

Para quem está em fase de desenvolvimento muscular, sugere-se o consumo de 1 a 5 g de carboidrato por kg de peso corporal logo que possível após o exercício. Para quem está em fase de polimento, sugere-se consumir 0,5 a 1 g se for homem; e menos se for mulher ou um homem com estrutura corporal menor.

Sugestão: tenha uma refeição composta de carboidrato e proteína na proporção de 3:1 logo após o exercício. A proteína é a grande responsável pelo desenvolvimento muscular pós-treino, e o carboidrato serve mais como um combustível de reabastecimento. Quanto mais se tenta melhorar o desempenho, mais se dependerá do carboidrato. Se perda de peso e de gordura for o objetivo do seu treino atual, então sua meta é depender menos de carboidrato.

A receita a seguir é para um *smoothie* com proporções apropriadas de carboidrato, proteína e gordura, para reposição.

FÓRMULA MUSCULAR PLUS DE KLEINER

– 21 g de *whey protein* isolada
– 1 xícara de morangos sem açúcar congelados
– 1 banana média
– 1 xícara (240 mL) de leite de soja desnatado sabor baunilha fortificado com cálcio e vitaminas A e D
– 1 xícara (240 mL) de suco de laranja fortificado com cálcio e vitamina C

Bater no liquidificador por 2 minutos até misturar bem.

Uma porção contém:

Nutrientes	Porções por grupo alimentar
436 calorias	4 porções de frutas
86 g de carboidrato	3 porções de proteína bem magra
27 g de proteína	1 porção de leite desnatado
0 g de gordura	3 colheres de chá de açúcar adicionado (do
8 g de fibra alimentar	leite de soja)

O mel, especialmente como substituto do gel de carboidrato, também é uma boa escolha pós-treino, porque tem alto índice glicêmico. Um estudo publicado no *Journal of the International Society of Sports Nutrition*, em 2007, descobriu que combinar mel com suplemento de proteína do soro do leite (*whey*) pode impulsionar a recuperação pós-treino e ajudar a evitar quedas de glicemia após o exercício. Nesse estudo, em especial, o mel em pó agiu como a maltodextrina – amido que tem sido o padrão entre os carboidratos de recuperação.

Entre as fontes de suplementação mais recentes, está a fração de amilopectina (amido) patenteada, chamada Vitargo®, que além de ser um carboidrato complexo é ingrediente de alguns dos produtos novos para fisiculturismo. É derivada e fracionada de alguma fonte de amido alimentar, como cevada ou batatas, e não contém açúcar. O fracionamento separa uma única molécula de amido que ocorre naturalmente a partir de outras moléculas de amido comuns. Diferentemente dos outros tipos adicionados a bebidas e pós, como a maltodextrina, esse amido fracionado sai do estômago, entra no intestino delgado e chega à corrente sanguínea duas vezes mais rápido do que qualquer outro carboidrato. O glicogênio é reposto nas células musculares no intervalo de 2 horas – duas vezes mais rápido do que qualquer outro carboidrato, e os estudos de desempenho mostram rendimento de trabalho até 23% mais elevado 2 horas pós-exercício. Portanto, a recuperação é muito rápida.

A cada 2 horas após o treino

Continue a ingerir carboidrato a cada 2 horas após o treino até que tenha consumido no mínimo 100 g no intervalo de 4 horas pós-exercício e o total de 600 g no prazo de 24 horas após o treino, o que equivale a aproximadamente 40 a 60 g de carboidrato por hora durante o período de recuperação de 24 horas. (Muitas mulheres e atletas de compleição pequena podem não precisar de tanto. Siga os planejamentos alimentares para adequar as refeições pós-treinamento.)

Atenção: há desvantagem em relação aos alimentos com alto índice glicêmico consumidos em períodos fora do exercício. Eles podem produzir uma súbita e indesejável onda de açúcar no sangue. Quando isso ocorre, o pâncreas responde com uma hipersecreção de insulina para remover o excesso de açúcar do sangue. A glicemia então cai demais, e isso pode provocar fraqueza e tontura.

Alimentos com baixo índice glicêmico, por outro lado, liberam energia de modo mais constante e provavelmente não causam essas reações. Ao misturar e adequar os dois tipos de alimentos na dieta, é possível manter os níveis sanguíneos estáveis entre as refeições. A palavra de ordem aqui é *moderação*. Não exceda a dose com alimentos e bebidas de alto índice glicêmico.

Durante a semana

Quais tipos de carboidrato devem ser consumidos ao longo da semana? Tendo em vista que o plano *Power Eating* destina-se a auxiliar no aumento da massa muscular e na redução da gordura corporal, o tipo de carboidrato ingerido, os horários das refeições e a combinação dos carboidratos são muito importantes. Todos os alimentos ricos em carboidrato proveniente de fontes naturais e não processadas são importantes: frutas, hortaliças, leguminosas e alimentos com amido – como batata, inhame e abóbora-moranga. Mas o destaque fica por conta dos grãos integrais.

Os grãos integrais, em primeiro lugar, são os melhores quanto ao teor de fibras, como visto anteriormente. A fibra aumenta a saciedade, reduz o tempo de trânsito intestinal e ajuda no controle da glicemia. Porém, há mais do que fibras nos grãos integrais, de acordo com estudos científicos recentes. Eles possuem:

- Fortes propriedades antioxidantes e anticancerígenas.
- Excelentes fontes minerais, minerais-traço, vitaminas e fitoquímicos.
- São ricos em vitaminas do complexo B e, portanto, melhoram o sistema nervoso.
- Fornecem prebióticos, fatores que alimentam probióticos (bactérias saudáveis) no intestino e, portanto, são integrais para a saúde do sistema gastrintestinal.
- Ajudam a reduzir gordura abdominal, peso e gordura corporal.
- Diminuem o risco de desenvolver síndrome metabólica, especialmente em adolescentes.

Não resta dúvida de que os grãos integrais são de fato supercarboidratos!

DEVE-SE PRATICAR SOBRECARGA DE CARBOIDRATOS?

Atletas de *endurance* praticam um tipo de estratégia nutricional inicial chamada de sobrecarga de carboidratos. Basicamente, isso envolve aumentar a quantidade de glicogênio armazenada no músculo antes da competição de *endurance*. Com mais glicogênio disponível, o atleta pode correr, pedalar, nadar por mais tempo antes que a fadiga se instale e, assim, obtém vantagem competitiva. Quando feita de forma apropriada, essa prática faz maravilhas para esse tipo de atleta.

Entre os atletas de força, os fisiculturistas são os mais experientes nesse assunto. Seu objetivo não é adquirir resistência, mas muita massa muscular. Em geral, cerca de 7 dias antes da competição, o fisiculturista reduz o consumo de carboidratos. É a fase de depleção. Então, alguns dias antes da prova, ele começa a aumentar a ingestão do nutriente. É a fase de sobrecarga. A fase de depleção, na teoria, prepara os músculos para armazenar mais glicogênio, já que mais carboidratos são consumidos pouco antes da competição. Com mais glicogênio, os músculos supostamente parecem mais desenvolvidos.

Será que é isso mesmo? Não exatamente, segundo um estudo. Pesquisadores reuniram nove homens, todos fisiculturistas, que adotaram o plano da sobrecarga de carboidrato, que envolveu 3 dias de treino de levantamento de peso (projetado para esgotar o glicogênio no músculo) e dieta de baixo teor de carboidrato (10%

das calorias provenientes de carboidrato, 57% de gordura e 33% de proteína). Essa dieta foi seguida por 3 dias de levantamento de peso mais leve (para minimizar a perda de glicogênio) e uma dieta de 80% de carboidrato, 5% de gordura e 15% de proteína. O grupo de controle seguiu o mesmo programa de treinamento de força, mas com uma dieta padrão. No final do estudo, os pesquisadores mediram o perímetro muscular de todos os participantes. O resultado? A sobrecarga de carboidrato não aumentou o perímetro muscular em nenhum deles.

Dados da literatura de nutrição esportiva permitem concluir que atletas de exercícios de força não obtêm nenhum benefício dessa dieta de sobrecarga de carboidrato. Sua dieta deveria conter bastante carboidrato diariamente, mas isso não significa uma sobrecarga. Deve-se ter em mente também que a depleção de carboidrato realmente pode resultar em perda de massa muscular adquirida com esforço.

A QUESTÃO DO GLÚTEN

Atualmente nenhuma discussão sobre trigo ou grãos integrais na dieta deixa de lado o tópico do glúten, um componente proteico do trigo, do centeio e da cevada. Algumas pessoas são sensíveis ao glúten, e podem mesmo ser intolerantes ou apresentarem doença celíaca, que é hereditária. Para os que possuem uma predisposição genética para desenvolver a doença celíaca, alimentos com glúten danificam o revestimento do intestino delgado, o que leva a deficiências nutricionais e, possivelmente, a outras enfermidades. Essa doença, que pode afetar 1% da população, é uma resposta do sistema imunológico ao glúten e causa forte dor abdominal, inchaço e perda de apetite. É uma doença crônica congênita, embora alguns sintomas possam não aparecer durante anos. No caso dos portadores dessa enfermidade, cujo diagnóstico é feito por biópsia endoscópica e exames de sangue especiais, todos os alimentos que contêm glúten devem ser evitados.

Indivíduos com intolerância ao glúten somam aproximadamente 10% da população. Embora pessoas com doença celíaca possam levar meses para se recuperar da exposição ao glúten, aqueles que possuem intolerância podem fazê-lo mais rapidamente, em poucos dias. Os sintomas dos intolerantes ao glúten são mal-estar estomacal, erupção cutânea, queimação no estômago e náusea.

Quem desconfia ter essa intolerância, deve incluir alimentos com pouco glúten na dieta por vários meses; e então, seguir a dieta sem essa proteína. É importante registrar suas reações com atenção. Após esse período, recomenda-se acrescentar novamente alimentos com glúten à dieta e observar os resultados. É importante prestar muita atenção ao quadro que o corpo apresenta. Se suspeitar de doença celíaca, não hesite em procurar um médico.

É preciso ser bastante cuidadoso ao eliminar alimentos de tal importância desnecessariamente. Embora 10% da população possa ser sensível, isso significa que 90% das pessoas não são; entretanto, atualmente uma grande variedade de produtos sem glúten pode ser encontrada em lojas especializadas e em redes de supermercados. Alimentos dessa natureza altamente processados também podem ser carregados de açúcar e pobres em nutrientes, assim como qualquer outro alimento processado. Mas é possível ingerir grãos integrais mesmo se precisar eliminar o glúten. A lista a seguir é do Whole Grain Council (www.wholegrainscouncil.org/whole-grains-101/gluten-free-whole-grains):

Grãos com glúten	Grãos sem glúten
Trigo, incluindo as variedades como espelta, *kamut, farro e durum*, e produtos como trigo para quibe e semolina	Amaranto
	Trigo-sarraceno
	Milho
Cevada	Painço
Centeio	Montina® (*Indian rice grass*)
Triticale	Arroz
Aveia*	Arroz-selvagem
Quinoa	
Sorgo	
Teff	

*A aveia é inerentemente sem glúten, mas com frequência é contaminada com trigo durante o processo de cultivo e processamento. Nos EUA, seis empresas – Bob's Red Mill, Cream Hill Estates, GF Harvest (Gluten-Free Oats), Avena Foods (Only Oats), Legacy Valley (Montana Monster Muchies) e Gifts of Nature – atualmente oferecem aveia pura não contaminada. Verifique com o nutricionista a melhor marca disponível em sua região. Visite o www.glutenfreediet.ca (em inglês) para saber mais sobre a questão da aveia e da dieta sem glúten.

MÚSCULO MENTAL

O grande técnico Pat Riley costumava dizer que 50% do desempenho atlético é resultado de foco mental – a habilidade de concentração durante um evento esportivo do início ao fim. É isso que faz a diferença na competição.

Um segredo para melhorar o estado mental alerta, o foco e o humor é o alimento. Os nutrientes podem afetar os processos cognitivos e as emoções, e estudos confirmam que a saúde cerebral depende de muitos fatores, inclusive dos nutrientes da dieta diária.

O composto químico cerebral que afeta os processos mentais é a serotonina. Ela é derivada do triptofano, que é encontrado em alimentos ricos em proteína (carnes, laticínios, ovos e leguminosas). Ironicamente, ingerir refeições ricas em proteína diminui os níveis de triptofano e de serotonina, ao passo que alimentos ricos em carboidrato produzem o efeito contrário. O triptofano compete com outros aminoácidos para entrar no cérebro após a ingestão de muita proteína e, como resultado, bem pouco dele atravessa a barreira hematoencefálica, de modo que os níveis de serotonina não aumentam de forma ideal.

Uma refeição rica em carboidrato dispara a liberação de insulina, o que faz com que a maioria dos aminoácidos seja absorvida do sangue para as células do organismo (e não para as cerebrais), especialmente as musculares, onde se deseja que as proteínas entrem. Essa é a regra, exceto para o triptofano, que encara uma competição para entrar no cérebro, com um aumento resultante nos níveis de serotonina. Dessa forma, carboidrato e proteína, juntos, têm papel importante para ajudar a manter o foco mental.

Quanto carboidrato é necessário para aumentar esse foco? A maioria dos estudos concorda que no mínimo 40% do total de calorias diárias devem ser compostas de fontes de carboidrato para promover o estado mental de alerta e o humor. Além disso, o carboidrato na dieta ajuda o corpo a lidar com as demandas do treinamento intenso.

Então, enquanto gastamos incontáveis horas em treinamento e monitoramento meticuloso da alimentação e programa para maximizar a massa muscular, é importante não nos esquecermos de que a boa forma cerebral está sob nosso controle também.

4   Controle de gordura

Após cerca de 1 hora de exercício intenso, a reserva de glicogênio pode ir a zero. Mas o mesmo não ocorre com os estoques de gordura – outra fonte de energia muscular. Comparadas com as reservas de glicogênio (limitadas, mas prontas para uso), as reservas de gordura são praticamente ilimitadas. Na verdade, estima-se que, em média, um adulto carrega gordura suficiente (cerca de 4 L) para pedalar de Chicago até Los Angeles, uma distância de aproximadamente 3.200 km.

Se as reservas de gordura são praticamente inesgotáveis, por que se preocupar com a ingestão de carboidrato e a reposição de glicogênio? E por que não suplementar a dieta com gordura como fonte extra de energia? É verdade que há reservas de gordura suficientes no corpo para fornecer combustível para todos os exercícios. (Essa é uma razão pela qual se torna desnecessário suplementar a dieta com gordura extra.) O problema é que a gordura pode ser quebrada somente enquanto o oxigênio estiver disponível. Ele deve estar presente no corpo para transformá-la em energia, mas não para queimar glicogênio. Nos estágios iniciais do exercício, o oxigênio ainda não está disponível. Pode levar de 20 a 40 minutos de exercício antes que a gordura esteja completamente disponível para ser usada como combustível muscular. A glicose do sangue e o glicogênio dos músculos são usados primeiro.

Isso não quer dizer que a gordura seja difícil de queimar. Não é. Mas a eficiência dessa queima depende do nível de condicionamento. Uma das vantagens de exercícios de treinamento de força e aeróbios é que o corpo melhora a capacidade de queimar gordura como combustível de duas maneiras principais.

Primeiro, o exercício (principalmente o aeróbio) melhora o desempenho dos capilares, que levam às células musculares, melhorando o fluxo sanguíneo onde é necessário. Além disso, o exercício também aumenta a mioglobina, uma proteína que transporta oxigênio do sangue para as células musculares. Com melhor fluxo sanguíneo e mais oxigênio nos músculos, o corpo começa a queimar gordura com maior eficácia, motivo pelo qual a parte aeróbia do treinamento não deve ser negligenciada.

Segundo, o exercício estimula a atividade da lipase, uma enzima hormônio-sensível que promove a decomposição da gordura para geração de energia. Quanto mais gordura for quebrada e queimada, mais definição o indivíduo conquistará.

A gordura é, definitivamente, um combustível para o exercício, mas é também uma fonte secundária de energia para praticantes de treinamento de força. Durante o treinamento de força, o corpo ainda prefere queimar carboidrato para obter energia, seja ele proveniente da glicose sanguínea ou do glicogênio muscular. A gordura certamente é um dos tópicos mais controversos na nutrição. É crucial na dieta, mas também tem má reputação. Vamos tentar esclarecer a confusão de uma vez por todas.

CONSIDERAÇÕES SOBRE A GORDURA

Há três tipos principais de gordura no corpo: triglicerídeos, colesterol e fosfolipídeos. Os triglicerídeos, gorduras propriamente ditas, são armazenados no tecido adiposo e no músculo. Um pequeno percentual desse material é encontrado no sangue, em circulação como ácido graxo, que é quimicamente liberado dos triglicerídeos. Dos três tipos, esses são os mais envolvidos na produção de energia. Pesquisas com fisiculturistas mostram que os triglicerídeos, inclusive a gordura encontrada no músculo, servem como uma importante fonte de energia durante exercícios intensos de força. Esse tipo de exercício não somente ajuda a desenvolver massa muscular, como também ajuda a queimar gordura corporal.

O colesterol é um sólido ceroso, de cor clara, que aparece de dois modos. O primeiro tipo pode ser chamado de "colesterol no sangue", e o segundo de "colesterol no alimento". Necessário para a boa saúde, o primeiro forma as membranas celulares e está envolvido na formação de hormônios, vitamina D e bile (substância necessária para a digestão de gordura). Tendo em vista que o corpo pode produzir colesterol a partir dos três nutrientes, não há necessidade de supri-lo a partir do alimento.

Ao consumir alimento com colesterol, este é quebrado em componentes menores que são utilizados para fabricar várias gorduras, proteínas e outras substâncias necessárias para o corpo. O colesterol ingerido não se transforma em colesterol no sangue. Embora seja importante reduzir a ingestão de alimentos ricos neste componente, é fundamental diminuir a ingestão de gordura saturada (o tipo encontrado na maioria dos alimentos de origem animal). Isso se deve ao fato de que o fígado fabrica o colesterol do sangue a partir da gordura saturada. Quanto mais essa gordura é ingerida, mais colesterol o fígado produz.

Se o fígado produz grandes quantidades de colesterol, o excesso em circulação na corrente sanguínea pode se acumular nas paredes das artérias. Esse acúmulo é chamado de placa. O problema começa quando a placa se acumula dentro da artéria, estreita a passagem e bloqueia o fluxo sanguíneo. O ataque cardíaco pode ocorrer quando o fluxo sanguíneo para o músculo cardíaco é interrompido por um intervalo grande, e parte desse músculo começa a morrer. Portanto, colesterol alto no sangue é um fator de risco importante para doença cardíaca, mas pode, em muitos casos, ser controlado com exercício físico e dieta saudável.

O colesterol pode estar presente no sangue como componente de lipoproteína de baixa densidade (*low-density lipoprotein* – LDL) ou de alta densidade (*high-density*

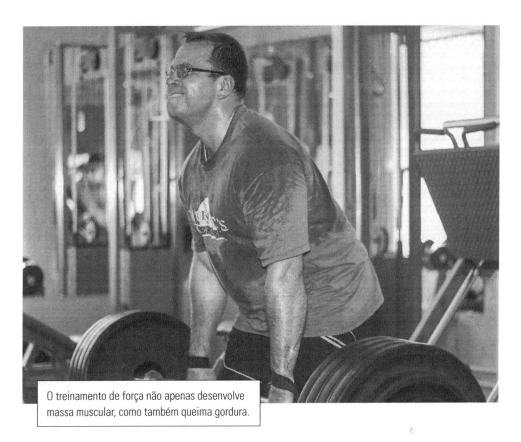

O treinamento de força não apenas desenvolve massa muscular, como também queima gordura.

lipoprotein – HDL). Ambas afetam o risco de doenças cardíacas de forma diferente. A LDL contém uma quantidade maior de colesterol, que pode ser responsável por seu depósito nas paredes das artérias. É conhecida como colesterol ruim; quanto menor sua concentração no sangue, melhor.

A HDL contém menos quantidade de colesterol. Seu papel é remover o colesterol das células na parede das artérias e transportá-lo de volta ao fígado, para reprocessamento ou excreção do corpo como resíduo. HDL é o colesterol bom; quanto mais, melhor.

A ciência é muito mais complexa, e os detalhes sobre frações oxidadas de LDL podem explicar melhor o desenvolvimento de doenças cardíacas, mas basta dizer que a leitura de colesterol total superior a 200 mg/dL de sangue pode ser sinal de perigo. Geralmente, o nível de HDL deve ser maior do que 35, e o de LDL deve ser menor do que 130. Níveis altos de triglicerídeos no sangue podem refletir excesso de álcool ou gordura saturada na dieta, e pode aumentar o risco de doenças do coração. É recomendado fazer exames de colesterol e de triglicerídeos anualmente. Com o tempo, cientistas e médicos terão ferramentas laboratoriais ainda melhores para predizer o risco e proteger a saúde. A Tabela 4.1 apresenta as médias para o colesterol.

O terceiro tipo de gordura, os fosfolipídeos, está envolvido principalmente na regulação da coagulação do sangue. Juntamente com o colesterol, eles formam

Tabela 4.1 Valores de colesterol

Colesterol total	
< 200 mg/dL	Desejável
200-239 mg/dL	Limite alto
≥ 240 mg/dL	Alto
Colesterol LDL	
< 100 mg/dL	Ideal
100-129 mg/dL	Próximo ao ideal/acima do ideal
130-159 mg/dL	Limite alto
160-189 mg/dL	Alto
≥ 190 mg/dL	Muito alto
Colesterol HDL	
< 40 mg/dL	Baixo
≥ 60 mg/dL	Alto
Triglicerídeos	
< 150 mg/dL	Desejável
150-199 mg/dL	Limite alto
200-499 mg/dL	Alto
≥ 500 mg/dL	Muito alto

Fonte: National Heart, Lung, and Blood Institute, 2001, *Third report of the National Cholesterol Education Program (NCEP) Expert Panel on Detection, Evaluation, and Treatment of high Blood Cholesterol in Adults (Adult Treatment Panel III) executive summary.* NIH Publication n. 01-3670 [on-line]. Disponível em: http://www.nhlbi.nih.gov/guidelines/cholesterol/atp3xsum.pdf. Acesso em 5 de março de 2013.

parte da estrutura de todas as membranas celulares, e são fundamentais nas membranas das células cerebrais e do sistema nervoso.

GORDURA NOS ALIMENTOS

Um praticante de exercícios, de treinamento de força ou um fisiculturista preocupado com a aparência podem ficar confusos com as informações contraditórias sobre a gordura presente nos alimentos. O que é verdade? A última palavra é que a gordura é realmente boa para você e para o controle de peso, desde que os tipos certos sejam consumidos. Logicamente, gordura em demasia, tanto carboidratos como proteínas, pode fazer o indivíduo engordar. Mas os tipos certos de gordura na verdade ajudam a perder gordura corporal e a manter a saúde do corpo e da mente. Para auxiliar na definição da quantidade e do tipo de gordura a consumir para manter-se saudável, mais detalhes serão dados a seguir.

Os ácidos graxos dos alimentos, responsáveis pela formação da gordura, são classificados em três grupos, de acordo com seu conteúdo de hidrogênio: saturados, poli-insaturados e monoinsaturados. Os ácidos graxos saturados normalmente são sólidos em temperatura ambiente e, com exceção de óleos tropicais, são oriundos de fontes animais. A gordura da carne bovina e da manteiga são ricas em ácidos graxos saturados. A gordura da manteiga é encontrada no leite, no queijo, no creme de leite, no sorvete e em outros produtos fabricados com leite ou creme de leite. Laticínios semidesnatados ou desnatados possuem menos gordura saturada. Óleos tropicais ricos em gordura saturada incluem óleo de coco, óleo de palmiste, óleo de palma e também a manteiga de cacau encontrada no chocolate. Geralmente são encontrados em produtos de panificação industrializados e em outros produtos processados.

Gorduras poli e monoinsaturadas são normalmente líquidas em temperatura ambiente e se originam de oleaginosas, hortaliças e sementes. As poli-insaturadas, como gordura vegetal e margarinas, são sólidas porque foram hidrogenadas – um processo que modifica a estrutura química da gordura para endurecê-la. Como resultado, a gordura é composta de substâncias conhecidas como ácidos graxos trans, os quais vem sendo associados com o aumento do colesterol no sangue. Essas substâncias são mais prejudiciais do que as gorduras saturadas quando entram no coração; nenhum nível de gorduras trans é seguro, e portanto deve ser evitada ao máximo. Felizmente, em diversos países os fabricantes de alimentos agora são obrigados a indicar a presença de gordura trans em seus produtos embalados para serem comercializados. Deve-se observar os valores nutricionais nos rótulos para saber a quantidade de gordura trans contida nos alimentos.

A gordura monoinsaturada é encontrada em grandes quantidades nos óleos de oliva, de canola, de amendoim e de outras oleaginosas. Ela parece ter efeito protetor nos níveis de colesterol do sangue. Ajuda a diminuir o colesterol ruim (LDL) e a manter níveis mais altos do colesterol bom (HDL).

ÁCIDOS GRAXOS ESSENCIAIS

De toda a gordura dos alimentos, certos tipos de poli-insaturadas são considerados essenciais. Dois deles são os ácidos graxos linoleico e o alfalinolênico (ALA). A estrutura química do primeiro é conhecida como ômega-6, e a do segundo como ômega-3. Embora sejam essenciais, não são necessários em grandes quantidades. O organismo não é capaz de fabricá-los; é preciso obtê-los a partir da alimentação. São requisitados para crescimento e manutenção das membranas celulares e para artérias e nervos saudáveis. Da mesma forma, mantêm a pele macia e lubrificada e protegem as articulações. Também auxiliam na quebra e no metabolismo do colesterol. Gorduras de alimentos vegetais como milho, soja, cártamo e oleaginosas são ricas em ácidos graxos essenciais, assim como oleaginosas e sementes. A quantidade total requerida para ter uma boa saúde é de 6 a 10% do total de gordura ingerida, ou a soma de 5 a 10 g/dia.

Além do ácido graxo linolênico, dois outros ômega-3 são considerados essenciais e encontrados praticamente só em peixes: eicosapentaenoico (EPA) e docosa-hexaenoico (DHA). Ambos são encontrados com predominância em óleos de origem marinha, enquanto o ALA é encontrado principalmente em alimentos vegetais. Os três são importantes e não devem ser substituídos por nenhum outro. Não são intercambiáveis em quantidades que garantam a saúde e o desempenho.

Infelizmente, a ingestão de ômega-3 da maioria das pessoas é baixíssima. Uma razão é que o ômega-6 é ingerido em maior quantidade, em lugar do ômega-3 e cria um desequilíbrio não saudável. Fontes de ômega-6 incluem todos os tipos de óleos utilizados comercialmente para cozinhar, assar e processar alimentos, entre eles os de cártamo, girassol, soja, milho e algodão. Os nutricionistas recomendam atualmente que ambos (ômega-3 e ômega-6) sejam ingeridos em proporções mais saudáveis, com o aumento do ômega-3 e diminuição do ômega-6. O azeite de oliva comum e o óleo de canola, que são ricos neste último e possuem maior quantidade de gordura monoinsaturada, deveriam ser substituídos por outros óleos na dieta. E o aumento da quantidade de peixe ingerida eleva a ingestão de ômega-3. Alguns sugerem a proporção de 1:1 ou 2:1 de ômega-6 e ômega-3; outros ainda sugerem a proporção de 4:1. Esses valores têm sido associados com menor incidência de doença coronariana e câncer em populações cujo consumo de ômega-3 é tradicionalmente maior.

Há evidências de que quando a proporção está desequilibrada – quando há ingestão alta de ômega-6 e baixa de ômega-3 –, o metabolismo de ácido graxo é alterado no organismo. O cérebro libera hormônios e neurotransmissores (química cerebral envolvida no envio de mensagens) que mandam o organismo poupar gordura e não queimá-la. Parece que o aumento dos níveis de ômega-3 na dieta acentua o efeito de queima de gordura. E é imprescindível ingerir o tipo certo de gordura para alimentar o cérebro e queimar gordura corporal.

Os ácidos graxos ômega-3, em especial, possuem muito mais benefícios para a saúde e o controle de doenças crônicas. Uma pesquisa recente mostrou que eles diminuem os níveis sanguíneos de triglicerídeos, bem como reduzem uma forma de colesterol nociva ao coração, chamada de lipoproteínas de densidade muito baixa (*very low-density lipoproteins* – VLDL). Além disso, esses ácidos graxos diminuem a pressão arterial em pessoas hipertensas e podem reduzir o risco de morte cardíaca súbita. Eles também são necessários para o desenvolvimento da retina. A falta de ômega-3 na dieta de gestantes pode afetar de maneira desfavorável a visão de recém-nascidos.

Suplementação de ômega-3

Os dados são realmente bem claros sobre a importância dos óleos de peixe DHA e EPA no tratamento de doenças inflamatórias crônicas. Por exemplo, uma pesquisa mostrou que a doença periodontal, uma doença inflamatória crônica, responde bem ao tratamento com DHA. Uma associação importante foi estabelecida entre essa enfermidade e o maior risco de doença cardiovascular, diabetes, hipertensão, câncer, baixo peso em recém-nascidos e até mesmo aborto; a conexão é a inflamação sistêmica crônica.

É uma boa ideia suplementar a dieta com óleo de peixe. Muitas pesquisas justificam seu uso; entretanto, é necessário escolher com sabedoria. O produto escolhido deve ser uma boa fonte de EPA e DHA, com no mínimo 500 mg de óleo de peixe.

O DHA é importante para a função cerebral saudável, para os olhos e para todo o sistema nervoso central. Ele é fortemente associado ao humor; baixos níveis estão ligados a depressão, perda de foco mental e perda de memória.

A suplementação de DHA e EPA é recomendada tanto para o tratamento como para a prevenção de quase todas as doenças crônicas. A dose recomendada de suplementos ou pela dieta é de 1.000 mg/dia da combinação de ambos. Sob certas circunstâncias, eles são recomendados isoladamente, mas em geral a combinação funciona muito bem. É possível encontrar suplementos de alta qualidade que combinam DHA e EPA, idealmente na proporção aproximada de 40:60 de DHA e EPA.

Para consumir essa quantidade diariamente, deve-se ingerir cinco refeições de peixe por semana, com predominância de peixes gordurosos. O tamanho das porções deve ser de 120 a 180 g. As melhores fontes são: salmão selvagem, cavala, peixe carvão, bacalhau, alabote, truta arco-íris, molusco, sardinha, arenque e atum (ver Tab. 4.2 para informações nutricionais sobre frutos do mar).

Tabela 4.2 Informação nutricional de frutos do mar do Alasca*

	Calorias	Proteína (g)	Gordura	Gordura saturada (g)	Sódio (mg)	Colesterol (mg)	Ômega-3 (g)
Salmão do Alasca							
Rei	230	26	13	3	60	85	1,7
Vermelho	220	27	11	2	65	85	1,2
Prateado	140	23	4	1	60	55	1,1
Keta	155	26	5	1	65	95	0,8
Rosa	150	25	4	1	85	65	1,3
Peixe branco do Alasca							
Alabote	140	27	3	< 0,5	70	40	0,5

(continua)

Parte I ▪ Fundamentos

Tabela 4.2 Informação nutricional de frutos do mar do Alasca* *(continuação)*

	Calorias	Proteína (g)	Gordura	Gordura saturada (g)	Sódio (mg)	Colesterol (mg)	Ômega-3 (g)
Peixe branco do Alasca *(continuação)*							
Bacalhau	100	23	< 1	< 0,5	90	45	0,3
Badejo	110	23	1	< 0,5	115	95	0,5
Bodião	120	24	2	0,5	75	45	0,4
Linguado	120	24	1,5	< 0,5	105	70	0,5
Carvão	250	17	20	4	70	65	1,8
Crustáceos do Alasca							
Caranguejo-rei	100	19	1,5	< 0,5	1.100	55	0,4
Caranguejo das neves	115	24	1,5	< 0,5	690	70	0,5
Caranguejo *Dungeness*	110	22	1	< 0,5	380	75	0,4
Ostras do Pacífico	165	19	5	1,0	210	100	1,4
Camarão	100	21	1	< 0,5	220	195	0,3
Salmão enlatado do Alasca							
Vermelho	165	23	7	2	360	45	1,4
Rosa	135	23	5	1	400	80	1,1

* Tamanho da porção: 100 g, cozido.
Adaptado com permissão da Alaska Seafood Marketing Institute, 2011. A guide to nutritional values for Alaska seafood [on-line]. Disponível em: www.alaskaseafood.org/health/experts/pages/chart-nutrition.html. Acesso em 20 de maio de 2013. Fonte: USDA National Nutrient Database for Standard References, Release 22.

O ômega-3 também é encontrado em hortaliças de folhas verdes, oleaginosas, óleo de canola, tofu e semente de linhaça. Entretanto, não é o mesmo ômega-3 encontrado no óleo de peixe. É o ALA, o terceiro tipo de ácido graxo, além do EPA e do DHA. Para ser útil, o ALA deve ser convertido nesses últimos dois no organismo. Na melhor das hipóteses, ao consumir linhaça ou obter ALA de quaisquer outras fontes, somente 5% dele é convertido em EPA e DHA. Ademais, o indivíduo deve estar bem nutrido e muito saudável para obter tal conversão. A maioria das pessoas não é capaz de atingir esse máximo. Embora a semente de linhaça e outras fontes de ômega-3 que não se originam de peixes possuam benefícios, não são boas substitutas para EPA e DHA.

ÁCIDOS GRAXOS ÔMEGA-3 E SAÚDE CEREBRAL

O tratamento de depressão, ansiedade e estresse com ácidos graxos ômega-3 tem tido bastante repercussão na medicina. Cerca de 60% do cérebro é composto de gordura, e a principal delas é o ômega-3. Quando esse ácido graxo está com suprimento deficiente na dieta, outras gorduras passam a participar da constituição cerebral, resultando em prejuízo para a saúde das células cerebrais. A membrana de cada uma delas, por exemplo, enrijece, e leva-se mais tempo para que os impulsos elétricos viajem de uma célula para outra. Isso significa que as mensagens não são transportadas com rapidez entre os neurônios. Por consequência, não se pensa com clareza e a memória se torna obscura. A depressão e a ansiedade podem também se manifestar. Níveis maiores de ômega-3 na dieta têm se mostrado capazes de atenuar esses problemas.

A proporção ideal entre ômega-3 e ômega-6 na dieta também ajuda a limitar os processos inflamatórios. Recentemente, cientistas descobriram que o desenvolvimento de muitas doenças é influenciado por inflamação crônica no corpo. A inflamação é parte essencial do processo de cura e surge quando o sistema imunológico tenta travar batalha contra os germes causadores de doenças e reparar o tecido prejudicado. Quando a batalha termina, o exército das substâncias deflagradoras da inflamação deve se retirar, mas em muitos casos isso não acontece. A inflamação crônica é o resultado e tem acarretado doenças cardíacas, diabetes, artrite, esclerose múltipla, câncer e até mesmo Alzheimer. O ácido graxo ômega-3 parece interromper a inflamação crônica. O ômega-6 é pró-inflamatório, enquanto o outro é anti-inflamatório. Entretanto, o ômega-6 é muito mais abundante nos alimentos. Então, deve haver planejamento e esforços, além de boas escolhas para criar a proporção saudável entre os dois. Embora a dieta padrão norte-americana reflita a proporção de 20:1, a proporção ideal é de 2:1 a 4:1.

As células adiposas do corpo criam seus próprios processos inflamatórios – que é outra razão para manter-se magro. Na verdade, o sobrepeso mostra sintomas crônicos de inflamação de grau baixo, talvez como indicativo de aterosclerose prematura, de acordo com pesquisas. Um estudo conduzido por pesquisadores na Free University, em Amsterdã, e por cientistas no National Institute on Aging, em Bethesda, Maryland (EUA), descobriu que pessoas com sobrepeso estão mais sujeitas do que as magras a terem excesso de concentrações de proteína reativa C (*C-reactive protein* – CRP) no sangue – um indicador de inflamação. Sendo assim, para aqueles com sobrepeso, emagrecer é a primeira etapa no sentido de proteger a saúde.

Para aqueles que não consomem peixe, recomenda-se que suplementem sua dieta com óleo de peixe. Para vegetarianos que não o consomem, outros alimentos são fortificados com DHA e EPA, principalmente leite e ovos (certificar-se de que estejam expressos na embalagem). Se não for possível consumir quantidades suficientes desses alimentos na dieta regular, recomendo altamente a suplementação com produtos à base de peixe e alga.

Uma das áreas mais interessantes de pesquisa do ômega-3 para atletas é a pesquisa com animais focada na influência desse ácido graxo na queima de gordura. Estudos com camundongos mostraram que o ômega-3 reduz tanto a quantidade como o tamanho das células adiposas. Dados epidemiológicos em humanos mostraram que seguir a dieta mediterrânea (que inclui refeições regulares com peixe e bastante gordura de alta qualidade) leva a um controle total do peso corporal, assim como da gordura abdominal.

MELHORA DA CAPACIDADE DE CICATRIZAÇÃO

Alguns dados laboratoriais interessantes mostram que o suplemento de óleo de peixe favorece a cura de feridas. Atletas costumam sofrer lesões com bastante frequência; possuir níveis adequados de óleo de peixe é importante para auxiliar a cicatrização.

Azeite de oliva

O azeite de oliva é conhecido como "gordura do bem". Porém, é importante entender que há uma diferença entre azeite de oliva extravirgem e azeite de oliva comum. O azeite de oliva extravirgem vem da primeira prensagem e de uma única variedade de azeitona ou fruta, e não de uma mistura. Isso lhe confere sabor, aroma e cor distintos. O que não é bem compreendido sobre o azeite extravirgem é que ele contém somente um composto anti-inflamatório chamado óleo cantal, que é quase idêntico ao ibuprofeno, um medicamento anti-inflamatório não esteroidal; isso faz dele um excelente alimento anti-inflamatório. Embora o azeite de oliva em geral seja um bom alimento, o extravirgem é muitíssimo melhor. Recomenda-se consumi-lo sempre que possível.

Gordura e trato gastrintestinal

Quando há mal-estar estomacal ou desconforto intestinal, o treinamento físico diário torna-se difícil, provavelmente diminuindo o desempenho do atleta. Uma solução é preencher a dieta com gordura boa, como azeite de oliva e ômega-3. É importante lembrar-se de que essas gorduras têm um efeito anti-inflamatório, que protege o trato gastrintestinal. Por outro lado, o excesso de ômega-6 promove inflamação intestinal, e é por isso que é preciso manter-se longe de alimentos fritos, *snacks* industrializados, comida com muita gordura saturada e *fast-food*. Ao optar por gordura do bem – o que também chamamos de gordura de alta qualidade – nota-se rapidamente a melhora no estado geral.

As sementes, outra fonte desse tipo de gordura, também ajudam na promoção da saúde intestinal, em razão de sua estrutura fibrosa. A lignina, um tipo de fibra encontrada em alimentos vegetais, está presente em grandes quantidades na semente de linhaça. Enquanto as culturas de bactérias probióticas ajudam a promover a saúde do intestino, a lignina mantém essas culturas bem alimentadas. Por essa razão, ela é chamada de prebiótica. Incluir de 1 a 2 colheres de sopa dessas sementes moídas na dieta diária é uma ótima maneira de ingerir fibras saudáveis, bem como o importante componente anti-inflamatório do ômega-3, o ALA. As sementes de linhaça devem ser moídas; nossos dentes não conseguem triturá-las o suficiente para a digestão. Se não forem consumidas moídas, elas são eliminadas pelas fezes de forma intacta, sem oferecer nenhum de seus benefícios.

NECESSIDADES DE ÁCIDOS GRAXOS ESSENCIAIS

Se a ingestão de gordura for reduzida a níveis mínimos ou mesmo completamente eliminada da dieta, pode-se desenvolver uma deficiência de ácidos graxos essenciais. Esse não é um problema comum, já que em dietas como a norte-americana, a culinária está repleta de gordura. De qualquer forma, existem muitos atletas, especialmente fisiculturistas, que vão aos extremos para cortar gordura. Quando isso acontece, o corpo encontra problemas em absorver as vitaminas lipossolúveis A, D, E e K. Ademais, a saúde das membranas celulares é prejudicada por dietas baixas em gordura e vitamina E. Esta vitamina é um antioxidante que previne radicais livres causadores de doenças que perfuram as membranas celulares, e também ajuda no processo de recuperação muscular que ocorre após o exercício. Homens que seguem dietas pobres em gordura colocam seus corpos em perigo hormonal, porque a gordura é necessária para fabricar testosterona. As mulheres que reduzem gordura geralmente se sentem muito mal, e podem até acabar adotando uma ingestão exagerada de carboidrato processado.

Também existem pessoas que se excedem no consumo de gorduras. A alimentação com excesso de gordura causa ganho de peso e leva gradualmente à obesidade e a problemas de saúde relacionados. Gordura saturada em demasia na dieta também pode elevar o colesterol, especialmente o do tipo perigoso (LDL). Por outro lado, as poli-insaturadas e as monoinsaturadas podem baixá-lo. Entretanto, a gordura poli-insaturada também diminui o tipo protetor de colesterol (HDL) e sua ingestão muito elevada é vinculada à maior predisposição ao câncer.

Então onde fica a média adequada para o consumo de gordura? De acordo com a American Heart Association (AHA), a quantidade máxima de gordura considerada saudável na dieta diária é de 30% ou menos, baseada no número de calorias ingeridas por vários dias (por volta de 1 semana). A saturada deve ser de 7 a 10%, ou menos, da ingestão total de calorias; a poli-insaturada deve estar em 10% ou menos; e a monoinsaturada até 15% do total. Uma dieta que contenha essas proporções é considerada uma boa meta para controlar depressão, ansiedade e estresse. O colesterol dietético deve ser mantido ao máximo de 300 mg/dia, de acordo com a AHA. Para dados mais específicos, veja as recomendações que seguem.

DRI para ácidos graxos essenciais

- Ácido graxo linoleico: 12 g/dia para mulheres; 17 g/dia para homens.
- Ácido graxo alfalinolênico: 1,1 g/dia para mulheres; 1,6 g/dia para homens.

- EPA e DHA combinados: 2 g/dia, baseados em uma dieta de 2.000 calorias. (Essa é a recomendação do Reino Unido, porque não há tal informação nos Estados Unidos).

RECOMENDAÇÕES DE GORDURA PARA PESSOAS ATIVAS

Praticantes de exercício, de treinamento de força ou fisiculturistas que treinam para manter a forma devem controlar a ingestão total de gorduras para controlar seu consumo total de calorias. Procure manter sua ingestão de gordura em 25 a 30% das calorias consumidas por dia. A dieta deve conter muito mais gordura insaturada do que saturada: 5% de saturada, 10 a 15% de monoinsaturada e 7 a 10% de poli-insaturada.

Uma forma de monitorar a ingestão de gorduras consiste em contar os gramas de gordura da dieta diária. É possível calculá-la com a fórmula mostrada a seguir.

Gordura total

Total de calorias × 30% = calorias diárias de gordura ÷ 9 = gordura total (g)
Exemplo: 2.000 calorias × 0,3 = 600 ÷ 9 = 67 g de gordura total

Ácidos graxos saturados (*saturated fatty acids* – SFA)

Total de calorias × 5% = calorias diárias de SFA ÷ 9 = SFA (g)
Exemplo: 2.000 calorias × 0,05 = 100 ÷ 9 = 11 g de SFA

Ao seguir o plano *Power Eating*, é importante determinar primeiro as necessidades de proteína e de carboidrato. Todas as calorias restantes são de gorduras – a maioria deveria ser de origem mono e poli-insaturadas. É importante também certificar-se de ler nos rótulos de alimentos comprados no mercado a quantidade de gordura por porção. Os gramas de gordura são listados em todas as embalagens de alimentos que apresentem a tabela nutricional.

SUBSTITUTOS E REPOSITORES DE GORDURA

Muitos alimentos com baixo teor de gordura substituem a gordura com amido, fibra e proteína, além de outras formas de gordura. Mas por que se preocupar com repositores e substitutos quando os tipos corretos de gordura são necessários na dieta? É permitido continuar a desfrutar de gordura saudável nos alimentos, como azeite de oliva, oleaginosas, abacate e óleos de oleaginosas e sementes. O organismo precisa e merece esse tipo de gordura.

Por outro lado, ainda não sabemos que efeito a gordura artificial tem sobre a nossa saúde. Alguns nutricionistas e defensores da saúde estão preocupados que os consumidores possam estar tão obcecados com o consumo de alimentos sem gordura, que talvez não estejam consumindo gordura saudável suficiente, da qual o organismo realmente necessita.

Redução da gordura ruim na dieta

Gorduras saturadas, trans e colesterol na dieta podem levar ao colesterol alto no sangue, que em contrapartida obstrui os vasos sanguíneos e contribui para doenças cardíacas e acidente vascular encefálico (AVE). Deve-se estar atento para a redução dessas gorduras na dieta.

As principais fontes de gordura saturada são as carnes e os laticínios integrais. Entretanto, a gordura de origem animal não é necessariamente ruim por si só. O problema real com essa gordura pode ser os métodos de industrialização utilizados na criação de animais. Animais confinados, alimentados com milho, desenvolvem uma composição de gordura diferente e prejudicial, se comparados a animais selvagens que se alimentam em pastos. Carne e laticínios de animais selvagens podem não conter níveis não saudáveis de gordura, e de fato podem conter perfis de ácido graxo saudável. Além disso, a maioria dos produtos químicos das fazendas, como agrotóxicos e herbicidas, é lipossolúvel. Então, ao consumir regularmente alimentos de origem animal com gordura, é prudente escolher os orgânicos. Entretanto, como as pesquisas sobre esse tema ainda estão em andamento, é aconselhável limitar o consumo de gorduras saturadas de origem animal. Quando não há acesso à informação nutricional de um determinado alimento, é importante lembrar-se das dicas úteis a seguir em relação às fontes de gorduras saturadas, trans e de colesterol.

- Escolher cortes magros de carne selecionada (p. ex., coxão mole, contra-filé e lombo), e consumir porções do tamanho da palma da mão. Frango, peru e peixe são sempre escolhas magras. Como exemplo, a porção de 90 g de carne de boi tem pelo menos 2 g de gordura saturada e frango sem pele tem 0,5 g. Peito de frango com pele é igual à carne bovina, com mais ou menos 2 g de gordura.
- Ao preparar e comer carne, certificar-se de retirar toda gordura e pele visíveis. Utilizar grades (*racks*) ao assar, cozinhar, grelhar, cozinhar no vapor ou cozinhar a carne no forno de micro-ondas, para evitar que a gordura derretida entranhe novamente na carne.
- Ao consumir carne no almoço, escolher frango com pouca gordura ou peito de peru, em vez de linguiça ou salame.
- Laticínios são muito importantes na dieta, inclusive para controle de peso. Para reduzir a gordura desses alimentos, deve-se escolher os produtos semidesnatados em vez dos preparados com leite integral, incluindo-os na dieta 2 ou 3 vezes por dia.
- O colesterol é encontrado somente em produtos de origem animal, e a gema de ovo é uma fonte concentrada. Substituir uma gema por duas claras ou usar um substituto do ovo. Limitar a ingestão a uma gema por dia.
- Alimentos processados e prontos, especialmente *snacks*, podem ser fontes de gordura concentrada. Gordura vegetal hidrogenada contém ácidos graxos trans, que promovem doença cardíaca; então, deve-se prestar atenção especial aos tipos

e quantidades totais de gordura presentes nos alimentos ingeridos. É importante ler os rótulos com cuidado, mesmo se a embalagem informar que o produto é *light*, para confirmar se ele tem realmente pouca gordura. É importante estar ciente também que, nos Estados Unidos por exemplo, legalmente, qualquer produto com 0,5 g de gordura trans ou menos pode ser rotulado como livre desse tipo de gordura. Então, provavelmente, grande quantidade dessa substância é ingerida por quem consome muitos produtos de panificação industrializados que declaram ter 0% de gordura trans de porção. Cada porção pode ter até 0,5 g de gordura trans.[1]

Todas as informações acumuladas sobre nutrição esportiva declaram que os tipos certos de gordura na alimentação afetam profundamente o controle de peso, o humor e a saúde em geral. Se cortarmos toda a gordura da dieta, não eliminaremos somente a gordura saturada ruim, mas também a gordura insaturada boa. No mundo atual, a mensagem vigente é de que a gordura ruim pode prejudicar e a boa pode ajudar. Desde que as calorias sejam equilibradas, uma dieta rica em proteína magra, bom carboidrato e boa gordura deixará pouco espaço para a entrada de alimentos não saudáveis. Ao manter o foco em todos os alimentos bons que devem ser consumidos diariamente, os alimentos ruins não vão derrubar a dieta saudável.

MITOS E VERDADES SOBRE NUTRIÇÃO ESPORTIVA

Chocolate é saudável ou prejudicial?

Resposta: saudável! Chocolate é uma escolha saudável em quantidades sensatas. Primeiro, quando uma pessoa se sente desanimada ou enfraquecida, um pedaço de chocolate não somente a conforta, como também trabalha com a sua química cerebral para elevar seu humor e fazê-la sentir-se melhor. A combinação do açúcar e da gordura do chocolate eleva dois neurotransmissores essenciais, a serotonina e a endorfina. Baixas concentrações dessas substâncias acarretam depressão e ansiedade. Ao elevá-los, a pessoa se acalma, relaxa e fica mais feliz. Nada mal por algumas centenas de calorias!

Em segundo lugar, comer chocolate pode realmente tornar as pessoas mais saudáveis. Essa descoberta surgiu da pesquisa sobre as gorduras saturadas alimentares e sua associação com o risco aumentado de desenvolvimento de doença cardíaca. Há mais de uma década, a descoberta de que o ácido esteárico, a gordura saturada predominante no chocolate, na verdade possui efeito neutro nos níveis de colesterol no sangue absolveu o chocolate, removendo-o da lista de alimentos que fazem mal ao coração. Mesmo aqueles que se alimentam com uma barra inteira de chocolate por dia não têm seus níveis sanguíneos de colesterol modificados.

---

1 N.R.C.: No Brasil, a Agência Nacional de Vigilância Sanitária (Anvisa) tornou obrigatória a informação do total de ácidos graxos trans na rotulagem dos alimentos e preconizou que apenas os produtos que contenham ácidos graxos trans em quantidade menor ou igual a 0,2 g por porção sejam designados como "zero trans", conforme resolução RDC n. 360, de 23 de dezembro de 2003.

Além disso, cientistas constataram que o chocolate é rico em antioxidantes; entre eles flavonas e flavonoides. Estes compostos parecem ter efeitos cardioprotetores, com propriedades antioxidantes, a capacidade de reduzir a aderência das células sanguíneas e de manter dilatados os vasos sanguíneos, o que permite a passagem mais livre do sangue e mantém a pressão arterial em níveis normais.

A fonte mais rica de flavonas é o cacau em pó natural não alcalino. Ele é também a fonte mais saudável porque é isento de açúcar e possui poucas gorduras e calorias. Os próximos da lista são o chocolate extra-amargo e o chocolate amargo. O chocolate amargo possui duas vezes a quantidade de flavonas em comparação com o chocolate ao leite.

O Dr. Chang Yong Lee, da Cornell University (EUA), curioso com o conteúdo de antioxidantes do cacau, comparado com o vinho e o chá, testou o conteúdo de antioxidantes das seguintes bebidas: 1 xícara (240 mL) de água quente com 2 colheres de sopa de cacau em pó puro, 1 xícara (240 mL) de água com um sachê de chá-verde padrão, 1 xícara (240 mL) de chá-preto e 1 taça de 150 mL de merlot da Califórnia (vinho tinto). Com base em porção, a concentração de antioxidantes do cacau foi a mais alta. Sua concentração é quase duas vezes maior do que a do vinho tinto, duas a três vezes maior que a do chá-verde e de quatro a cinco vezes maior que a do chá-preto. O Dr. Lee também descobriu que o cacau consumido quente dispara a liberação de mais antioxidantes do que o consumido frio.

Dra. Mary Engler et al., da University of California, em São Francisco (EUA), investigaram os efeitos do chocolate amargo rico em flavonoides em relação à função endotelial (a função das células que recobrem os vasos sanguíneos), estresse oxidativo, lipídeos no sangue e pressão arterial em 21 adultos saudáveis. As pessoas receberam chocolate amargo em barra com bastante ou pouco flavonoides por duas semanas. Não houve diferença óbvia entre os dois tipos. Os indivíduos receberam a instrução de manter suas dietas normais, exceto por eliminar quaisquer outros alimentos e bebidas ricos em flavonoides, álcool, suplementos vitamínicos e medicamentos anti-inflamatórios não esteroidais. Os resultados mostraram função endotelial melhorada com o consumo das barras de chocolate com bastante flavonoides. Os vasos sanguíneos se apresentaram mais dilatados e o fluxo mais livre. Outras medidas bioquímicas indicaram uma forte associação com a ingestão de flavonoides. Não houve diferenças no estresse oxidativo nem nos perfis lipídicos entre os dois grupos.

Decidir qual tipo de chocolate escolher depende de dois dos maiores princípios da nutrição: variedade e moderação. A verdade é que barras de chocolate, não importa se meio amargo ou ao leite, são ricas em calorias, açúcar e gordura. Ao procurar por fontes de antioxidantes para montar a dieta, é bom lembrar que frutas, hortaliças, peixe, oleaginosas, sementes e chás são ricos em muitos nutrientes e antioxidantes importantes. Cacau rico em flavonas está disponível em barras de chocolate, chocolate em pó e até mesmo em sobremesas. A melhor forma de obter flavonoides regularmente é por meio de uma xícara de chocolate que tenha baixo índice de gordura e calorias. E se a pessoa realmente gostar, que saboreie um pedaço de chocolate amargo como se fosse uma taça de vinho fino.

5   Queima de gordura

Qual o seu motivo para querer perder gordura corporal? Para competir em uma classe de peso mais leve? Preparar-se para uma competição de fisiculturismo? Aprimorar o desempenho? Melhorar a aparência? Todos esses objetivos são plausíveis para perda de peso, e há inúmeras maneiras de alcançá-los. Os dois métodos mais utilizados e não saudáveis são as dietas radicais e as dietas da moda.

As dietas radicais envolvem redução drástica de calorias, normalmente cerca de 800 calorias ou menos por dia, e resultam em consequências igualmente drásticas, como as que seguem:

- **Perda muscular e de líquidos juntamente com perda de gordura.** Ao perder 9 kg em 20 dias, os primeiros 2,7 a 4,5 kg seriam de líquidos; e o restante de gordura e músculos. Não há nenhuma vantagem em perder tanto peso em tão curto período de tempo.
- **Perda de potência aeróbia.** A capacidade que o organismo tem de inalar e processar oxigênio, ou $\dot{V}O_{2máx}$, declinará de forma significativa. Assim, menos oxigênio estará disponível para ajudar as células musculares a usar a gordura como combustível.
- **Perda de força.** Essa é a maior desvantagem para aqueles que precisam de resistência e força para competição ou para concluir um treino sem falhar.
- **Desaceleração metabólica.** Dietas radicais desaceleram muito a taxa de metabolismo. Essa taxa é a velocidade na qual o organismo processa o alimento em energia e estruturas corporais. Ela é composta por dois fatores inter-relacionados: a taxa metabólica basal (TMB) e a taxa metabólica em repouso (TMR). A TMB representa a energia necessária para a simples sobrevivência; é a energia necessária para manter o coração batendo, os pulmões respirando e outros órgãos vitais em atividade. As necessidades metabólicas basais devem ser supridas. Uma mulher, por exemplo, gasta 1.200 a 1.400 cal/dia só para suprir o trabalho básico das células corporais. Dá para imaginar o dano se os processos vitais tiverem de subsistir com uma dieta de 800 cal/dia.

A TMR inclui a TMB mais os gastos adicionais de energia requeridos para atividades leves, como acordar, vestir-se, sentar-se e caminhar. É responsável por cerca de 60% da energia gasta diariamente. Quanto maior essa taxa, mais eficiente o organismo é na queima de gordura.

De forma específica, é a TMR que desacelera ao restringir calorias. Em estudo realizado no período de 1 ano em homens com sobrepeso, aqueles que cortaram calorias para perder peso (ao contrário daqueles que fizeram exercícios) experimentaram queda significativa de sua TMR. Isso ocorre em razão da perda de tecido muscular e do fato de a TMR estar intimamente associada à quantidade de músculo existente. A moral da história é que seguir dietas restritivas por longos períodos desacelera a TMR e provoca a perda dos músculos adquiridos tão arduamente.

Dietas radicais não trazem benefício algum. Não há nada a ganhar com elas – exceto mais peso! Em torno de 95 a 99% das pessoas que seguem essas dietas costumam reaver seu peso com juros dentro de 1 ano.

Dietas da moda – planos de alimentação que eliminam certos alimentos e enfatizam outros – são tão ruins quanto as radicais. Seu maior problema é que são desbalanceadas em nutrientes, e podem omitir alguns dos nutrientes considerados essenciais para uma boa saúde. Uma análise de 11 dietas populares revelou deficiências em mais de um nutriente essencial, várias vitaminas do complexo B, cálcio, ferro e zinco. Uma delas era 70% baseada em calorias provenientes de gordura. Níveis tão altos de gordura podem levar a doenças cardíacas.

Mas também há outros problemas. Observemos a dieta baseada quase totalmente em proteína (com pouquíssimo carboidrato), uma das mais populares entre os praticantes de treinamento de força. E não é de se admirar que seja tão popular. No primeiro momento, funciona bem. A pessoa sobe na balança, constata uma enorme perda de peso e se sente maravilhosa – até que desiste da dieta. Então o peso retorna tão rápido quanto se foi. Isso porque a maioria das dietas baseadas em proteína causa desidratação; elas esgotam a água do organismo para ajudá-lo a se livrar do excesso de nitrogênio. A desidratação também é perigosa, pois pode causar fadiga, falta de coordenação, distúrbios associados ao calor, como estresse térmico e insolação, e em casos extremos (perda de 6% ou mais dos líquidos corporais), a morte. Mesmo uma queda pequena de líquidos (de 2% do peso corporal) diminuirá o desempenho. Isso é o equivalente a 1,4 kg de perda de água em uma pessoa de 68 kg.

Já falamos o suficiente sobre o que não funciona. Atualmente existem exercícios que auxiliam a queima de gordura e estratégias dietéticas que funcionam – ou seja, programa de treinamento para queima de gordura e plano individualizado de nutrição que enfatiza a combinação balanceada de carboidrato, proteína e os tipos certos de gordura. Antes de iniciar, no entanto, algumas metas físicas devem ser estabelecidas.

A ESCOLHA DO OBJETIVO

Quer tenha consciência ou não, cada pessoa já sabe qual é seu objetivo. Simplesmente deve-se perguntar: qual é o peso ou o percentual de gordura corporal que mais favorece a aparência, a disposição e o desempenho? A resposta a essa questão é a meta.

O primeiro passo é descobrir quão próximo da meta você está. Há várias formas de saber, inclusive com tabelas de altura e peso, cálculo de índice de massa corporal (IMC) e balança digital. Mas o problema com a maioria dessas formas é que não são muito precisas para pessoas que praticam o treinamento de força. Nenhum desses métodos leva em conta a massa muscular corporal; eles podem até mesmo indicar que a pessoa está com sobrepeso.

As balanças digitais fazem a pessoa querer se pesar toda manhã. Isso pode ser pouco motivador, porque o peso oscila diariamente como resultado normal das flutuações de líquidos. Pode ser fácil ficar obsessivo com os números mostrados na balança. Especialmente porque ao iniciar um programa para perder peso, com dieta apropriada, exercício e ingestão suficiente de água, pode ocorrer ganho de peso antes de perdê-lo. O motivo é o seguinte: para cada molécula de glicogênio armazenado nos músculos, são estocadas três moléculas a mais de água dentro deles, que permanecem lá para ajudar no metabolismo. Ao subir na balança, você pode se deparar com um ganho de peso que é resultado do peso em água.

Uma técnica melhor de medição é o teste de composição corporal, que determina quanto do peso é músculo e quanto é gordura. Vários métodos estão em uso, um deles é a pesagem embaixo d'água, considerada padrão-ouro e muito precisa, se executada apropriadamente e com o equipamento correto. Mas não é conveniente – nem todo mundo tem um tanque de água no consultório – e pode ser muito caro.

Outro método que ganha confiabilidade e validade rapidamente é a análise de impedância bioelétrica (*bioelectrical impedance analysis* – BIA), que envolve a passagem de corrente elétrica de maneira indolor através do corpo por meio de eletrodos colocados nas mãos e nos pés. O tecido adiposo não conduz corrente, mas a massa livre de gordura (ou seja, a água encontrada no músculo), sim. Então, quanto mais rápida a corrente passa pelo corpo, menos gordura corporal existe. Leituras obtidas a partir do teste são ligadas a fórmulas ajustadas por altura, sexo e idade para calcular a gordura corporal e a massa magra em percentuais.

Atualmente existem balanças digitais nas quais é possível se pesar enquanto mede-se a composição corporal com BIA ao mesmo tempo. Essas balanças não são necessariamente precisas, mas ao seguir as instruções de atribuição de peso, é possível observar as modificações na composição corporal. É importante se hidratar bem, porque caso esteja desidratado, mesmo um pouco, como a maioria das pessoas está, não será possível obter nenhuma leitura precisa. Para a realização da pesagem ou avaliação por meio da BIA é necessário que o indivíduo não coma durante um intervalo de 4 horas e não beba nada alcoólico nem se exercite intensamente dentro de 12 horas. Quando as instruções são seguidas, essas balanças são bastante confiáveis em mostrar se o percentual de gordura corporal aumentou ou diminuiu. Para aqueles que querem manter registros de sua composição corporal, é uma boa ideia realizar a pesagem somente uma vez a cada 2 ou 3 semanas, pois leva tempo para ocorrer a mudança.

Outro método preciso de verificar a composição corporal é a técnica de prega cutânea, que mede a gordura abaixo da pele e usa essas medições para calcular a composição corporal, inclusive o percentual de gordura. Um dos segredos para obter medições precisas e confiáveis com esse método é utilizar a mesma técnica sempre, mês a mês. Dessa forma, não haverá muita variação nas medições.

Há outra tática útil para ser usada com praticantes de treinamento de força e atletas, que pode ser realmente motivadora, conforme eles progridem em suas metas. Consiste em medir a circunferência (com uma fita métrica) de determinados pontos do antebraço, do peitoral, da cintura, das coxas e das panturrilhas. Essas medições devem ser feitas a cada 4 ou 6 semanas para que sejam evidentes as mudanças positivas que os exercícios de treinamento de força, combinados com a dieta correta, fazem pelo corpo. Por ser o método mais fácil, pode ser também o mais motivador.

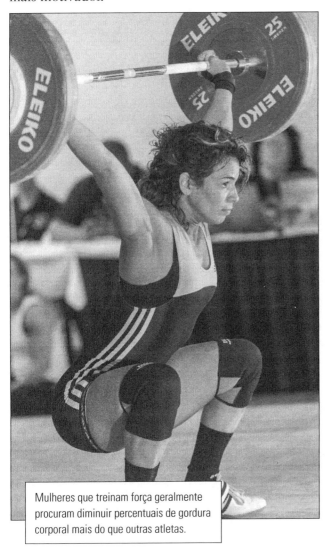

Mulheres que treinam força geralmente procuram diminuir percentuais de gordura corporal mais do que outras atletas.

O percentual ideal de gordura corporal

O que é exatamente ideal em termos de gordura corporal? As proporções saudáveis estão entre 20 a 25% para mulheres e de 15 a 20% para homens. Mas para um praticante de treinamento de força ou fisiculturista, o ideal é ter porcentagens menores: 10 a 18% para mulheres e 5 a 15% para homens.

A tríade da mulher atleta

Muitas atletas possuem menos de 10% de gordura corporal. As corredoras profissionais, por exemplo, podem ter de 5 a 6%, de acordo com alguns estudos. O percentual baixo pode ser perfeitamente normal e desejável para algumas delas, porque melhora o desempenho esportivo. Contanto que a atleta não restrinja calorias conscientemente durante o treino esportivo, não há nada errado em possuir uma silhueta naturalmente magra. Entretanto, a restrição de calorias combinada com o excesso de exercício esgota os estoques de gordura em níveis não saudáveis, elevando o risco de desenvolver a síndrome conhecida como tríade da mulher atleta.

Essa síndrome se refere a três problemas de saúde inter-relacionados presentes em mulheres: hábitos de alimentação desordenada, irregularidades menstruais e ossos fracos. Uma atleta que manifesta essa síndrome pode sofrer de distúrbios alimentares, como anorexia ou bulimia, ou pode ter a energia reduzida em razão da ingestão muito baixa de alimentos para o nível de exercícios. Por outro lado, as alterações no ciclo menstrual podem também apontar para o início da osteoporose, doença que torna os ossos finos e fracos.

Apresenta o risco mais alto para a síndrome a atleta que:

- Participa de competições.
- Está envolvida em esportes como ginástica artística ou fisiculturismo, que requerem verificação de peso com frequência.
- Exercita-se mais do que o necessário, sem ingerir calorias suficientes.
- Faz dieta constantemente para aprimorar desempenho, aparência ou ambos.
- Tem traços de personalidade perfeccionista.
- Parou de se alimentar junto com a família ou com os amigos.
- Acredita que amenorreia (cessação da menstruação), exercício excessivo e perda de peso são atributos positivos para a forma atlética.

Alguns sintomas da tríade da mulher atleta são perda de peso, ausência ou irregularidade da menstruação, fraturas por estresse, fadiga e frequente indisposição em virtude do enfraquecimento do sistema imunológico. Tive contato com diversos casos de tríade da mulher atleta em meu consultório. Por exemplo, trabalhei certa vez com uma atleta de *ultraendurance* que praticava uma quantidade extrema de exercícios. Ela começou a apresentar fraturas ósseas por todo o corpo, juntamente com várias enfermidades. Sua menstruação tornou-se muito irregular. Quando conversávamos, era evidente que ela estava consumindo menos calorias do que seu corpo precisava para suportar toda aquela atividade. A situação foi corrigida por meio de uma dieta mais calórica, com as porcentagens ideais de proteína, carboidrato e gordura. Por fim, a atleta precisou reduzir a intensidade dos exercícios em favor de sua saúde. Quando estava saudável novamente, foi capaz de retornar ao esporte em melhor forma do que o havia deixado.

O que geralmente acontece é que as mulheres, de forma deliberada, tentam perder peso para melhorar seu desempenho ou aparência, e assim a gordura corporal é drasticamente reduzida. Como resultado, os ovários reduzem a produção de estrogênio. Essa redução torna os períodos menstruais irregulares ou os interrompe totalmente. Com uma dieta hipocalórica e baixa ingestão de cálcio, junto com os níveis baixos de estrogênio, a osteoporose se torna um problema sério, que resulta em risco de fratura.

Para evitar a síndrome, assim como tratá-la, deve-se:

- Seguir uma dieta saudável, rica em energia e adequada para as exigências do esporte praticado.
- Aumentar a ingestão calórica e certificar-se de obter cálcio e vitamina D adequados para prevenir a osteoporose.
- Reduzir a intensidade do treinamento.
- Consultar um médico especialista em medicina esportiva, que pode prescrever uma terapia de reposição hormonal temporária para normalizar a deficiência de estrogênio e impedir a perda de peso e massa óssea.

Mais informações sobre a tríade da mulher atleta (em inglês) em: www.femaleathletetriad.org.

Dismorfia corporal masculina

As mulheres não são as únicas com obsessão a respeito de seu peso e aparência; os homens podem ser tão preocupados quanto elas. A insatisfação corporal nos homens tem quase triplicado nas últimas três décadas. Essa obsessão com o próprio corpo é chamada dismorfia corporal, e é amplamente vista em homens, com maior tendência a se manifestar em atletas. Enquanto as mulheres tendem a acreditar que possuem corpos maiores do que realmente são, homens com esse distúrbio tendem a acreditar que seus corpos ou músculos são pequenos demais. Eles podem ter a imagem corporal distorcida e o desejo obsessivo de desenvolver massa muscular e evitar o ganho de gordura. Alguns dos sinais da dismorfia corporal são:

- Praticar treinamento de força excessivo (permanência por incontáveis horas na academia), além de outros exercícios compulsivos que interferem no trabalho e na vida.
- Examinar o corpo com frequência (olhar-se em espelhos e outras superfícies refletoras) ou evitar definitivamente os espelhos.
- Pesar-se de forma obsessiva.
- Dedicar pouco tempo à família ou aos amigos.
- Usar esteroides anabolizantes.

Se uma pessoa acha que treina em excesso e está preocupada com a interferência disso em sua vida, ao mesmo tempo que sente estar perdendo a alegria de viver, ela deve procurar aconselhamento profissional, porque essa é uma condição psiquiátrica. Esses casos não respondem a intervenções de orientação estética, como programas de exercícios, dietas ou cirurgia plástica para corrigir falhas corporais detectadas. Algumas pesquisas indicam que antidepressivos podem ajudar. Procure um psicólogo qualificado caso você ou alguém que você conheça possa estar sofrendo desse problema.

Fórmula da meta para a perda de peso

Desde que tenha determinado sua composição corporal por meio de método apropriado, é possível imaginar quanto peso é necessário perder para alcançar o percentual de gordura corporal mais baixo com a seguinte fórmula:

1. Peso corporal atual × percentual de gordura corporal atual = peso em gordura
2. Peso corporal atual − peso em gordura = peso sem gordura
3. Peso sem gordura ÷ percentual desejado de massa magra = peso desejado
4. Peso corporal atual − peso meta = meta de peso a perder

Como exemplo, consideremos uma pessoa que pese 63,5 kg, com percentual de gordura corporal atual de 12%. Sua meta é atingir 7% de gordura corporal. Sua meta de composição corporal, então, é de 7% de gordura e 93% de massa magra. Quantos quilos ela precisa perder? Eis o cálculo:

$$63,5 \text{ kg} \times 0,12 = 7,6 \text{ kg de gordura}$$
$$63,5 \text{ kg} - 7,6 \text{ kg} = 55,9 \text{ kg de massa magra}$$
$$55,9 \text{ kg} \div 0,93 = 60,1 \text{ kg}$$
$$63,5 \text{ kg} - 60,1 \text{ kg} = 3,4 \text{ kg}$$

Para atingir os 7% de gordura corporal, deve-se perder 3,4 kg. Naturalmente, é desejado que esses 7% de excesso a descartar sejam de gordura. Veremos a seguir a melhor maneira de maximizar a perda de gordura e minimizar a perda de músculos.

EXERCÍCIOS E PERDA DE GORDURA

O objetivo é perder gordura corporal sem perder massa muscular. Ninguém quer perder força nem resistência ou que o desempenho sofra redução. Então, como se manter na trilha da perda de gordura? Deve-se esquecer da dieta por enquanto; o outro segredo é o exercício.

Quando se trata de queimar gordura, o exercício é o melhor amigo do atleta de três maneiras:

1. **Quanto mais o indivíduo se exercita, menos ele tem que se preocupar com calorias.** Ao queimar de 300 a 400 calorias diariamente por meio do exercício, há uma melhora na taxa de queima de gordura. Como mostrado anteriormente, esses déficits de caloria foram testados em pesquisas e considerados precisos.

2. **O exercício aumenta a TMR.** Após o exercício, a TMR permanece elevada por várias horas, e calorias extras são queimadas mesmo em repouso. Ao treinar força, pode-se até mesmo conseguir mais um impulso metabólico: o músculo desenvolvido queima gordura, por ser tecido metabolicamente ativo. Quanto mais tecido muscular, mais alto é o impulso da taxa metabólica. Na Colorado State University, pesquisadores recrutaram dez homens, entre 22 e 35 anos, para ver qual o efeito do treinamento de força no metabolismo. Em vários momentos durante o estudo, eles participaram de treinamento de força, exercício aeróbio ou como parte do grupo de controle, sentados e em repouso. Durante o experimento, eles seguiram dietas controladas com composição de 65% de carboidrato, 15% de proteína e 20% de gordura.

   Na parte de treinamento de força do experimento, os homens desempenharam uma rotina padrão, embora extenuante: 5 séries de 10 exercícios diferentes para as partes superior e inferior do corpo, com um total de 50 séries. Eles treinaram por 100 minutos. Para o exercício aeróbio, pedalaram em intensidades moderadas por cerca de 1 hora.

   Os pesquisadores relataram os seguintes resultados: o treinamento de força produziu taxas maiores de uso de oxigênio em comparação com o exercício aeróbio ou com permanecer sentado e em repouso, o que significa que foi o melhor para elevar a TMR. Ela permaneceu elevada nos homens durante aproximadamente 15 horas após o treino. Claramente, o treinamento de força destacou-se como estimulante do metabolismo e queimador de calorias. Com o treinamento de força é fácil livrar-se da gordura e controlar o peso.

3. **O exercício conserva a massa muscular.** Ao perder 4,5 kg de peso corporal, a pessoa fica mais leve, mas se 2,3 kg dessa perda for de músculos, ela com certeza não ficará mais forte, e seu desempenho poderá ser prejudicado. Com relação à aparência, ela pode, ainda, parecer flácida quando se perde tecido muscular. O exercício é uma das melhores formas de assegurar-se de que haverá perda de mais peso dos estoques de gordura e não dos músculos. Pesquisadores colocaram esse princípio em teste. Em um estudo realizado com dez mulheres com sobrepeso, metade delas foi colocada em um grupo de dieta e exercícios, e a outra metade em um grupo somente com exercícios. As mulheres do primeiro grupo seguiram a dieta, que reduziu suas calorias em 50% do que precisavam para manter o peso, e fizeram exercícios aeróbios seis vezes por semana. As do grupo que realizou somente exercícios seguiram o mesmo programa aeróbio do outro grupo, mas com dieta destinada a estabilizar o peso.

   Após 14 semanas, os resultados foram verificados: os dois grupos perderam peso, mas a composição da perda foi muito diferente entre eles. No grupo de dieta e exercícios, a perda foi de 67% de gordura e 33% de massa magra. No grupo só com exercícios, as mulheres perderam muito mais gordura – 86%, e somente 14% de massa magra. E não foi só isso: a TMR diminuiu 9% entre as mulheres do grupo da dieta, enquanto se manteve no outro grupo.

Parte I ■ Fundamentos

O que isso tudo indica? Que com certeza pode-se perder peso com dieta de baixa caloria, mas há o risco de perder massa muscular. Além disso, a taxa metabólica pode cair e sabotar a tentativa de controle de peso bem-sucedida. Com exercício e dieta não restritiva, os músculos são preservados na queima calórica e mantém-se o metabolismo engrenado.

TREINAMENTO INTERVALADO DE ALTA INTENSIDADE

Se você quer permanecer totalmente magro para competição ou para melhorar a aparência, mas sem sacrificar músculos preciosos, familiarize-se com o treinamento intervalado de alta intensidade, também conhecido como HIIT (*high-intensity interval training counts*).

Com ele, os treinos serão mais curtos, mas na verdade aquele que o pratica treinará mais intensamente que qualquer outro nos aparelhos de exercícios aeróbios da academia. Basicamente, o treino é realizado em intervalos – ataca com esforço total à proporção de 80 a 90% da frequência cardíaca máxima (FCM), alternando com alongamentos curtos de recuperação ativa. Qualquer tipo de exercício de alta intensidade pode ser realizado para atender às diretrizes do HIIT (p. ex., corrida ao ar livre em trilha ou treino interno, remada, bicicleta ergométrica ou esteira, ou até mesmo circuito pliométrico) por 1 ou 2 minutos. Na escala de 1 a 10 de esforço percebido, o treinamento de alta intensidade deve exceder o nível 7. A recuperação ativa pode ser com a mesma atividade em intensidade menor (p. ex., de corrida para caminhada em trilha, de 2 minutos de subida ou pedalada em ambiente fechado para 3 minutos em terreno plano com nível 4 a 5 de esforço, e de saltos intensos para flexões e abdominais). Esse ciclo é repetido por mais ou menos 20 minutos. Muitas pesquisas mostram que o HIIT é um treino bastante eficaz na queima de gordura. A seguir, alguns casos relacionados.

Um dos primeiros estudos, conduzido por pesquisadores da Laval University (Quebec, Canadá), utilizou dois grupos em um experimento que se estendeu por vários meses. Um grupo seguiu um programa de 15 semanas com HIIT, enquanto o outro desempenhou somente exercício aeróbio regular. Estes últimos queimaram 15.000 calorias a mais do que seus colegas do HIIT, mas os do HIIT perderam mais gordura corporal.

Um estudo de 2001, da East Tennessee State University (EUA), encontrou resultados similares com indivíduos que praticaram o HIIT por 8 semanas. Novamente, o HIIT apresentou queima de gordura superior (os participantes diminuíram 2% de sua gordura corporal durante o experimento). Praticantes de exercícios aeróbios regulares não perderam nenhum grama de gordura.

Um estudo australiano descobriu que um grupo de mulheres que seguiu o programa HIIT de 20 minutos, com 8 segundos de corrida, seguidos de 12 segundos de descanso, perdeu seis vezes mais gordura corporal do que o grupo que seguiu o programa aeróbio regular, de 40 minutos, desempenhado em intensidade constante de 60% da FCM.

E mais: o HIIT é uma ótima maneira de queimar gordura abdominal. Em um estudo da University of Virginia (EUA), pesquisadores recrutaram 27 mulheres obesas de meia-idade com síndrome metabólica (condição pré-diabética), e as fizeram completar um dos três tipos de intervenções de exercício aeróbio por 16 semanas: (1) sem exercício de treinamento (grupo de controle); (2) treinamento com exercício de baixa intensidade (*low-intensity exercise training* – LIET); e (3) HIIT. No final do período de experimentação, o HIIT reduziu de forma significativa a gordura abdominal total, e não houve muitas mudanças nos grupos de controle ou LIET.

A razão de o HIIT funcionar tão bem é que ele aumenta o metabolismo – efeito comprovado por pesquisas. Geralmente, ele resulta em "pós-queima" calórica, ou seja, o corpo continua a queimar muitas calorias nas 24 horas pós-exercício. O HIIT parece ter um efeito mais intenso sobre o corpo, o que significa que mais calorias são necessárias para a recuperação. E o estudo Laval, mencionado anteriormente, descobriu que as fibras musculares dos praticantes de HIIT mostraram marcadores mais altos, de forma significativa, para oxidação de gordura (queima) do que as respostas do grupo de exercício aeróbio regular. Ou seja: o HIIT parece transformar o corpo em uma verdadeira fábrica de queimar calorias. Outra vantagem é que sessões mais curtas de exercício levam à preservação de massa muscular.

Então, para aqueles que procuram a melhor forma de queimar gordura sem perder músculos, o HIIT é a escolha certa.

OUTRAS ESTRATÉGIAS DE INTENSIDADE PARA QUEIMA DE GORDURA

Para os não praticantes de HIIT, há outras maneiras de queimar gordura por meio do exercício. Por exemplo, tentar treinar em nível alto o suficiente para aumentar a frequência cardíaca de 70 a 85% da FCM, que pode ser calculada ao subtrair a idade do número 220. Durante o exercício de baixa intensidade (20 minutos ou mais a 50% da FCM), a gordura fornece por volta de 90% das necessidades de combustível. Já o exercício aeróbio de alta intensidade a 75% da FCM queima um percentual menor (cerca de 60%), mas resulta em mais calorias totais queimadas no geral, inclusive mais calorias provenientes dos estoques de gordura.

Para ilustrar esse conceito, há uma comparação baseada em estudos de intensidade aeróbia. A 50% da FCM, são queimadas 7 calorias por minuto, 90% das quais originam-se da gordura. Em 75% da FCM, são queimadas 14 calorias por minuto, 60% provenientes da gordura. Então, em intensidade de 50%, na qual 90% das calorias são de gordura, são queimadas somente 6,3 calorias por minuto (0,9 × 7 cal/min), mas em intensidade de 75%, nas quais somente 60% das calorias são de gordura, até 8,4 calorias de gordura por minuto (0,6 × 14 cal/min) são queimadas. Para resumir, mais calorias de gordura total são queimadas em intensidades mais altas.

Intensidade em treinamento de força refere-se a quanto peso é levantado. Para os músculos responderem – ou seja, ficarem mais fortes e mais bem desenvolvidos –, é necessário desafiá-los a levantar cargas maiores. Isso significa exigir mais do que eles estão acostumados; aumentar aos poucos a carga que é levantada, a cada treino. Quanto mais músculos forem desenvolvidos, mais eficiente o corpo se tornará em queimar gordura, porque o músculo é o tecido metabólico mais ativo do corpo.

Caso haja dificuldade de se exercitar em alta intensidade, uma opção seria tentar aumentar sua duração – o período em que se exercita. É possível queimar tanta gordura treinando mais tempo em intensidade mais baixa quanto em exercício de intensidade mais alta com menor duração.

Para aumentar a taxa de perda de gordura, de forma gradual, basta aumentar as sessões de exercício aeróbio de 30 para 60 minutos, ou empenhar-se em distâncias maiores. Por exemplo, correr 1,6 km consome aproximadamente 100 calorias. Ao correr 8 km, 500 calorias são queimadas.

Outra opção relacionada à duração é a frequência – treinar mais vezes por semana para obter um gasto calórico maior. Talvez seja possível adicionar *spinning*, aula de *step*, *kickboxing* ou dança aeróbia para variar o programa aeróbio e também queimar algumas calorias extras.

Com essas estratégias – grandes quantidades de calorias de qualidade e de exercício intenso –, o famoso fisiculturista Mike Ashley foi capaz de reduzir sua gordura corporal, que era de 9%, para o nível de competição, 6,9%, sem sacrificar a massa muscular.

Não é necessário começar o treinamento com 5 horas diárias (a menos que seja um fisiculturista profissional em treinamento para competição); mas há uma relação entre o exercício e a dieta quando o objetivo é a queima de gordura corporal. Não há necessidade de cortar calorias; na verdade, é possível mantê-las altas. O exercício moderado em níveis altos de intensidade cuidará da queima de gordura.

ESTRATÉGIA COMPETITIVA DE UM FISICULTURISTA PROFISSIONAL

Há alguns anos, pesquisadores da Arizona State University (USA) estudaram a dieta e as estratégias de exercícios de Mike Ashley, conhecido nos círculos de fisiculturismo como "maravilha natural", por não utilizar esteroides anabolizantes. Durante o período de 8 semanas pré-competição, Mike fez o seguinte:

- Consumiu cerca de 5.000 calorias diárias – 3.674 calorias provenientes de alimentos mais uma bebida esportiva rica em carboidrato – e um suplemento de aminoácidos.
- Obteve 1.278 calorias adicionais por dia, provenientes de óleo suplementar de triglicerídeos de cadeia média (TCM) – consulte o Cap. 8 sobre TCM. Isso significa que 25,5% de suas calorias eram oriundas de fonte de gordura, sem incluir a ingestão de alimentos. Entretanto, os TCM não são metabolizados de forma convencional, como a gordura; o organismo os utiliza imediatamente para gerar energia, em vez de estocá-los como gordura. (Embora os TCM

> representem uma fonte mais compacta de energia – 9 cal/g contra 4 cal/g para carboidra-
> to –, essa abordagem não é recomendada para todas as pessoas. O planejamento alimen-
> tar apresentado no Cap. 13 tem uma aplicação mais ampla e funciona para mais pessoas.)
> - Treinou em um simulador de escada por 1 hora, 6 vezes por semana.
> - Levantou peso 6 dias por semana, e dividiu sua rotina em dois ou três treinos por dia. No
>   total, Mike treinou de 5 a 6 horas diárias em alto nível de intensidade.

ESTRATÉGIAS DIETÉTICAS ANTIGORDURA

A maneira antiga de descobrir quantas calorias devem ser ingeridas para perder peso é cortar de 500 a 1.000 calorias da dieta atual. Meio quilo de gordura
equivale a 3.500 calorias. De acordo com as leis da termodinâmica, ao ingerir 500
calorias a menos do que a necessidade diária, por 7 dias, teoricamente deve-se
perder 0,5 kg no final dessa semana. Ao dobrar essa quantidade, deve-se perder
1 kg. Mas os nutricionistas sabem há anos que não é assim que as coisas funcionam,
e essa estratégia se torna mais frustrante conforme avançam as semanas de dieta.

Na Georgia State University, o Dr. Dan Benardot se perguntou por que essas
leis aparentemente claras da física não se mantêm verdadeiras dentro do corpo
humano. Sua pesquisa mostrou que ao entrar no sistema biológico do corpo, o
alimento encontra mais variáveis em funcionamento do que o simples número de
calorias que lhe é atribuído por quilo de gordura, quando medido diretamente em
ambiente laboratorial. O corpo humano é um organismo vivo, e o ímpeto de sobrevivência permite que as regras do sistema mudem, com base em milhares de
anos de adaptação ao meio ambiente. O Dr. Benardot testou dois grupos de ginas-
tas e corredoras: um grupo ingeriu 500 calorias a menos do que necessitava para
manter seu peso a cada dia; e o outro ingeriu 300 calorias a menos. Sua descoberta foi surpreendente: as que consumiram 300 calorias a menos tiveram um percentual mais baixo de gordura corporal do que o grupo que ingeriu menos alimento.
Sua teoria é que quando as calorias ingeridas são muito poucas, o gasto energético
de repouso (GER) desacelera para alcançar a energia disponível para o corpo.

A habilidade do corpo em desacelerar a taxa metabólica para alcançar energia
disponível é compreendida pelos cientistas há muito tempo. Conhecida por adaptação ao jejum, ela é induzida em circunstâncias extremas de fome para permitir
que o corpo sobreviva por mais tempo do que seria previsível, com base nas taxas
metabólicas normais de uso de energia. O Dr. Benardot propôs, pela primeira vez,
que mesmo em estados leves de déficit de energia, o uso de energia desacelera. Não
há nenhum benefício na ingestão de muito menos calorias do que seu corpo precisa. Na verdade, ele chamou o déficit de 300 calorias de janela metabólica ideal
para mulheres perderem maior quantidade de gordura no menor tempo possível.

Então, deve-se esquecer da dieta de baixa caloria. Ao reduzir a ingestão calórica em 300 calorias (mulheres) ou 400 calorias (homens), é possível manter a taxa
metabólica alta o suficiente para continuar a queimar gordura em um bom ritmo.

Além disso, deseja-se ter energia suficiente para um desempenho em níveis máximos, tanto física como mentalmente. A seguir, um guia de como comer e proporcionar ao corpo ótimas chances de perder peso e poupar a massa muscular.

Não passar fome

Quem realiza treinamento de força provavelmente também faz exercícios aeróbios, e precisa de mais alimento, não menos. Pesquisadores na Tufts University descobriram que quando homens e mulheres mais velhos iniciam um programa de treinamento de força, eles precisam de 15% mais calorias só para manter o peso corporal. Essa descoberta não é tão surpreendente assim. Com o treinamento de força, os praticantes começam a gastar mais calorias. E suas TMR aumentam porque desenvolvem mais massa muscular.

É possível descobrir exatamente quantas calorias são necessárias para perder gordura. Com base em minha pesquisa com fisiculturistas profissionais, concluí que a ingestão de 35 a 38 cal/kg de peso corporal por dia é razoável para perda de gordura e preservação muscular em alguém que treina 5 ou mais dias por semana. O mínimo é de 29 a 31 cal/kg para rápida definição corporal, com o mesmo nível de treinamento. Se uma pessoa treina somente 3 ou 4 dias por semana, então logicamente suas calorias serão mais baixas. Qualquer coisa menos do que isso é restritiva demais, e o indivíduo não estará bem nutrido.

Por exemplo, um homem que se exercita cinco ou mais dias por semana e que pesa 82 kg gostaria de descobrir a quantidade de calorias que deve ingerir para perder gordura. O cálculo é simples: 82 kg × 38 cal/kg = 3.116 cal/dia. Para manter o peso corporal, este homem deveria ingerir até 42 cal/kg de peso corporal por dia, ou 3.444 cal/dia. Se o objetivo for desenvolver massa muscular e aumentar a intensidade, a duração ou a frequência de exercícios, é possível ir além – para 52 cal/kg de peso corporal ou mais, ou 4.264 cal/dia.

Se ainda assim precisar de déficit de caloria para continuar perdendo gordura ou romper a marca, recomenda-se aumentar o nível de atividade ou modificar ligeiramente as calorias. Por exemplo, restringir as calorias em cerca de 300 a 400 cal/dia e aumentar os exercícios aeróbios. Esse déficit, novamente, é a janela metabólica ideal para a perda de peso.

Corrigir a gordura da dieta

É importante certificar-se de incluir os tipos certos de gordura na dieta, inclusive ômega-3 e gordura monoinsaturada de azeite de oliva, abacate, oleaginosas e sementes e óleos de oleaginosas. Um estudo australiano recente mostrou que dietas ricas em gordura monoinsaturada ajudam mulheres na pré-menopausa a preservar a massa muscular enquanto perdem peso. Dietas ricas em ômega-3 podem, na verdade, proteger contra obesidade; muitos estudos observaram o efeito de queima de gordura desse ácido graxo. Por isso, é importante incluir até cinco refeições de peixe na dieta semanal. Quanto mais massa muscular é conservada enquanto se perde peso, maior a chance de mantê-lo controlado para sempre.

Preservar a massa muscular com proteína

Para perder a maior parte da gordura e manter o metabolismo em pleno funcionamento com massa muscular preservada, deve-se obter proteína adequada na dieta. A proteína também ajuda a controlar o apetite. Se um indivíduo está em uma dieta com calorias muito baixas, há uma grande possibilidade de essa proteína não ser utilizada para o desenvolvimento de tecido, mas sim quebrada e utilizada como energia, como acontece com o carboidrato e a gordura. Como lembrete para a perda de gordura corporal, o perfil nutritivo da dieta deve ser de 30% de proteína, 40% de carboidrato e 30% de gordura.

Diminuir a gordura corporal com menos carboidrato

No passado, eu hesitava em recomendar dietas com baixo carboidrato para grupos e pessoas altamente ativos. Eu não achava que a pessoa ativa ou o atleta pudesse se exercitar intensamente em condições de baixa ingestão de carboidratos. Entretanto, várias novas linhas de pesquisa revelam que a dieta de baixa ingestão de carboidratos, com hortaliças e laticínios adequados e pequenas quantidades de oleaginosas e sementes, pode fornecer combustível para treinos, além de acionar a perda de peso. Atualmente, recomendo o tipo certo de dieta com menos carboidrato como uma forma eficaz de emagrecer.

A dieta de perda de gordura que recomendo não é dolorosa, nem fará que você se sinta privado. O plano é organizado a fim de programar e combinar com precisão os alimentos e maximizar o humor, o foco mental e a energia física daqueles que o seguirem. Também garanto a ingestão da quantidade certa de calorias e nutrientes com metas durante o dia para colocar todos os nutrientes necessários a seu favor. Os Capítulos 15 e 16 apresentam cardápios para elaboração de um planejamento alimentar que irá contribuir com as suas metas de treinamento, físicas e de perda de gordura.

Recorrer a hortaliças e alimentos naturais (não processados)

A melhor estratégia para perda de peso e gordura e para manter a forma é consumir hortaliças em abundância. O ideal é que elas sejam cultivadas com métodos sustentáveis, com o mínimo de vestígio de carbono e sem organismos geneticamente modificados (OGM). Acredito que esses métodos farão você se sentir bem com relação aquilo que está consumindo.

Embora estejam em andamento pesquisas que investigam se os alimentos cultivados de forma orgânica são mais saudáveis em termos nutricionais do que os cultivados com agrotóxicos e herbicidas, ou inclusive se fazem menos mal ao consumidor e ao meio ambiente, é mais provável que eles sejam melhores para a saúde dos agricultores nos campos. O que se sabe é que ao comprar de agricultores, o consumidor encontra aquele que plantou seu alimento, tem conexão direta com a pessoa que se esforçou e dedicou seu tempo em cultivar o alimento que será ingerido. Ao comprar do produtor local, contribuímos para a subsistência de nossa comunidade e para o cuidado físico do meio ambiente. Pesquisas mostram que essas conexões positivas melhoram a função imunológica, a saúde geral e a qualidade de vida.

Alimentos naturais e integrais são infinitamente mais saudáveis do que os processados. Apesar de toda a ciência dos alimentos funcionais e processados, a mãe natureza ainda não foi superada. Vitaminas e minerais individuais, fitonutrientes e fatores alimentares, ácidos graxos, aminoácidos e fibras nunca funcionam tão bem em suplementos como fazem quando combinados de forma natural no alimento não processado. Os suplementos são úteis, mas somente por conveniência, para um objetivo específico e segurança nutricional extra. Utilizo produtos e suplementos em minha dieta e os aconselho a meus clientes. Mas os suplementos, dentro do alimento ou em forma de pílulas, nunca substituirão os alimentos naturais.

Embora a vida do atleta possa ser ocupada, frenética e exigente, escolher alimentos naturais faz grande diferença no desempenho físico e mental. Isso pode exigir pequeno esforço extra, mas vale a pena. É necessário planejar com antecedência ao criar listas de compras, elaborar um planejamento alimentar e selecionar receitas. Aqueles que viajam precisarão pensar antecipadamente e comprar os tipos de alimentos que permanecem frescos e são apropriados para o estilo de vida de viajante. Também será necessário procurar por restaurantes e armazéns que possam atender às necessidades da dieta. E deve-se entender bastante sobre alimentos para fazer ajustes no planejamento alimentar e, ainda, manter-se na linha para atender aos objetivos.

É muito mais importante ingerir grande quantidade de hortaliças e frutas do que evitá-las por não conseguir encontrar ou pagar por produtos orgânicos. Convencionais ou orgânicos, deve-se sempre lavá-los bem.

Durante o dia, deve-se consumir muitos vegetais sem amido, o que resulta em uma dieta rica em nutrientes anti-inflamatórios, líquidos e fibras. Essas características tornam as hortaliças mais saciáveis, o que ajuda a diminuir a quantidade de calorias ao tentar controlar o apetite. As fibras da maioria dos vegetais sem amido não formam gases; elas criam pouco ou nenhum desconforto e inchaço em atletas.

Monitorar o consumo de açúcar adicionado na dieta

Açúcar adicionado na dieta promove o ganho de gordura ao reduzir a sensibilidade das células à insulina, de forma que ela não consegue transportar o açúcar para os músculos. A insulina, em vez disso, o direciona para o fígado, que o transforma em gordura. Ao ingerir alimentos com índice glicêmico baixo, evita-se por completo essa situação.

Por exemplo, pesquisadores da Indiana University analisaram a dieta de quatro grupos de pessoas: homens magros (média de gordura corporal de 15%), mulheres magras (média de gordura corporal de 20%), homens obesos (25% de gordura) e mulheres obesas (35% de gordura). Os dois grupos de obesos ingeriam mais calorias a partir de gordura (36% do total) e açúcar refinado presente em doces, bolinhos e sorvete (que contêm muita gordura também) do que os grupos de magros. Em outras palavras, constatou-se uma relação direta entre dietas com muita gordura e açúcar e a obesidade.

A lição é esta: mudar a composição da dieta e manter-se longe da gordura. Isso significa cortar alimentos com muita gordura e açúcar. Aqueles que são ávidos por doces devem escolher chocolate amargo ou combinar alimentos doces com proteína e gordura saudável, para que o corpo absorva lentamente o alimento e libere açúcar na mesma velocidade e, então, libere a insulina na corrente sanguínea. Também é importante permanecer longe de bebidas e alimentos adoçados com xarope de milho com muita frutose, que estão relacionados ao alto índice de obesidade.

Se quiser usar alimentos adoçados artificialmente, é necessário proceder com precaução. Consulte a sessão sobre adoçantes artificiais mais adiante, em relação à controvérsia sobre seu uso.

Não se exercitar em jejum, caso a meta seja o desempenho

Há rumores de que jejuar antes do exercício impulsiona a queima de gordura. Essa estratégia ainda é controversa. Enquanto alguns estudos confirmam que não há diferença em perda de gordura entre exercitar-se com o estômago vazio e após ter se alimentado, outros discordam. Na verdade, o jejum anterior ao exercício pode impulsionar um pouco a queima de gordura, mas não melhorará o desempenho do exercício.

Além disso, ao fazer exercícios após o jejum, o corpo não tem glicogênio suficiente no músculo para ser usado como combustível – uma situação perigosa. O fato é que uma reserva inadequada de glicogênio corporal causa a quebra de proteína muscular, que não é o estado desejado para desenvolvimento muscular, força e potência.

Aconselha-se sempre exercitar-se bem alimentado. Para aqueles que treinam de manhã cedo e sentem que não conseguem ingerir um café da manhã completo antes de treinar, devem tentar pelo menos comer um pequeno lanche. Melhor que o lanche tenha 20 a 25 g de proteína e no mínimo 35 g ou mais de carboidrato, conforme as necessidades totais da pessoa, mas mesmo a metade disso é melhor do que nada. Um *shake* feito com a proteína do soro do leite (*whey*) e uma fonte de carboidrato, como fruta, suco ou suplemento pode ser a melhor estratégia para alguns. O iogurte é normalmente bem tolerado e é um combo natural de proteína e carboidrato. Em seguida, é importante ingerir um café da manhã completo após o treino. A programação de qualquer refeição ou lanche pré-treino é altamente individualizada, baseada no que cada um consegue tolerar. Alguns conseguem comer e treinar; outros precisam de até

60 ou 90 minutos antes de se exercitar. Cada indivíduo deve identificar suas próprias reações, lembrando que líquidos deixam rapidamente o estômago.

Aqueles que treinam mais tarde já terão se alimentado e abastecido seus músculos. Então, é importante certificar-se de que tenha comido dentro de 90 minutos a 2 horas antes do exercício. Deve-se escolher os alimentos que funcionam individualmente. O iogurte é uma boa escolha, assim como os *shakes* líquidos. Algumas pessoas apreciam hambúrguer antes de praticar o treinamento de força; tudo bem. O ideal é fazer o que for melhor para cada um.

No entanto, recomenda-se manter a ingestão de gordura ao mínimo em lanches e refeições pré-treino. A gordura deixará a digestão mais lenta e proporcionará a sensação de saciedade por mais tempo. Recomenda-se evitar alimentos ricos em fibras próximo do horário do exercício, pelas mesmas razões.

Não pular o café da manhã

Pular o desjejum não é bom para perder gordura corporal; na verdade, pode até mesmo tornar mais obeso aquele que adota essa prática. A maioria das pessoas que deixa de tomar o café da manhã consome calorias adicionais durante o dia. Em Madri, na Espanha, pesquisadores descobriram que pessoas com sobrepeso e obesas gastavam menos tempo consumindo o café da manhã e consumiam quantidades menores e tipos menos variados de alimentos nessa refeição comparadas com pessoas de peso adequado. O desjejum alimenta o "fogo" metabólico para o dia. Ao contrário, passar fome pela manhã é outra forma de jejum, o que desacelera o metabolismo. Além disso, o desempenho físico e mental sofre quando se trabalha de estômago vazio.

Se você é como eu, está sempre apressado pela manhã, quase sem tempo para tomar um banho e se arrumar, muito menos para tomar café da manhã. Nesse caso, deve-se comer o que for possível. Mesmo nas manhãs mais ocupadas, planejo meu café da manhã com antecedência e nunca pulo essa refeição. Alguma coisa é melhor do que nada. Um estudo feito na Inglaterra mostrou que os cereais matinais, por serem ricos em vitaminas e sais minerais e pobres em gordura, são ótima escolha para essa refeição. Ao escolhê-los, prefira aqueles feitos com grãos integrais, pouco açúcar e bastante fibra, pois são os melhores.

O café da manhã ideal inclui os três tipos de nutrientes: proteína, carboidrato e gordura. Aqueles que estão sempre viajando precisam de alimentos que sejam preparados em poucos minutos. Há várias receitas no Capítulo 17 para ajudar nessa tarefa. Algumas delas podem ser levadas em suas viagens – não há desculpas para deixar de fazer essa refeição.

Limitar a ingestão de álcool

Se a meta é o desempenho em níveis elevados, deve-se estar certo de que o consumo de álcool limitará o progresso. Os dados são bem claros: o álcool é um depressor do sistema nervoso central, diminui o desempenho físico não somente dentro de horas, mas também dentro de dias após seu consumo. Ele também aumenta o apetite e a ingestão calórica, e ambos são prejudiciais à perda de gordura corporal.

Há um grande mal-entendido de que as calorias do álcool não são reconhecidas pelo corpo e, portanto, não contam. Isso é mito. As calorias são certamente reconhecidas e metabolizadas. Assim como proteínas, carboidratos e gordura, as calorias do álcool são armazenadas como gordura quando o consumo está acima das necessidades calóricas. Uma pesquisa recente mostrou que as calorias do álcool somam-se a todas as outras ingeridas no dia, embora sejam consideradas "vazias", porque não fornecem nenhum nutriente. E uma vez que o álcool diminui suas inibições, ao beber e comer, todas as melhores intenções vão por água abaixo.

Álcool consumido antes ou durante as refeições tende a aumentar a ingestão de alimentos, tanto para diminuir as inibições como para melhorar os efeitos de recompensa em curto prazo do alimento. É verdade que seu consumo moderado pode proteger contra a obesidade, em especial para mulheres; entretanto, o consumo exagerado e a dependência, assim como a bebedeira excessiva, podem aumentar os riscos de obesidade. É mais provável que seu desejo seja evitar a obesidade e permanecer magro tanto quanto possível. Exceto em ocasiões especiais, o álcool não faz parte do hábito na dieta de alguém que tenta atingir metas físicas e de desempenho.

MITOS E VERDADES SOBRE NUTRIÇÃO ESPORTIVA

Substitutos do açúcar fazem parte do programa de perda de peso?

Substitutos do açúcar são naturais ou sintéticos. Por exemplo, estévia é natural, mas a sacarina é artificial. Alguns deles, como néctar de agave e xarope de arroz, possuem alto poder adoçante, porque são muito mais doces do que a sacarose ou o açúcar comum. Por causa disso, são necessárias somente pequenas quantidades deles.

A maioria dos substitutos aprovados para uso pela Food and Drug Administration (FDA – Agência Reguladora de Medicamentos e Alimentos dos Estados Unidos) é sintetizada artificialmente, mas há alguns compostos naturais, como a estévia, o sorbitol e o xilitol. Apesar da supervisão da FDA a respeito desses aditivos alimentares, os substitutos do açúcar permanecem controversos, como algumas questões sobre os riscos que oferecem à saúde.

A razão mais comum que leva as pessoas a utilizarem esses aditivos é reduzir o consumo calórico e controlar o peso e a gordura corporal. Estudos científicos recentes indicam que isso pode não ser assim tão simples. Estudos em animais mostraram que o sabor doce na boca induz a resposta à insulina, o que causa aumento do estoque de gordura em relação ao carboidrato em circulação. Quando essa substância leva a tal resposta sem aumento de açúcar no sangue, pode haver aumento na hipoglicemia ou hiperinsulinemia como resultado. Esse quadro leva ao aumento da ingestão de alimentos, nenhuma perda de peso e até possível ganho. Além disso, a resposta normal do corpo ao consumir açúcar em pequenas quantidades é aumentar a produção de calor e o uso de energia e cortar o apetite no final do dia. Com os aditivos, essas respostas nunca ocorrem.

> Estudos populacionais em humanos mostraram que o aumento do consumo de bebidas com adoçantes artificiais provoca ganho de peso; entretanto, estudos randomizados de controle são muito limitados, e não há evidências clínicas significativas que confirmem relação de causa e efeito. Aconselha-se manter esses fatores em mente e limitar qualquer uso de adoçantes adicionados na dieta, naturais ou não.

OS MELHORES ALIMENTOS PARA A QUEIMA DE GORDURA

No início dos anos 2000, todos os tipos de alimentos e suplementos eram vendidos com promessas de queimar gordura. Nenhum deles, no entanto, tinha dados científicos para sustentar as alegações. Tudo isso mudou. Os cientistas começaram a entender como certos alimentos realmente aceleram o metabolismo ou melhoram os hormônios para ajudar a queimar gordura. Os melhores alimentos desse tipo são discutidos nesta seção.

Proteína

Além de ajudar a desenvolver músculos, a proteína magra auxilia a alimentar o "fogo" que queima a gordura. O efeito termogênico é de 20 a 30% comparado com os parcos 2 a 13% do carboidrato. Isso significa, basicamente, que são necessárias muito mais calorias para digerir, absorver e utilizar proteína do que carboidrato. Ao incluir proteína em toda refeição e lanche durante o dia, o potencial de queima de gordura aumenta.

Certifique-se de escolher fontes magras como ovos, frango, peru, peixe e carne vermelha magra, laticínios semidesnatados e desnatados (como iogurte grego) e proteína vegetal. Aqueles que ainda não possuem um liquidificador nem proteína em pó devem adquiri-los. Quando ansiar por um lanche com bastante gordura e carboidrato, prefira um *shake* de proteína.

Peixe

Por muitos anos, os nutricionistas presumiram que as pessoas perdiam peso ao comer peixe porque este continha menos calorias por quilo do que a carne vermelha. Agora, no entanto, parece que as razões vão além desse fato. O mais importante é que o tipo de gordura encontrado no peixe parece melhorar a eficácia do hormônio leptina. Essa proteína circula no sangue e, como a insulina, é essencial na equação de controle de peso. A leptina regula a ingestão de alimentos, assim como o gasto de energia corporal. Quando as células do cérebro percebem um aumento de leptina, sinalizam para outras partes do sistema nervoso interromper o apetite e iniciar o metabolismo.

Recomendo aos meus clientes o consumo de cinco refeições com peixe por semana. O ômega-3 promove a saúde do coração, do cérebro e do sistema nervoso e, possivelmente, melhora a eficácia da leptina em impulsionar o metabolismo e controlar o apetite. Melhor impossível. Embora qualquer peixe tenha mais ômega-3 do que um cachorro-quente, peixes gordurosos como salmão, peixe-carvão, arenque, sardinha, cavala, alabote, atum fresco e crustáceos são os mais ricos nesse tipo de ácido graxo.

Probióticos

O sistema digestivo dos seres humanos é o lar de 10 a 100 trilhões de bactérias, muitas delas amigáveis e promotoras de saúde. A cultura dessas bactérias boas no intestino é chamada de probióticos. Cientistas acreditam que pessoas com certos tipos de microrganismos não amigáveis podem obter mais calorias de seus alimentos e, portanto, acumular mais gordura do que aquelas com tipos diferentes de microrganismos. Como resultado, manipular essas bactérias por meio da dieta ou suplementos pode ser uma forma de combater a obesidade. Como fazer isso? É possível ingerir prebióticos, que melhoram o crescimento de certos microrganismos saudáveis. Os prebióticos funcionam como alimento para as culturas de probióticos e são encontrados em alimentos como grãos integrais, sementes de linhaça, cebolas, bananas, alho, mel, alho-poró e alcachofras; são encontrados em certos iogurtes e *kefir*, que contêm bactérias vivas, assim como em suplementos. Acredita-se que esses microrganismos amigáveis digerem o excesso de calorias. O resultado é que menos calorias são estocadas como gordura. Em um estudo canadense publicado no *American Journal of Clinical Nutrition*, 48 pessoas com sobrepeso ingeriram placebo ou prebióticos (oligofrutose) por 12 semanas. Sem mudanças de estilo de vida conscientes, aquelas que ingeriram prebióticos perderam em média 1 kg, enquanto o grupo placebo ganhou cerca de 0,5 kg. Pesquisas tem verificado que os prebióticos também reduzem a fome e melhoram a função do açúcar no sangue e dos níveis de insulina. Uma das estratégias mais simples para acrescentá-los ao dia a dia é incluir 1 a 2 colheres de sopa de semente de linhaça moída no café da manhã, no cereal frio ou quente ou no iogurte; a semente de linhaça moída pode também ser facilmente adicionada a saladas no almoço ou no jantar.

Azeite de oliva

Todos os tipos de gordura consumidos podem influenciar no gasto de energia e no peso corporal. A energia é liberada por meio da produção de calor no processo chamado termogênese sem tremor, que é controlada pela proteína desacopladora (*uncoupling proteins* – UCP) nas células adiposas marrom e branca, e nas células musculares. Pesquisadores interessados em descobrir se a dieta pode influenciar esse processo investigaram as melhorias dietéticas possíveis da termogênese em ratos. Descobriram que o azeite de oliva, rico em gordura monoinsaturada, aumentou a atividade das UCP e, em consequência, a taxa metabólica. Tendo em vista a curta duração do estudo, publicado no *American Journal of Clinical Nutrition*, nenhuma diferença de peso corporal foi registrada entre ratos alimentados com azeite de oliva e os que receberam outros tipos de gordura. Entretanto, estudos internacionais mostram que as dietas de estilo mediterrâneo, mais ricas nesse alimento, são associadas com manutenção de peso e pouco ganho de peso com o tempo, em comparação com as dietas com menos azeite de oliva. Contudo, o consumo geral de gordura ainda soma muitas calorias à dieta, e as pessoas que a consomem em demasia apresentam sobrepeso, comparadas àquelas que controlam sua ingestão total.

Chá-verde

Certos produtos químicos naturais chamados catequinas são abundantes no chá-verde. Estudos em animais e humanos mostram que elas parecem aumentar a queima de gordura e estimulam a termogênese, e a combinação com cafeína no chá parece impulsionar o efeito. A quantidade que deve ser consumida não é de todo clara. Em um estudo de 1999, em Maryland, os participantes beberam 6 xícaras (1.500 mL) de chá por dia durante quatro dias. Em um estudo mais recente, no Japão, resultados bem-sucedidos foram obtidos a partir de 2 ½ xícaras (600 mL) diárias por 12 semanas. Uma pesquisa recente no Reino Unido demonstrou maior queima de gordura em exercício por jovens do sexo masculino que ingeriram três cápsulas por dia de extrato de chá-verde (com um total de 890 ± 13 mg de polifenóis e 366 ± 5 mg de EGCG [catequinas]). Tendo em vista que a quantidade de catequinas é difícil de controlar com a fermentação, muitos profissionais recomendam o uso de extrato de chá-verde para controlar melhor a dose.

Leite

O leite destaca-se na lista de alimentos para a queima de gordura. Sem dúvida você já leu ou viu comerciais relacionados ao benefício desse alimento na perda de peso. Rico em cálcio, ele ajuda a desligar o gene-chave da obesidade, impede que o corpo acione a máquina de produzir gordura e ajuda o metabolismo da queima de gordura. Ao mesmo tempo, ele é a fonte da proteína do soro (*whey*), apresentada em estudos como auxiliar para eliminar gordura e limitar a transformação de calorias em depósitos de gordura no fígado. Pessoas submetidas a uma dieta reduzida em calorias, com suplemento diário de 20 g de proteína do soro do leite após o treino, perderam muito mais gordura e mantiveram bem mais massa muscular comparadas com aquelas às quais foi dado placebo. O leite é fonte natural de proteína do soro, e há benefício ao adicioná-lo como complemento da dieta.

Pimenta

Estudos constataram o efeito termogênico da capsaicina, composto encontrado nas pimentas do gênero *Capsicum*. Pessoas que receberam refeições com pimenta de forma regular por quatro semanas tiveram níveis altos de insulina no sangue atenuados após a refeição. Embora a perda de peso não tenha sido estudada, a diminuição dos níveis sanguíneos de insulina em pessoas com sobrepeso pode, no fim, levar a ela. Outros estudos que utilizaram suplemento de capsaicina mostraram ser eficazes, mas a dosagem deve ser seguida à risca. Um estudo holandês – com homens obesos e com sobrepeso utilizando suplemento com extrato de chá-verde, capsaicina, tirosina e cálcio por 7 dias – mostrou aumento de 2% no gasto de energia. Pesquisas apontam que somente comprimidos não revestidos são eficazes. O revestimento, que inibe a digestão no estômago, inativa a eficácia da capsaicina. (Um novo suplemento, com uma variante de capsaicina – o capsinoide –, eliminou o efeito colateral picante e é mais tolerado do que os outros suplementos. Ver mais informações no Cap. 9.)

MITOS E VERDADES SOBRE NUTRIÇÃO ESPORTIVA

Burlar a dieta e ainda assim perder peso

Uma questão bem típica sobre dieta que me perguntam em festas, à mesa do *buffet*, é "o que você acha de deixar a dieta de lado por um dia?" Aqui está minha resposta (mais detalhada do que aquela que daria em uma festa).

A ideia do dia de folga na dieta surgiu no mundo do fisiculturismo. Embora famosos por sua habilidade de seguir dietas muito restritas antes das competições, os fisiculturistas do sexo masculino observaram que, no dia pós-competição, eles tinham uma aparência muito melhor do que quando estavam no palco do evento. Sem dúvida, apesar de ingerir somente atum e peito de frango para reduzir medidas antes da competição, logo que esta fosse encerrada eles correriam para a sorveteria mais próxima. Após a tarde toda de indulgências, eles acordariam no dia seguinte com o corpo incrivelmente delineado, com mais definições e reduções do que no dia anterior. Não demorou muito para "o dia do lixo" ser incorporado nos regimes de dieta padrão para esses atletas.

Mas e quanto às fisiculturistas mulheres? Por avaliação própria, as mulheres com as quais trabalho acreditam que adicionar um dia de folga de vez em quando é bom. Entretanto, diferentemente dos homens, que parecem ser capazes de retornar aos seus regimes dietéticos com grande controle, elas tendem a se restringir menos durante a semana após o dia do lixo.

A Dra. Pamela Peeke confirma essa ideia em seu livro, *Body for life para mulheres*. De acordo com a Dra. Peeke, as mulheres são mais suscetíveis à bebedeira nesse dia. Ela recomenda incorporar equilíbrio na dieta diária para promover uma relação saudável com a comida, que pode levar à perda de peso bem-sucedida.

Até recentemente, o conceito do dia do lixo estava baseado em teoria e piadas. Agora, entretanto, há dados sobre o que acontece em termos de comportamento e o resultado desse comportamento. Em 2005, um estudo publicado por pesquisadores do Centro de Nutrição Humana na University of Colorado examinou características comuns de quem mantém a perda de peso bem-sucedida em longo prazo, no National Weight Control Registry (NWCR). O NWCR possui registros de mais de 4.800 pessoas que foram bem-sucedidas na manutenção da perda de peso em longo prazo. Embora o NWCR não represente uma amostra aleatória de todos os que se submetem à dieta, ele tem seu real valor ao identificar estratégias que podem ajudar outras pessoas a se tornarem bem-sucedidas em livrar-se do excesso de peso.

Como resultado, os participantes que mantiveram uma dieta consistente durante a semana tiveram 1,5 vez mais chances de manter seu peso dentro de 2,3 kg durante o ano seguinte do que os participantes que se permitiram o dia de folga durante a semana. O mesmo é verdadeiro para pessoas que puderam ser flexíveis durante feriados e viagens. Ambos os grupos que tinham horário livre fora dos planos alimentares correram risco maior de readquirir o peso perdido.

Em minha opinião, todo o conceito de burlar a dieta exemplifica uma abordagem negativa em relação à comida. Tapear, de maneira planejada ou não, implica culpa por conduta imprópria. Ao viver uma semana inteira com restrição, excluindo todos os alimentos favoritos, tudo o que se faz é ansiá-los durante o trabalho árduo e evitá-los. Então vem o dia do lixo, e em vez de ingerir uma porção normal de bolo de chocolate, vem o descontrole e come-se metade do bolo. Então a culpa se instala, e lá se vai a outra metade do bolo. Quanta perda de tempo e desgaste emocional!

O ideal é livrar-se da ideia de burlar a dieta. Deve-se construir uma abordagem positiva quanto à comida e à dieta por meio do equilíbrio diário da alimentação e do exercício, e os alimentos favoritos com todos os outros que são ingeridos para manter a saúde.

A maneira mais fácil de manter equilíbrio na dieta é iniciar com o panorama geral. Quais são os seus alimentos favoritos e que você acha que deveria evitar, e em quais dias você está mais ativo? Ingerir guloseimas após o exercício faz o açúcar trabalhar para o corpo. A pessoa não somente não se sente culpada por isso, como também seu corpo se beneficia do açúcar pós-exercício. E é possível sentir-se bem recompensando-se após um treino intenso e suado. Qualquer que seja a guloseima, certifique-se de incluir uma fonte de proteína do leite ao mesmo tempo, para obter maior benefício. Pode ser a vitamina à base de leite da cafeteria ou lanchonete mais próxima. Ou talvez um *cookie* com um copo de leite? Ou que tal um café com leite e uma rosquinha? Todos eles contêm os ingredientes certos para ajudar na recuperação, no desenvolvimento e no reabastecimento da massa muscular após o treino. Certamente, manter as porções pequenas ajudará a conter suas calorias, mas vai parecer bastante se você nunca se permitiu comer nada no pós-treino.

Seu momento de maior fraqueza é à noite? Morreria por um chocolate? Planejar tomar um chocolate quente para ajudar a relaxar e a superar os obstáculos pode ser uma boa opção. Os altos níveis de triptofano do leite combinados com alguns gramas de carboidrato aumentarão os níveis de serotonina e ajudarão a mente e o corpo a se preparar para dormir. Cacau em pó natural, sem gordura, ou amargo com no mínimo 70% de cacau, fará o mesmo. Esta é a maneira de planejar algo bom para a vida diária.

Que tal uma extravagância não planejada? Sempre haverá momentos muito especiais na vida quando fazemos algo, comemos alguma coisa, e nós sentimos quando se trata desse momento. Eu digo: celebre esses momentos; não desperdice-os. Não arruine seu casamento porque o bolo não está no plano para o dia. Não deixe de brindar o próprio aniversário com champanhe. E, definitivamente, não se esqueça de partilhar uma refeição durante momentos especiais com a pessoa que ama. A comida tem papel muito íntimo na vida das pessoas, e a restrição alimentar, durante momentos de carinho, ocasiões felizes e celebrações pode fazer você se sentir excluído. Falo de ocasiões realmente especiais, que acontecem de vez em quando – não todo feriado ou dia de folga.

Quando o dia terminar, olhe para trás com carinho. Esperamos que a comida e o momento tenham sido tão bons quanto foi desejado. Então, no dia seguinte, retorne ao plano. Aja dessa forma e livre-se da culpa!

6 Hidratação para treinamento pesado

Qual é o nutriente vital para crescer, desenvolver-se e ter saúde?

Quem apostou na água, parabéns. As pessoas frequentemente negligenciam a importância da água na dieta, e a maioria nem mesmo a considera um nutriente essencial. No entanto, sem ela e outros líquidos em quantidade suficiente, uma pessoa morreria em 1 semana.

Embora a água não forneça energia da mesma forma que o carboidrato e a gordura o fazem, ela tem papel essencial na formação de energia. Como o nutriente mais abundante do corpo, a água é o meio no qual todas as reações energéticas acontecem. Assim, precisamos de muitos líquidos para combustível e vigor. Os líquidos são obtidos de forma variada – a partir dos alimentos, bebidas e na forma pura e simples da água que é ingerida. A seguir, um olhar mais minucioso sobre a importância da água e de outros líquidos na dieta.

ÁGUA: UM NUTRIENTE ESSENCIAL

Os líquidos do corpo formam um rio de tráfego intenso por meio de artérias, veias e capilares, que transportam nutrientes para as células e resíduos para fora do corpo. Os líquidos preenchem praticamente todos os espaços dentro das células e ao redor delas. As moléculas de água não somente preenchem o espaço, mas também ajudam a formar as estruturas das macromoléculas, como proteína e glicogênio. As reações químicas que nos mantêm vivos ocorrem na água, e ela é participante ativa dessas reações.

É difícil falar coisas boas o suficiente sobre esse elemento. A água corresponde a cerca de 60% do peso corporal em adultos. Como primeiro líquido do corpo, ela serve de solvente para minerais, vitaminas, aminoácidos, glicose e muitos outros nutrientes. Sem ela, não é possível nem mesmo digerir esses nutrientes essenciais, muito menos absorvê-los, transportá-los e utilizá-los.

Além de transportar nutrientes pelo corpo, a água transporta os resíduos para fora dele. Ela também colabora na lubrificação das articulações. E quando a temperatura corporal começa a subir, a água age como um resfriador de radiador. Já foi dito o bastante para que se perceba porque ela é tão vital para a saúde.

Regulação da temperatura

O corpo humano produz energia para o exercício, mas somente 25% dessa energia é de fato utilizada no trabalho mecânico; os outros 75% são liberados como calor. O calor extra, produzido durante o exercício, causa aquecimento corporal, o que aumenta a temperatura central. Para livrar-se desse calor extra, transpiramos. Conforme o suor evapora, o sangue e o corpo esfriam. Se o corpo não conseguisse resfriar, iria sucumbir rapidamente pelo estresse térmico causado pelo aumento de sua temperatura central.

Queima de gordura

Beber água pode realmente ajudar na manutenção do peso. Os rins dependem de água para filtrar os resíduos do organismo. Com pouco suprimento de água, esses órgãos precisam de apoio, e então buscam ajuda do fígado. Entre as muitas funções deste último, está a mobilização de gordura estocada para geração de energia. Ao receber tarefas extras dos rins, o fígado não consegue fazer bem seu trabalho de queima de gordura. Como resultado, a perda de gordura fica comprometida.

Por outro lado, a água pode ajudar a atenuar a fome (assim, come-se menos) e ela não tem calorias. Para os que estão em uma dieta rica em proteínas, a água é necessária para desintoxicar a amônia, subproduto do metabolismo energético. E, ao queimar ácidos graxos estocados como energia, o organismo libera qualquer toxina hidrossolúvel que tenha sido estocada nas células adiposas de forma benigna. Quanto mais líquido é ingerido, mais as toxinas da corrente sanguínea são diluídas e mais rapidamente elas abandonam o organismo.

Força e controle muscular

A desidratação pode ser um dos motivos pelos quais em alguns dias a sensação de exaustão é tão grande que não conseguimos dar duro no treino. A água é necessária para mover os músculos. De todos os lugares do corpo, ela é encontrada em maiores concentrações nos tecidos metabolicamente ativos, como músculos, e em menores concentrações naqueles relativamente inativos, como gordura, pele e alguns ossos. Os músculos são controlados pelos nervos. O estímulo elétrico dos nervos e a contração muscular ocorrem como resultado da troca de eletrólitos dissolvidos na água (sódio, potássio, cálcio, cloreto e magnésio) através dos nervos e membranas celulares dos músculos.

Se falta água ou eletrólitos, a força e o controle muscular podem diminuir. O déficit de água de somente 2 a 4% do peso corporal pode diminuir o treinamento de força em até 21% – e a força aeróbia em até 48%. O mecanismo da sede é acionado quando o corpo atinge 2% de perda de peso em água. Mas a essa altura, o indivíduo já está desidratado. Para evitar essa situação, deve-se planejar a ingestão de líquidos durante o dia todo.

Se a meta é ganhar músculos, há necessidade de se preocupar com o volume celular, ou o estado de hidratação das células musculares. Nas células bem hidratadas, a síntese proteica é estimulada e a quebra de proteína é diminuída. Por outro lado, a desidratação das células musculares inverte esse quadro. O volume celular parece também influenciar a expressão genética, as atividades enzimática e hormonal e o metabolismo.

Lubrificação articular

A água forma a base do líquido sinovial, o lubrificante presente entre as articulações, e o líquido cerebroespinal, aquele que absorve o impacto entre as vértebras e ao redor do cérebro. Ambos são essenciais para a manutenção saudável das articulações e da coluna vertebral. Se a dieta for deficiente em água, mesmo por um breve período, menos líquido estará disponível para proteger essas áreas. Exercícios de treinamento de força exigem demais das articulações e da coluna, e a presença de uma quantidade adequada de líquido protetor é fundamental para um excelente desempenho e uma saúde duradoura.

Desempenho mental

No trabalho, ou em treinos e competições, o estado de hidratação afeta o desempenho. A desidratação, em especial, diminui a energia mental; causa fadiga, letargia, pouca lucidez e dores de cabeça; e pode certamente fazer com que as pessoas sintam-se deprimidas. Em um estudo sobre as habilidades de executar exercícios mentais após a desidratação induzida por estresse térmico, uma perda de líquido de somente 2% do peso corporal causou reduções de até 20% em habilidades aritméticas, de memória recente e de rastrear visualmente objetos. Com essa notória evidência, deveríamos ser motivados a permanecer bem hidratados para manter a energia mental alta e o foco aguçado.

Prevenção de doenças

É provável que o fato mais surpreendente sobre a água seja o efeito da desidratação crônica sobre a saúde e a doença. Era prática de Hipócrates recomendar a ingestão de uma grande quantidade de água para aumentar a produção de urina e diminuir a recorrência de pedras no trato urinário. Na atualidade, em torno de 12 a 15% da população em geral sofre com cálculos renais em algum momento da vida. Muitos fatores podem modificar os riscos dessa enfermidade. Entre eles, a dieta – especialmente a ingestão de líquidos – é a única que pode ser modificada com facilidade e que possui um nítido efeito em todos os aspectos da saúde do sistema urinário.

Poucos sabem que a baixa ingestão de água é fator de risco para certos tipos de câncer. Um estudo mostrou que pacientes com câncer do trato urinário (bexiga, próstata, rins e testículos) bebiam quantidades bem menores de líquidos comparados com grupos de controle saudáveis.

Em outro estudo, pesquisadores descobriram que mulheres que ingeriam mais do que cinco copos de água por dia tinham 45% menos risco de desenvolver câncer de cólon do que as que consumiam até dois copos por dia. Para homens, o risco diminuiu em 32% quando beberam mais do que quatro copos por dia, em comparação com aqueles que ingeriram menos.

Que relação a ingestão adequada de água parece ter com o efeito anticâncer? Uma teoria alega que quanto mais líquido é ingerido, mais rapidamente as toxinas e as substâncias cancerígenas são excretadas, e há menos risco de serem absorvidas no corpo ou concentradas tempo suficiente para causar alterações nos tecidos.

Ainda mais fascinante, um estudo piloto relatou que a probabilidade de desenvolver câncer de mama foi reduzida, em média, 79% entre as mulheres que ingeriam água. Nesse caso, a manutenção da solução diluída dentro das células possivelmente reduz o potencial de estrogênio e sua capacidade de causar câncer relacionado a hormônios, de acordo com a teoria proposta pelos autores dessa pesquisa.

Desidratação leve também pode ser fator de ocorrência de prolapso da válvula mitral, defeito de uma das válvulas do coração que controlam o fluxo de sangue entre as câmaras cardíacas. Esse defeito é uma condição pouco prejudicial, mas, em um pequeno percentual dos casos, provoca aceleração dos batimentos, dor no peito e outros sintomas cardíacos. Em um estudo com 14 mulheres saudáveis com função cardíaca normal, o prolapso foi induzido por desidratação suave e resolvido com reidratação.

DE QUANTA ÁGUA PRECISAMOS?

Quase todos os alimentos que consumimos contêm água, que é absorvida durante a digestão. A maioria das frutas e hortaliças possui 75 a 90% de água. As carnes contêm em torno de 50 a 70%. E suco, leite e bebidas com eletrólitos e glicose têm mais de 85%. Em média, uma pessoa consegue consumir em torno de 4 xícaras (1 L) por dia apenas por meio dos alimentos, mas só se ingerir frutas e hortaliças em abundância, que são as maiores fontes alimentares de água.

A maioria das pessoas vive em estado moderado de desidratação. Precisamos de 9 a 12 copos (2 a 3 L) para compor o total diário de líquidos – e até mais para repor o líquido perdido durante o treino. Desses, deve-se ter certeza de que 5 deles (1 L) sejam de água pura.

Em torno de 4 xícaras (1 L) de água são perdidas por hora de exercício, conforme o tamanho e a taxa de transpiração de cada um. Ao se exercitar de forma moderada em clima ameno, é provável que uma pessoa perca 0,5 L, ou 0,9 a 1,8 kg de líquido por hora, pela transpiração. Isso significa que se a pessoa pesa 68 kg,

Capítulo 6 ■ Hidratação para treinamento pesado **121**

ela pode perder 2% de seu peso corporal em líquidos (1 kg) no período de 1 hora. Assim, é possível ver como é fácil ficar desidratado.

Se as perdas líquidas não forem repostas durante o treino, o praticante logo ficará cansado e seu desempenho diminuirá. Se não repuser líquido após o exercício, seu desempenho em dias seguidos decairá, e sua saúde em longo prazo poderá estar em risco.

Além disso, de acordo com a National Athletic Trainers' Association (NATA – Associação Nacional de Treinadores Atléticos dos Estados Unidos), a desidratação:

- Prejudica o desempenho físico em menos de 1 hora de exercício – ou antes, se o praticante iniciar seu treinamento em estado desidratado.
- Reduz o desempenho em até 48%.
- Aumenta o risco de desenvolver sintomas de doença por calor, como cãibra, exaustão e insolação.

Por outro lado, além do exercício, muitos outros fatores aumentam a necessidade de água, incluindo alta temperatura, baixa umidade, altitude elevada, alimentos ricos em fibras, enfermidades, viagens e gestação.

Para avaliar o estado de hidratação, a Tabela 6.1 enumera os sinais de alerta iniciais e graves de desidratação e estresse térmico.

A seguir, são apresentadas dicas para monitorar os sinais iniciais de desidratação.

Tabela 6.1   Sinais de desidratação e estresse térmico

Sinais iniciais	Sinais graves
Fadiga	Dificuldade de engolir
Perda de apetite	Desequilíbrio
Pele ruborizada	Comportamento desajeitado
Intolerância ao calor	Pele enrugada
Tontura	Olhos fundos e visão turva
Urina escura e com odor forte	Micção dolorosa
Tosse seca	Pele dormente
Queimação no estômago	Espasmo muscular
Dor de cabeça	Delírio
Boca seca	

- Prestar atenção se está bem hidratado ao se exercitar. Se já estava desidratado quando iniciou sua sessão de treinamento, a perda de líquidos pode ser maior ao final dele. Será necessário compensar toda vez que isso ocorrer.
- Verificar o estado de hidratação ao observar a frequência com que urina, quanto de líquido perde e a cor da urina. Se diminuir a frequência, se o volume tiver queda acentuada ou se a cor for mais escura do que o normal, há desidratação. A cor não deve ser mais escura do que palha; não deve ser incolor, mas também não deve ser tão escura quanto chá.
- Verificar o peso sem roupas antes e após o exercício. A cada 0,5 kg perdido durante o exercício, foram perdidas de 2 a 3 xícaras (de 480 a 720 mL) de líquido. Qualquer perda de peso durante o exercício é de líquidos, e deve ser reposta assim que possível após o treino.
- Estar atento a dor de garganta, tosse seca ou voz rouca, que são todos sinais de desidratação.
- Estar atento à sensação de queimação estomacal, que pode ser sinal de desidratação.
- Estar atento a cãibras musculares. Ninguém sabe ao certo o que as causa, mas a falta de água pode ser um fator importante. Elas acontecem mais quando as pessoas praticam um treino físico intenso no calor e não bebem líquido suficiente. É possível aliviá-las ao ir para um local fresco, beber líquidos e repor eletrólitos com bebidas à base de eletrólitos e glicose.
- Aqueles que perdem sal ao transpirar precisam ingerir bebidas mais salgadas durante o exercício e comer mais sal durante o dia. É possível verificar isso usando camiseta escura ou preta ao fazer exercícios. Se houver manchas de sal no peito ou na região das axilas da camiseta, onde o suor evaporou após o treino, quantidades significativas de sal foram perdidas, o que leva ao aumento de cãibras musculares. Recomenda-se repor o sal perdido com bebidas ligeiramente mais salgadas durante o exercício e consumir alimentos com sal em refeições e lanches.

PROGRAMAÇÃO DE INGESTÃO DE LÍQUIDOS PARA PRATICANTES DE TREINAMENTO DE FORÇA

Normalmente não se pode confiar na sede para dizer quando ingerir líquidos. Quando o mecanismo da sede age durante o exercício, de 1 a 2% do peso corporal já foi perdido em suor. É necessário beber água em intervalos regulares, com sede ou não, e isso precisa ser feito todos os dias. É importante lembrar que se falhar em beber líquidos suficientes em um dia, o corpo não se reidratará de forma automática no dia seguinte. Você estará duplamente desidratado e possivelmente começará a mostrar sinais de desidratação.

Para treinos, segue um programa que o manterá bem hidratado. Os atletas podem também consultar as recomendações da NATA apresentadas na Tabela 6.2.

Capítulo 6 ■ Hidratação para treinamento pesado **123**

Tabela 6.2 Reposição de líquidos para atletas: aplicações práticas

Diretrizes
Antes do exercício
2-3 h antes, beber de 510-600 mL de água ou bebida esportiva.
10-20 min antes, beber de 210-300 mL de água ou bebida esportiva.
Durante o exercício
Atletas beneficiam-se de líquidos com carboidrato em muitas situações.
Se o exercício durar mais do que 45 minutos ou for intenso, líquido com carboidrato (bebida esportiva) deve ser fornecido durante a sessão.
Uma bebida com 6-8% de carboidrato mantém o metabolismo ideal desse nutriente.
Durante eventos nos quais uma alta taxa de ingestão de líquido é necessária para manter a hidratação, a composição de carboidrato deveria ser mantida baixa (menos de 7%) para fornecimento ideal de líquido.
Líquidos com sal (cloreto de sódio) são benéficos para aumentar a sede e a ingestão voluntária de líquidos, assim como para compensar perdas de sal.
Bebidas frias, com temperatura entre 10-15°C, são recomendadas.
A cada 10-20 minutos, beber de 210-300 mL de água ou bebida esportiva. Atletas devem ser encorajados a beber além de sua sede.
Após o exercício
Dentro de 2 h, beber o suficiente para repor qualquer perda de peso decorrente do exercício; beber aproximadamente 600 mL de água ou de bebida esportiva para cada 0,5 kg de peso perdido.
Dentro de 6 h, beber 25-50% a mais do que a perda de peso decorrente do exercício.

Antes do exercício

Beber pelo menos 2 xícaras (480 mL) de líquido, de 2 a 3 horas antes do exercício. Então, beber 1 xícara (240 mL) imediatamente antes para ter certeza de que o corpo está bem hidratado. Em clima muito quente ou frio, é necessário ingerir mais água: de 360 a 600 mL, 10 a 20 minutos antes do treino. Exercitar-se em clima frio eleva a temperatura corporal, e ainda perde-se água por meio da transpiração e da respiração.

Durante o exercício

Beber de 210 a 300 mL a cada 10 ou 20 minutos durante o exercício, e mais do que isso em temperaturas extremas. Apesar de parecer difícil no início, uma vez que isso foi programado na sua rotina de exercícios, a adaptação à sensação de líquido no estômago será rápida. Além disso, quanto mais cheio o estômago estiver, mais rápido ele se esvaziará. A desidratação diminui a velocidade na qual o estômago se esvazia. É importante fazer com que os intervalos regulares para beber água sejam parte do treinamento.

Após o exercício

Esta é a hora de repor qualquer líquido perdido. Pesar-se antes e após o exercício; então beber de 480 a 720 mL de líquido, dentro de 2 horas após o treino, para cada 0,5 kg de peso perdido. Recomenda-se continuar a beber mais 25 a 50% de líquido pelas próximas 4 horas.

MELHORES FONTES DE ÁGUA

A forma mais fácil de obter água é direto da torneira, porém, relatórios sobre a contaminação dessa água são motivo de preocupação para muitas pessoas, e com toda a razão. O fornecimento de água em alguns locais contém contaminantes como chumbo, agrotóxicos e subprodutos de cloro que excedem os limites recomendados. Uma boa opção é comprar um purificador de água, que filtra o chumbo e outros agentes de contaminação da água de torneira. Alguns deles podem ser fixados na própria torneira; outros podem ser instalados como parte de todo o sistema de fornecimento de água. O sistema de filtragem mais econômico e conveniente é aquele com vela, em que é possível colocar a água na jarra e levar à geladeira. Aqueles que utilizam produtos para filtragem que removem fluoreto da água devem discutir esse assunto com seu dentista, já que esse elemento pode ajudar a manter a saúde bucal.

Outra opção é comprar água engarrafada. Há centenas de marcas, e as mais populares oferecem água de nascente e mineral. A água de nascente é retirada de fontes de água fresca do subsolo, que formam uma piscina na superfície da terra. A água mineral provém de reservatórios localizados abaixo das formações rochosas. Ela contém uma concentração maior de minerais do que aquela proveniente da maioria das fontes. A água de poço é outro tipo de água engarrafada que é canalizada por aquífero. Todas elas ainda podem conter agentes de contaminação. Por essa razão, as regulamentações norte-americanas são rigorosas em relação à indústria de água engarrafada.[1] Embora a água engarrafada não seja a opção ambiental mais amigável, é uma escolha para a hidratação diária. Após se habituar a beber água regularmente, compre uma garrafa de água reutilizável de uso pessoal, que possa encher com água pura em casa e levar para todos os lugares, a fim de se manter hidratado.

---

1 N.R.C.: No Brasil, as normas de fabricação e envase de águas são controladas pela Agência Nacional de Vigilância Sanitária (Anvisa), por meio da Resolução RDC n. 173, de 13 de setembro de 2006, que dispõe sobre o regulamento técnico de boas práticas para indústria e comercialização de água mineral natural e da água natural.

Água destilada, também rotulada como água purificada, é outro tipo de água engarrafada. Ela é purificada por meio da vaporização e então condensada. A desvantagem é que não possui nenhum mineral, e a maioria das águas engarrafadas não contém flúor. Entretanto, várias marcas adicionam os minerais na água, tornando-a mais nutritiva e palatável.

Algumas pessoas gostam de água com gás. Essa água possui bolhas em razão da adição de dióxido de carbono pressurizado. Muitos desses produtos são aromatizados e contêm sacarose e frutose. Embora a água com gás seja boa para beber durante o dia, não é recomendável durante o treino. O gás das bolhas ocupa espaço no estômago e faz o praticante sentir-se cheio, diminuindo a quantidade total de líquido que será ingerido durante e após o exercício.

Independentemente do tipo de água que será ingerida, é importante certificar-se de beber de 9 a 12 xícaras (2 a 3 L) ou mais dos líquidos necessários por dia para manter-se bem hidratado, e garantir que pelo menos 5 xícaras (1 L) sejam de água pura.

ÁGUA AROMATIZADA COMERCIAL

Hoje em dia, a água é fornecida em formas mais variadas do que nunca. Existe a água fortificada, a água *fit*, com ervas, enriquecida com oxigênio, com eletrólitos – e assim por diante. Bem-vindo ao mundo da água aromatizada. Embora possam ter sabor agradável, devemos ficar atentos com declarações sem fundamento de seus rótulos e com o que chamo de "puro refrigerante" mascarado como água. Alguns tipos de água adoçada possuem tanto açúcar quanto os refrigerantes. Não só a quantidade de açúcar adicionado a essas águas é preocupante, como também os substitutos do açúcar. Aqueles que consomem mais do que duas dessas bebidas por dia – ou seja, quaisquer das que utilizam substitutos como adoçantes – além de ingerir açúcar por outros alimentos, sobrecarregam o organismo com esses produtos.

Outro problema é o paladar, que é treinado para ficar satisfeito somente com sabores muito adocicados, e é bem possível que o apetite seja estimulado mesmo ao consumir alimentos e bebidas com pouca caloria. Então, ao beber água, deve-se tentar limitar ou eliminar de vez a necessidade de consumi-la na versão adoçada.

Em relação a qualquer tipo de água que inclua ervas ou qualquer substância que os fabricantes declaram ser funcionais, tente determinar quais ingredientes ativos são estes e a quantidade empregada. Se o fabricante não lista o que está na bebida, não beba. A razão para não listar o conteúdo é provavelmente porque os fabricantes não sabem exatamente a quantidade, por não haver controle de qualidade sério ou porque não há nada de especial nesses ingredientes, e eles não querem que o consumidor saiba que a propaganda deles é exagerada. Se não for possível obter informação, pode-se concluir, provavelmente, que a dose não é eficaz. Se esse fosse o caso, os fabricantes estariam ávidos por dizer que seus produtos possuem determinado conteúdo. É sempre bom ler a lista de ingredientes e as informações nutricionais para fazer boas escolhas.

Água fortificada

Com toque de sabor e doçura, esse tipo de água é fortificado com vitaminas e minerais pré-dissolvidos. Algumas são formuladas para pessoas que desejam beber seus suplementos; outras para pessoas ativas que bebem água durante os treinos e querem um pouco mais de sabor do que a água natural oferece.

Esse tipo de produto não pode ser confundido com bebidas esportivas nem com soluções de eletrólito e glicose, que são repletas de energia de carboidrato e quantidades maiores de eletrólitos do que as águas especiais.

Água *fit* (*fitness water*)

Essa água contém algumas vitaminas, mas com somente 10 calorias por porção. Foi elaborada para quem quer algum sabor na água, mas não precisa de uma bebida com eletrólitos e glicose nem de calorias extras.

Água com ervas

Bem recente nessa linha, essa água é enriquecida com ervas. Agora podemos beber avidamente água que contém as ervas mais populares, como equinácea, *ginkgo biloba*, ginseng siberiano, gengibre e erva-de-são-joão. Essas bebidas são uma boa opção para quem quer os benefícios das ervas medicinais sem a ingestão de pílulas. Geralmente, elas vêm com uma pitada de sabor, mas sem açúcar, calorias ou gaseificação.

É importante ficar atento em relação à quantidade de porções de água fortificada ou com ervas que consome, junto com outras fontes dessas substâncias. Pode-se facilmente ingeri-las em excesso, pois o setor de ervas na indústria de alimentos ainda não é regulamentado, e não há garantia de se obter os ingredientes listados na embalagem.

Água enriquecida com oxigênio

Divulga-se que essas bebidas contenham até 40 vezes a concentração de oxigênio encontrada na água natural. Disponível com ou sem sabor, declaram aumentar a energia saturando de oxigênio as hemácias. Até agora, entretanto, não há evidência médica publicada que valide essa declaração. Parece não haver valor nesse produto, além de ser outra boa fonte de água.

Água com eletrólitos

Essa categoria descreve a água que foi separada em frações alcalinas e ácidas. A primeira é engarrafada para beber com o pH em torno de 9,5, comparada com outras águas de garrafa, com pH entre 6 e 8. O processo remove agentes de con-

Capítulo 6 ■ Hidratação para treinamento pesado 127

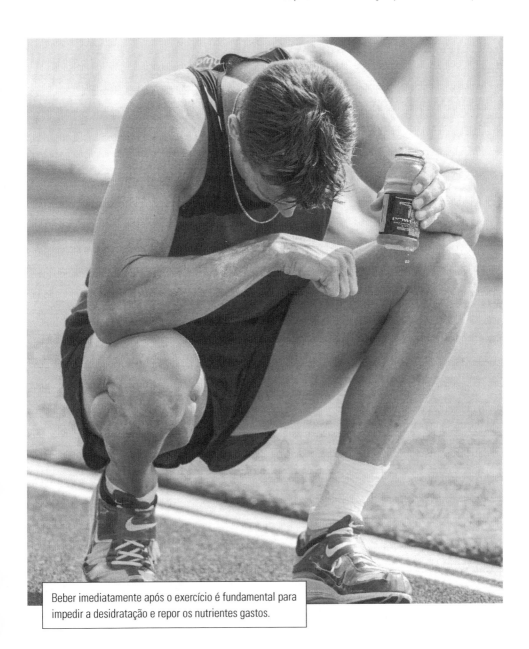

Beber imediatamente após o exercício é fundamental para impedir a desidratação e repor os nutrientes gastos.

taminação e a maioria dos sólidos totais dissolvidos, mas deixa os eletrólitos, como cálcio, magnésio, potássio, sódio e bicarbonato. As alegações desse produto incluem: sabor mais suave, opção mais saudável, melhora na capacidade de hidratação, na disponibilidade de eletrólitos e nas propriedades antioxidantes. As pesquisas em relação a todas essas qualidades, exceto a de seu sabor mais suave, são ainda incipientes e merecem ser acompanhadas.

E QUANTO À ÁGUA DE COCO?

A água de coco – aquela que é servida diretamente no coco – é apresentada como uma alternativa saudável para bebidas esportivas. Com 15 vezes mais potássio, razão pela qual lidera as bebidas esportivas, não contém gordura, corantes nem adição de açúcar. É uma bebida "isotônica" natural, ou seja, contém os mesmos níveis de eletrólitos que o corpo humano.

Mas como ela se coloca à frente da água pura e de bebidas esportivas para reidratação após o treino? Um estudo publicado em 2002 avaliou os efeitos dos três líquidos: água, bebida com carboidrato e eletrólitos e água de coco. Os pesquisadores descobriram que a água de coco funcionou basicamente tão bem quanto a bebida esportiva e teve desempenho melhor do que a água para fins de reidratação.

Outro estudo sobre esse assunto, publicado em 2007 no *Southeast Asian Journal of Tropical Medicine and Public Health*, chegou a uma conclusão similar após comparar os efeitos de água pura, bebida esportiva, água de coco fresca e água de coco fresca enriquecida com sódio sobre o processo de reidratação. Os resultados? A reidratação mais eficaz ocorreu com a bebida esportiva e a água de coco enriquecida.

Até o momento, há somente esses dois estudos publicados sobre a água de coco e a atividade física. Outras afirmações sobre saúde feitas por fabricantes a respeito dessa bebida são absolutamente não fundamentadas. Elas incluem declarações de que a água de coco previne câncer, retarda o envelhecimento, proporciona maciez à pele, normaliza a pressão arterial, diminui colesterol ruim e cura diversas doenças renais e digestivas. Quanto à declaração sobre câncer, algumas substâncias da água de coco, como o selênio, são antioxidantes e combatem o câncer em laboratório, mas muitas frutas, hortaliças, oleaginosas e grãos integrais contêm os mesmos compostos anticâncer. Até o momento, apenas estudos em animais sugerem que a água de coco possa diminuir o colesterol e a pressão arterial. Honestamente, nenhuma substância alimentar pode fazer todas essas coisas, e não há pesquisa suficiente para fazer tais declarações sobre a água de coco.

Ainda assim, a água de coco pode ser uma boa escolha para reidratação. Comparada a outras bebidas, é uma opção saudável, graças ao seu teor de potássio, vitamina C, antioxidantes e fitoquímicos.

BEBIDAS ESPORTIVAS SÃO SUPERIORES À ÁGUA?

Em alguns casos, sim. Para os tipos gerais de exercícios com menos de 1 hora de duração, a água ainda é a melhor bebida esportiva que existe. O nutriente que mais precisa ser reposto durante e após esses tipos de treinos é a água.

Bebidas com eletrólitos e glicose (também conhecidas como bebidas esportivas) são convenientes, na maioria das vezes, durante um exercício intermitente de alta intensidade e de duração superior a 45 minutos, e são especialmente úteis para atletas de *endurance* e *ultraendurance*. Esses produtos são uma mistura de água, carboidrato e eletrólitos. Estes últimos são minerais dissolvidos que formam uma "sopa salgada" ao redor das células. Eles conduzem cargas elétricas que lhes permitem reagir com outros minerais para transmitir impulsos nervosos, fazer os músculos contraírem ou relaxarem e regular o equilíbrio líquido dentro e fora das células. Em treinamento intenso ou competições esportivas, com duração de 45 minutos ou mais, os eletrólitos podem ser perdidos pelo suor.

Essas bebidas podem ter vantagem sobre a água em relação ao sabor. Muitas pessoas não bebem muita água porque não a acham palatável. Soldados participantes de um estudo, no U. S. Army Research Institute of Environmental Medicine (Instituto de Pesquisa de Medicina Ambiental do Exército dos Estados Unidos), podiam escolher entre beber água pura clorada, água aromatizada ou bebidas com eletrólitos e glicose sabor lima-limão. A maioria escolheu as duas últimas em vez da água pura. Para aqueles que não precisam de carboidrato e eletrólitos extras, a forma de ingerir mais água e ainda obter sabor é dissolver a bebida esportiva ou utilizar alguma das novas águas *fit* aromatizadas. Mas é importante destacar que, ao fazer isso, o efeito de melhora do desempenho não será obtido para atividades acima de 1 hora.

Aqueles que são ávidos consumidores de água e realmente gostam de bebê-la serão beneficiados tanto por ela como pela bebida esportiva, a menos que se exercitem 1 hora ou mais. Para os que não gostam ou tendem a evitá-la durante o treino, aconselha-se tentar consumir água filtrada ou engarrafada, cujo sabor é diferente da comum. Ou tentar uma bebida esportiva que contenha menos que 8% de carboidrato e um pouco de sódio. Outra ideia é colocar um pouco de mistura para bebida esportiva em pó na água, embora essas misturas às vezes não tenham gosto tão bom quanto as compradas prontas. Pelo menos, se essas bebidas o encorajarem a beber mais, elas já cumpriram a tarefa.

SUCO É UMA BOA BEBIDA ESPORTIVA?

Sucos são fontes de líquidos. O de laranja, por exemplo, tem quase 90% de água e é repleto de vitaminas e minerais. Embora os sucos contem como parte da demanda por líquidos, é melhor estabelecer que a meta diária de líquidos tenha no mínimo 5 copos (1 L) de água e utilizar pequenas porções de suco para ajudar a manter o mínimo de 9 a 12 xícaras (2 a 3 L) de líquidos no total.

Há algumas precauções a considerar em relação ao suco como líquido para a dieta de treinamento. Mais recentemente, há um exagero de propagandas em relação aos benefícios dos sucos de fruta e de hortaliças. Os fabricantes de máquinas de suco comerciais declaram que suco fresco é a panaceia para todos os tipos de doenças, de mal-estar estomacal a câncer. Mas é preferível beber suas 5 porções de frutas e hortaliças todos os dias em vez de comê-las? De jeito nenhum!

Na maioria dos sucos, a polpa é removida da fruta para prepará-lo. Isso significa que toda fibra importante é retirada, uma vez que é na polpa que ela se encontra. Como garantia, proclamam que o processamento de algumas centrífugas mantém a polpa para reter a fibra importante e concentrar os nutrientes. Esses produtos são escolhas excelentes para ingerir suco uma vez por dia. Mas eles ainda não substituem a fruta completa.

Suco feito na hora é sempre aclamado como melhor fonte de nutrientes do que os comercializados. Mas estes últimos, que são congelados e apropriadamente refrigerados possuem somente um pouco menos de nutrientes do que os frescos. Se você não compra produtos frescos, não armazena de forma apropriada em casa e não bebe fruta espremida fresca imediatamente, seu suco caseiro pode até mesmo conter menos nutrientes do que os industrializados, congelados ou refrigerados.

Cozidas, espremidas, secas ou cruas, frutas e hortaliças precisam ser a maior parte da dieta. Se utilizar o espremedor de suco é uma forma de consumir mais frutas e é agradável, vá em frente. Mas é importante lembrar-se das desvantagens e não utilizar o suco como a única fonte desses alimentos.

Se a ideia for beber suco para reidratar o corpo, procure diluí-lo em no mínimo o dobro de água. Uma xícara (240 mL) de suco de laranja ou de maçã, mais 2 xícaras (480 mL) de água, fornecerão uma bebida com 6 a 8% de carboidrato, similar à formulação isotônica. Porém, aconselha-se não utilizar essa combinação durante o treino, em razão da frutose que contém. O corpo não a utiliza tão bem como as combinações de açúcares das bebidas esportivas normais. Além disso, algumas pessoas são sensíveis à frutose e podem sofrer de cólica intestinal após ingeri-la. Como visto anteriormente, o suco pode interferir na absorção de líquido se consumido durante o exercício. Em vez disso, beba a mistura de suco e água como parte dos líquidos 1 hora ou mais após o exercício. A adição de água acelera o esvaziamento do estômago, o que reidrata o corpo com maior rapidez, e o carboidrato ajudará a repor glicogênio.

ZONAS DE PERIGO DA HIDRATAÇÃO

É difícil imaginar que a água possa ser ruim para o corpo, porém, como tudo em excesso, no momento errado ela pode realmente ser prejudicial. Moderação é o segredo, mesmo quando se trata de água.

Hiperidratação

Ao considerar a ingestão de água, também deve-se atentar para a hiperidratação. A hidratação é o equilíbrio delicado entre líquidos e minerais. A concentração de sódio e outros minerais (conhecidos como eletrólitos) na corrente sanguínea deve estar dentro de uma faixa muito pequena, ou pode afetar as contrações musculares. Isso inclui aquelas do músculo mais importante: o coração.

Ao ingerir água demais em relação à quantidade de eletrólitos do corpo, o resultado será a condição chamada de hiperidratação ou hiponatremia. O sangue fica diluído demais, e isso é tão perigoso quanto a desidratação. Nesta última, há níveis altos de eletrólitos sem líquidos suficientes. O interessante é que os sintomas da desidratação e da hiperidratação são basicamente os mesmos.

A hiperidratação ocorre com maior frequência do que se possa imaginar; especialmente em eventos de *endurance*, como maratonas e triátlons. Ainda são limitados os estudos sobre os efeitos para a saúde da estratégia que inclui alta ingestão de água purificada combinada com alimentação pobre em sódio, prática comum realizada por fisiculturistas durante a fase de definição muscular. Embora não tenham sido registradas ocorrências de hiponatremia em praticantes de treinamento de força que não participem de outro esporte, deve-se estar atento ao fato de que a ingestão de muita água purificada por longos períodos pode colocar o praticante em risco. Se estiver em treinamento para evento de *endurance* ou competição de treinamento de força, a hiponatremia pode ser evitada com algumas precauções simples.

Para aqueles que estão em treinamento para a sua primeira maratona ou triátlon, recomenda-se não cortar totalmente o sal da dieta (embora, como regra geral, a maioria poderia viver bem com uma quantidade muito menor do que a que normalmente se ingere). Se o dia estiver mais fresco ou menos úmido do que o esperado, compensar bebendo menos do que o planejado durante o evento.

Aconselha-se optar por bebidas esportivas em vez de água pura, principalmente se a competição for de *endurance*. Um estudo realizado em 2006, publicado no *British Journal of Sports Medicine*, investigou o comportamento da ingestão de líquidos em corredores durante eventos de *ultraendurance*. Os pesquisadores concluíram que os atletas poderiam terminar a competição um pouco desidratados e com hipernatremia – e que foi prejudicial ao desempenho beber água em excesso. Também afirmaram que a melhor forma de evitar hiponatremia é consumir bebidas isotônicas com eletrólitos.

Aqueles que não são atletas de *endurance* não devem pensar que precisam se equiparar a competidores altamente treinados a cada gole. O suor desses atletas é diferente; o deles contém mais água e menos eletrólitos. Seu corpo elimina sódio, ao passo que o deles o retém. Ao se deparar com *pretzels* salgados distribuídos ao longo do percurso de uma corrida de distância, aproveite a oportunidade, desde que não seja sensível ao sódio e não tenha pressão alta. Esse sódio extra evitará a hiperidratação.

Enquanto estiver de dieta para ganhar peso antes da competição, não exagere na água. Prefira beber água mineral em vez da purificada, e não retire todo o sódio da dieta. Desde que você se alimente, o risco de hiponatremia é bastante diminuído.

Água, peso corporal e competição

Durante anos, os nutricionistas, inclusive eu, recomendamos que atletas bebessem antes de ficar com sede e se assegurassem de não perder mais do que 2% do peso corporal total durante uma sessão de exercícios ou de uma corrida. O pressuposto era que qualquer peso corporal perdido durante o exercício era só de líquidos, e que essas perdas dificultavam o desempenho.

Um novo estudo, publicado no *Journal of Sports Medicine,* refuta essa hipótese. Os pesquisadores descobriram que, em duas corridas, atletas que beberam somente em resposta à sede perderam mais massa corporal do que o total de água do corpo. Eles especularam se essa perda de massa confere vantagem competitiva. Se é possível perder massa corporal durante a corrida, pesar menos e ainda assim permanecer adequadamente hidratado, o atleta tem melhor chance de ser vencedor.

Nesse estudo, os atletas permaneceram adequadamente hidratados. Os mecanismos da sede pareceram ser disparados para manter o estado de eletrólitos, e as concentrações de sódio e potássio permaneceram dentro dos parâmetros saudáveis. Portanto, os pesquisadores recomendaram que os atletas não bebessem com base nas perdas de peso corporal, mas permitissem que seus mecanismos de sede naturais dirigissem as práticas de hidratação.

Quanto ao sódio, muitos atletas imaginam se devem suplementá-lo para melhorar o desempenho. Os pesquisadores do estudo anterior examinaram este assunto também com atletas em competição no Ironman Triathlon, na África do Sul. Um terço dos participantes recebeu pastilhas de sódio para utilizar livremente durante as 12 horas de corrida, outro terço recebeu placebo em forma de pastilha de amido para usar livremente durante a corrida; e o último grupo não recebeu nenhum suplemento.

No final da corrida não houve diferença nenhuma no desempenho nem na concentração de sódio e outros eletrólitos no organismo dos atletas. Os pesquisadores concluíram que a recomendação do Institute of Medicine dos Estados Unidos, de 1,5 g de sódio/dia para a população em geral, é adequada para manter as concentrações de sódio sérico durante um evento de *ultraendurance* de 12 horas. Embora algumas pessoas possam ter necessidades maiores, no geral, o padrão da dieta ocidental deve oferecer quantidades adequadas de sódio. Por outro lado, aconselha-se não reduzir a ingestão de sódio ao se preparar para eventos de *endurance*.

O que não beber

Certos tipos de bebidas devem ser evitados durante o exercício, de acordo com a NATA, em documento que define a reposição de líquidos para atletas. Essas bebidas incluem sucos de frutas, gel de carboidrato (consumi-lo sempre com água extra), refrigerantes e soluções de glicose e eletrólitos com níveis de carboidrato maiores que 8%. Essas bebidas retardam a absorção de líquido e podem causar problemas gastrintestinais. A NATA também desencoraja o consumo daquelas que contém alto teor de cafeína, álcool e gás, pois estimulam o excesso de produção de urina, provocando a desidratação.

Álcool

Já faz tempo desde que um cliente me perguntou se beber cerveja é bom para repor líquidos e carboidrato. Mas os clientes sempre perguntam se o álcool pode prejudicar seu desempenho durante o exercício e, mais frequentemente, se uma pequena ingestão de álcool pode mesmo ser saudável para o coração. Graças ao crescente acervo de pesquisas e conhecimento científico, aqui estão algumas respostas para essas e outras perguntas.

Em que consiste o álcool?

O álcool é um carboidrato, mas não é convertido em glicose como os outros. Ao contrário, é convertido em ácidos graxos e, assim, mais propenso a ser estocado como gordura corporal. Então, se uma pessoa bebe e treina, o álcool suspende a queima de gordura. Logo, ele não é amigo dos que querem permanecer magros.

O álcool puro fornece 7 cal/g e nada mais. Em termos práticos, uma dose (45 mL) de gim, em torno de 47% de graduação alcoólica, contém 110 calorias, e o de 50%, contém 124 calorias. A cerveja possui um pouco mais a oferecer, mas não muito. Em média, uma lata de 350 mL contém 146 calorias, 13 g de carboidrato, traços de várias vitaminas do complexo B e, conforme a marca, quantidades variadas de minerais. A cerveja *light* e a não alcoólica contêm menos calorias e, às vezes, também menos carboidrato. Todos os vinhos de mesa possuem conteúdo calórico similar. Uma dose de 105 mL tem cerca de 72 calorias, 1 g de carboidrato e quantidades bem pequenas de várias vitaminas e minerais. Vinhos doces são mais ricos em calorias, contendo 90 calorias em uma dose de 60 mL.

Quais são os efeitos colaterais do álcool?

Hoje em dia, o álcool é a substância química mais consumida nos Estados Unidos.[2] Alcoólatras somam 10%, e de 10 a 20% fazem uso abusivo do álcool ou são consumidores problemáticos. O álcool é um depressor do sistema nervoso central. Comparado com outras substâncias utilizadas comumente, ele apresenta uma das proporções mais baixas entre dose eficaz e dose letal. Em outras palavras, há uma pequena diferença entre a quantidade de álcool que deixa uma pessoa bêbada e a quantidade que pode matá-la. A razão pela qual a maioria das pessoas não morre por intoxicação alcoólica é porque o estômago é sensível a ele e o rejeita pelo vômito.

A intoxicação alcoólica aguda provoca tremores, ansiedade e irritabilidade, náusea e vômito, função mental diminuída, vertigem, coma e morte. Em grandes quantidades, o álcool causa perda de muitos nutrientes do organismo, inclusive tiamina, vitamina B6 e cálcio. Além disso, o abuso crônico tem efeitos em todos os órgãos, em particular fígado, coração, cérebro e músculos, e pode levar ao câncer e doenças do fígado, do pâncreas e do sistema nervoso.

---

2   N.R.C.: Infelizmente, segundo o relatório da Organização Mundial da Saúde (OMS) divulgado em 2014, o Brasil vem apresentando um consumo de bebidas alcoólicas acima da média mundial. Para mais informações, acesse (em inglês): apps.who.int/iris/bitstream/10665/112736/1/9789240692763_eng.pdf?ua=1.

De forma alguma o álcool deve ser consumido durante a gravidez, pois pode acarretar defeitos congênitos. Ingeri-lo em grande quantidade também pode causar acidentes, bem como problemas sociais, psicológicos e emocionais.

Como o álcool afeta o desempenho na atividade física?

Tendo em vista que o álcool deprime o sistema nervoso central, ele prejudica o equilíbrio e a coordenação e diminui o desempenho durante a atividade física. Força e potência, bem como resistência muscular e aeróbia, são arruinados com seu uso. Além disso, o álcool desidrata consideravelmente o corpo.

Para ser um pouco mais específico, se uma pessoa ingere bebidas alcoólicas após seu treino de força, provavelmente aumentará os danos à massa muscular, sentirá maior dor muscular e diminuirá força e potência. Esses efeitos foram observados em pesquisas.

Quanto aos atletas de *endurance*, um estudo feito com ciclistas bem treinados que ingeriram uma pequena quantidade de álcool após 60 minutos de ciclismo mostrou diminuição significativa na média de produção de força do ciclismo, no consumo de oxigênio, na produção de dióxido de carbono e na oxidação de glicose. As taxas cardíacas aumentaram e eles sentiram mais fadiga e menos energia quando consumiram álcool. Então, basicamente, ingerir álcool tem efeito negativo no desempenho de *endurance*. Além disso, seu uso aumenta os riscos de lesões no esporte.

Em resumo: o álcool colocará, claramente, o treino em xeque. Não há lugar para ele durante torneios, quando o treinamento ocorre no dia seguinte ao jogo, ou quando vários jogos ou eventos ocorrem semanalmente. Embora consumi-lo em celebrações possa parecer divertido, ele coloca o atleta e seus colegas de time em risco.

Álcool é realmente saudável para o coração?

Uma pesquisa mostrou que o consumo diário de um drinque por dia pode ser bom para o coração, pois afeta positivamente os níveis de colesterol bom (HDL) no sangue. Quanto mais altos os níveis de HDL, menor o risco de doenças do coração.

Entretanto, o consumo em excesso aumenta o risco de desenvolver tais enfermidades. Mais de dois drinques por dia podem aumentar a pressão arterial e contribuir para o aumento dos triglicerídeos, fator de risco para doença coronariana. Beber álcool em grande quantidade habitualmente também pode causar insuficiência cardíaca e provocar acidente vascular encefálico (AVE).

Seu consumo contribui para obesidade, outro fator de risco importante no desenvolvimento de doenças cardíacas. Sobrepeso é ruim para o coração, e, quanto mais pesada estiver a pessoa, maior o risco. O sobrepeso também aumenta a pressão arterial e o colesterol, que são em si fatores de risco.

Um drinque por dia é uma boa prevenção?

Os riscos do álcool são maiores do que seus benefícios. Aqueles que ingerem bebidas alcoólicas devem fazê-lo com moderação, durante as refeições, e de modo que o consumo não prejudique o próprio consumidor ou aqueles que o cercam. A moderação é definida como não mais do que um drinque por dia para mulheres e não mais do que dois para os homens. Um drinque equivale a 350 mL de cerveja comum, 150 mL de vinho, e 45 mL de licor destilado com graduação alcoólica em torno de 40%. Entretanto, exercitar-se, deixar de fumar e diminuir o colesterol do sangue com dieta saudável são as melhores formas de evitar doenças cardíacas sem qualquer outro risco adicional.

MITOS E VERDADES SOBRE NUTRIÇÃO ESPORTIVA

Refrigerantes reidratam o corpo?

Se pudessem optar, muitas pessoas escolheriam refrigerante em vez de água para reidratação pós-treino. E quem pode culpá-las? Essas bebidas têm gosto bom, parecem saciar a sede e geralmente são refrescantes.

Mas elas estão entre as piores escolhas para a reidratação, pois possuem grande quantidade de açúcar – mais ou menos 10 colheres de chá por lata. Por isso, são absorvidas mais devagar do que água pura. Seu teor de açúcar mantém o líquido no estômago por mais tempo, portanto, menos água fica disponível para o organismo. Em vez de reidratar os sistemas, os refrigerantes podem fazer as pessoas sentirem mais sede. O açúcar pode, também, disparar um pico agudo de insulina, seguido de uma queda brusca da glicemia. Essa reação pode nos deixar cansados e fracos. Além disso, sua presença em refrigerantes é na forma de xarope de milho com muita frutose, o qual não reabastece glicogênio tão rápido como outras formas de carboidrato. A frutose também pode causar cãibras em pessoas sensíveis a ela.

E quanto aos refrigerantes sem açúcar? Essas bebidas contêm adoçantes artificiais, que permanecem controversos. Além disso, esses líquidos são todos gaseificados, e esse processo produz gases. Ninguém quer ter um estômago cheio de ar, já que isso restringe a quantidade de líquido que você consegue ingerir e, assim, impede a reidratação completa.

Diluir esse tipo de bebida também não é uma boa opção. Mesmo diluídos, os refrigerantes não têm nenhum benefício a oferecer. Com relação à hidratação, nenhum líquido – inclusive refrigerantes adoçados artificialmente – conseguiu provar ser melhor do que a água pura ou uma boa bebida com eletrólitos e glicose.

Parte II — SUPLEMENTOS

Agora que já construímos uma base de conhecimento sobre nutrição e possuímos informações científicas sobre os diversos aspectos da dieta, é o momento de considerar os suplementos. Na realidade, eles são exatamente isso – complementos que podem ser acrescentados a um planejamento alimentar bem elaborado. Na década passada, a ciência da antropologia nutricional mostrou que nossos ancestrais consumiam, em média, 3.500 a 5.000 calorias por dia, tanto homens como mulheres. A comida que consumiam era rica em nutrientes, mas não em calorias, o que significa que eles tinham que comer um grande volume de alimentos para obter tantas calorias diariamente. Sua dieta era diversificada e baseada em vegetais, conforme a diversidade das estações, e, portanto, rica em fatores antioxidantes e anti-inflamatórios, encontrados predominantemente nas hortaliças. A caça bem-sucedida permitia, por dias alternados, a ingestão de carne selvagem rica em proteína, que era repleta de ômega-3, não encontrada hoje em dia na carne de animais alimentados com milho. Na atualidade, a maioria das pessoas não consegue consumir tantas calorias assim e ainda equilibrar seu peso corporal. Mesmo se uma pessoa treinar intensamente, a ponto de necessitar de tantas calorias, ela provavelmente não levaria o mesmo tempo que seu corpo precisa para se recuperar, ou teria tempo para preparar alimentos iguais, em termos de qualidade, àqueles consumidos por nossos ancestrais. Como resultado, os suplementos entram em cena para desempenhar esse papel essencial de melhorar a nossa ingestão de nutrientes.

Além disso, os suplementos são convenientes para nossa rotina agitada. Considere o seguinte:

- Talvez haja alimentos fundamentais que algumas pessoas não consigam ou não gostem de comer. Os suplementos podem preencher a lacuna deixada pelos alimentos excluídos.
- Talvez sua rotina seja tão agitada que você não tenha tempo de preparar o alimento imediatamente após o exercício, quando seu corpo realmente precisa dele para o desenvolvimento muscular. Nesse caso, os suplementos são a solução.

- E talvez você apenas deseja ganhar uma pequena vantagem competitiva. Alguns suplementos funcionam muito bem nesse sentido.

A Parte II apresenta o resumo dos suplementos mais populares utilizados por atletas que praticam o treinamento de força. Com a ajuda das pesquisas científicas mais recentes, foi possível avaliar a utilidade desses elementos, bem como qualquer potencial de risco. O sistema de avaliação apresentado neste livro ajuda na decisão de quais produtos cumprem o que é anunciado na propaganda, quais prometem e não cumprem, e quais são potencialmente prejudiciais.

7 Vitaminas e minerais para praticantes de treinamento de força

Quer ter um corpo definido, musculoso, sarado e torneado? Todo fabricante de suplementos alega que tem o produto ideal para alcançar esses objetivos. Você provavelmente já deve ter ficado no corredor de suplementos durante horas, para ler e imaginar qual deles realmente funciona. A propaganda desse tipo de produto certamente promete resultados incríveis. Entretanto, os cientistas somente começaram a pesquisar sobre as necessidades nutricionais do desenvolvimento muscular nas últimas duas décadas, o que não é muito tempo. A pesquisa é promissora, mas ainda não se sabe exatamente o que funciona e o que não funciona.

Entre as muitas cápsulas e fórmulas nas prateleiras das lojas estão as vitaminas e os minerais. É bem possível que quantidades extras de ambos sejam necessárias. Uma pesquisa mostrou que a maioria dos norte-americanos não atinge os requerimentos para muitos nutrientes importantes, incluindo as vitaminas C, E, e B_{12}, ácido fólico, zinco e magnésio, razão pela qual boa parte deles está se voltando para os suplementos. Um levantamento feito pelo Centers for Disease Control and Prevention (CDC – Centros de Controle e Prevenção de Doenças dos Estados Unidos) mostrou que mais de 60% dessa população em geral toma suplementos diariamente.

Alguns dados sugerem até mesmo que tomar suplementos pode ajudar a viver mais. Um estudo publicado em 2009, no *American Journal of Clinical Nutrition*, analisou dados de 586 mulheres idosas. Os pesquisadores coletaram sangue dessas mulheres e analisaram o comprimento dos telômeros, que são sequências de DNA nos cromossomos. Ao envelhecer, os telômeros encurtam. Assim, quanto mais compridos forem, melhor o corpo está no que se refere à manutenção da juventude. Em mulheres que tomavam multivitamínicos, os telômeros eram mais longos, o que indica que esses suplementos básicos podem promover longevidade.

A American Medical Association (AMA – Associação Médica Norte-americana) recomenda que todos tomem suplementos multivitamínicos e minerais diariamente; demonstrou-se que esse hábito ajuda a prevenir doenças crônicas como câncer, doença cardíaca e osteoporose. Mesmo as pessoas que ingerem 5 porções diárias de frutas e hortaliças podem não obter o suficiente de certas vitaminas para uma saúde ideal. A maioria das pessoas, por exemplo, não consegue atingir os níveis mais saudáveis de folato e vitaminas D e E por meio de suas dietas.

Treinos intensos aumentam a necessidade nutricional, assim como a dieta. Esse é o motivo pelo qual pode ser interessante adicionar certas vitaminas e minerais ao arsenal de nutrientes. Da perspectiva da ciência esportiva, ao apresentar deficiência nesses nutrientes, o desempenho pode ser prejudicado. Uma pesquisa mostra que se uma pessoa ingere menos do que um terço das quantidades necessárias diariamente de certas vitaminas do complexo B (B$_1$, B$_2$ e B$_6$) e vitamina C, ela pode perder força e potência aeróbia em questão de semanas. Tomar suplemento não ajudará a levantar mais peso, correr mais rápido ou desenvolver mais massa muscular, mas sim a evitar deficiências que podem diminuir o desempenho.

É preciso ter em mente que esses suplementos não devem substituir o alimento. Com o planejamento certo, o corpo pode obter quase todos os nutrientes necessários com uma dieta equilibrada. Note que eu disse *quase*. E mais: o corpo os absorve melhor quando ingeridos pelo alimento. Entretanto, se o desejo for garantir a cobertura nutricional de quase 100%, uma boa escolha é tomar multivitamínicos e minerais antioxidantes que contenham pelo menos 100% dos valores diários para vitaminas e minerais. Essas formulações ajudam a suprir as bases nutricionais e contêm nutrientes com valor especial para praticantes de treinamento de força.

INGESTÃO DIETÉTICA DE REFERÊNCIA (DRI)

A ingestão dietética de referência (*dietary reference intake* – DRI) é a nova forma de classificar as quantidades de nutrientes necessárias para a boa saúde. Ela expande e inclui a conhecida ingestão dietética recomendada (*recommended daily allowance* – RDA), mas enquanto a RDA enfoca em deficiências nutricionais, a DRI objetiva evitar doenças crônicas (ver Cap. 1).

Referente a vitaminas, minerais e proteínas ingeridos por homens e mulheres em grupos etários específicos, a DRI contém três conjuntos de classificação apropriados para esta discussão: a RDA, conjunto de valores que ajuda a manter a saúde; os níveis de ingestão máxima tolerável (*upper intake levels* – UL), que estabelecem o limite máximo para evitar a ingestão excessiva de nutrientes; e ingestões adequadas (*adequate intakes* – AI), que são estimativas de ingestão média que parecem saudáveis e não prejudicam a saúde. Para os propósitos deste livro, todas as recomendações nutricionais estão de acordo com a DRI.

ANTIOXIDANTES

Muitas pesquisas foram feitas no campo do treinamento de força acerca dos antioxidantes – betacaroteno, vitaminas C e E, e os minerais, como selênio, cobre, zinco e manganês. Os antioxidantes ajudam a combater os radicais livres, que são a química produzida naturalmente pelo corpo e que causam dano irreversível (oxidação) nas células. O radical livre pode deixar o corpo vulnerável ao envelhecimento avançado, câncer e doença cardiovascular e degenerativa, como a artrite. As funções dos antioxidantes essenciais relacionadas ao exercício são resumidas na Tabela 7.1.

Capítulo 7 ■ Vitaminas e minerais para praticantes de treinamento de força **141**

A ESCOLHA DO SUPLEMENTO CERTO

A seguir, são expostas as três questões mais importantes a serem consideradas ao selecionar um suplemento vitamínico ou mineral (ou ambos):

1. **O suplemento é de ingestão segura?** Compre produtos testados e certificados em relação à pureza por terceiros ou por agências independentes. Essa é a melhor forma de ter certeza de que o rótulo condiz com o produto e de que não há nada que o contamine e que não esteja especificado na embalagem.
2. **O suplemento pode ser absorvido?** Suplementos podem passar pelo trato digestivo parcial ou completamente sem serem absorvidos. Certifique-se de que eles atendam aos padrões USP[1] de potência, uniformidade, desintegração e dissolução para assegurar que você obtenha tudo o que espera dele.
3. **A formulação é científica e a empresa é confiável?** É interessante encontrar estudos que comprovem a qualidade e a pesquisa do produto – estudos que sejam feitos por uma fonte terceirizada independente e confiável. A empresa deve fabricar o próprio produto, em vez de terceirizar a produção. Ela deve voluntariamente atender aos mais altos padrões de fabricação conhecidos como Boas Práticas de Fabricação de Insumos Farmacêuticos.[2]

Finalmente, não acredite em tudo o que ouve ou lê na mídia sobre suplementos. Ela tenta interpretar os estudos científicos sem ter embasamento sobre o assunto. Ao procurar informação específica de como cuidar de sua saúde e sobre suas necessidades pessoais, procure o aconselhamento de nutricionistas.

Certos fatores ambientais, como a fumaça de cigarro e de escapamento, radiação, excesso de luz solar, certos fármacos e estresse podem aumentar a produção de radicais livres. E, ironicamente, o hábito saudável de exercitar-se também pode. Durante a respiração, as células recolhem os elétrons dos açúcares e os adicionam ao oxigênio para gerar energia. Conforme essas reações acontecem, às vezes os elétrons saem do curso e colidem com outras moléculas, o que cria os radicais livres. O exercício aumenta a respiração, e isso produz mais radicais livres. Cientistas ainda estudam porque isso acontece e como se defender melhor contra isso; entretanto, o exercício também estimula a produção de enzimas que combatem os radicais livres.

A temperatura corporal, que tende a aumentar durante o exercício, pode ser outro fator gerador de radicais livres. Uma terceira possibilidade é o aumento na

---

1 N.R.C.: Os padrões de referência da USP (United States Pharmacopeia) são espécimes físicos altamente caracterizados utilizados nos testes pelas indústrias farmacêuticas e afins para ajudar a garantir a identidade, a qualidade, a força e a pureza dos medicamentos (fármacos, produtos biológicos e excipientes), suplementos dietéticos e ingredientes alimentícios.
2 N.R.C.: No Brasil, esses padrões são estabelecidos pela Agência Nacional de Vigilância Sanitária (Anvisa).

(O texto continua na p.144.)

Tabela 7.1 Antioxidantes essenciais

Vitaminas	
Betacaroteno	
Função relacionada ao exercício	Pode reduzir a produção de radicais livres como resultado do exercício e proteger contra lesão tecidual induzida pelo exercício; complementa a função antioxidante da vitamina E.
Melhores fontes alimentares	Cenoura, batata-doce, espinafre, melão, brócolis, qualquer hortaliça de folha verde-escura e hortaliças e frutas de cor laranja.
Efeitos colaterais e toxicidade	Nenhum conhecido, pois o corpo controla cuidadosamente sua conversão em vitamina A. Ingestões diárias de 20.000 UI, tanto de alimentos quanto de suplementos por vários meses, podem deixar a pele amarelada. Esse efeito desaparece quando a dosagem é reduzida.
DRI para adultos	Sem limites estabelecidos. 2.500 UI diárias de suplementos são uma quantidade segura. Essa quantidade pode ser obtida em uma cenoura grande.
Vitamina C	
Função relacionada ao exercício	Conserva o tecido conjuntivo normal; melhora a absorção de ferro; pode reduzir o dano decorrente dos radicais livres em função do exercício e protege contra a lesão tecidual induzida pelo exercício.
Melhores fontes alimentares	Frutas e sucos cítricos, pimentão verde, repolho cru, kiwi, melão e hortaliças de folhas verdes.
Efeitos colaterais e toxicidade	O corpo se adapta a altas dosagens. Doses diárias entre 5.000 e 15.000 mg podem causar queimação durante a micção ou diarreia.
DRI para adultos	Mulheres, 75 mg; gestantes, 85 mg; lactantes, 120 mg; homens, 90 mg. Ainda, 110 mg para mulheres fumantes e 130 mg para homens fumantes.
*UL para adultos	2.000 mg.
Vitamina E	
Função relacionada ao exercício	Envolvida na respiração celular. Auxilia na formação de hemácias; elimina radicais livres, protege contra lesão tecidual induzida pelo exercício.
Melhores fontes alimentares	Oleaginosas, sementes, gérmen de trigo cru, óleos vegetais poli-insaturados e óleo de fígado de peixe.
Efeitos colaterais e toxicidade	Desconhecidos.
DRI para adultos	15 mg; lactantes, 19 mg.
UL para adultos	1.000 mg.

(continua)

Tabela 7.1 Antioxidantes essenciais *(continuação)*

Minerais	
Selênio	
Função relacionada ao exercício	Interage com a vitamina E em crescimento e metabolismo normais; preserva a elasticidade da pele; produz glutationa peroxidase, uma importante enzima protetora.
Melhores fontes alimentares	Farelo de cereal, castanha-do-pará, cereais de grãos integrais, gema de ovo, leite, frango, frutos do mar, brócolis, alho e cebola.
Efeitos colaterais e toxicidade	5 mg/dia a partir do alimento resultaram em perda de cabelo e alterações nas unhas. Doses maiores estão relacionadas a problemas intestinais, fadiga e irritabilidade.
DRI para adultos	Mulheres e homens, 55 mcg; gestantes, 60 mcg; lactantes, 70 mcg.
UL para adultos	400 mcg.
Cobre	
Função relacionada ao exercício	Auxilia na formação de hemoglobina e de hemácias, pois ajuda na absorção de ferro; requerido para o metabolismo energético; envolvido com a superóxido dismutase, uma enzima antioxidante protetora essencial.
Melhores fontes alimentares	Grãos integrais, mariscos, ovos, amêndoas, hortaliças de folhas verdes e feijões.
Efeitos colaterais e toxicidade	Toxicidade é rara.
DRI para adultos	Mulheres e homens, 900 mcg; gestantes, 1.000 mcg; lactantes, 1.300 mcg.
UL para adultos	10.000 mcg.
Zinco	
Função relacionada ao exercício	Envolvido no metabolismo energético e na imunidade.
Melhores fontes alimentares	Proteína animal, ostras, cogumelos, grãos integrais e levedura de cerveja.
Efeitos colaterais e toxicidade	Doses maiores que 20 mg/dia podem interferir na absorção de cobre, reduzir o colesterol HDL e desregular o sistema imunológico.
DRI para adultos	Mulheres, 8 mg; gestantes, 11 mg; lactantes, 12 mg; homens, 11 mg.
UL para adultos	40 mg.
Manganês	
Função relacionada ao exercício	Envolvido no metabolismo, envolvido com a superóxido dismutase, uma enzima antioxidante protetora essencial.

(continua)

Tabela 7.1 Antioxidantes essenciais *(continuação)*

Manganês *(continuação)*	
Melhores fontes alimentares	Grãos integrais, gema de ovo, ervilha e feijão secos e hortaliças de folhas verdes.
Efeitos colaterais e toxicidade	Grandes doses podem causar vômito e problemas intestinais.
DRI para adultos	Mulheres, 1,8 mg; gestantes, 2,0 mg; lactantes, 2,6 mg; homens, 2,3 mg.
UL para adultos	11 mg.
Lipídeos	
Coenzima Q10	
Função relacionada ao exercício	Coenzima das enzimas mitocondriais da via da fosforilação oxidativa, essenciais para a produção de ATP; antioxidante potente que diminui os danos oxidativos aos tecidos.
Melhores fontes alimentares	Vísceras e miúdos, carne de boi, óleo de soja, sardinha, cavala e amendoim.
Efeitos colaterais e toxicidade	Desconhecidos.
DRI para adultos	Sem limites estabelecidos. Doses de 30-300 mg/dia são utilizadas em estudos clínicos com pacientes que sofrem de insuficiência cardíaca.
UL para adultos	Sem limite estabelecido.

*UL se refere aos níveis de ingestão máxima tolerável, que foram estabelecidos para vitaminas e minerais. Esses níveis representam a ingestão máxima do nutriente que não oferece riscos à saúde.

produção de catecolamina durante o exercício. As catecolaminas são hormônios liberados em resposta ao esforço muscular. Elas aumentam a frequência cardíaca, levam mais sangue para os músculos e lhes fornecem combustível, entre outras funções.

Outra fonte de produção de radicais livres é o dano causado à membrana da célula muscular após exercício intenso, especialmente exercícios excêntricos, como levantamento de peso e corrida em declive. Com a série de reações químicas de efeito dominó, os radicais livres se prendem aos ácidos graxos em membranas celulares para formar substâncias chamadas peróxidos. Estes atacam as membranas das células, estabelecem reação em cadeia e criam mais radicais livres. Esse processo é chamado de peroxidação lipídica e pode acarretar dor muscular. A questão é: várias reações complexas ocorrem com o exercício e cada uma delas pode acelerar a produção de radicais livres.

Antioxidantes e inflamação

Os antioxidantes ajudam a proteger contra inflamação no corpo. Mas a questão é a seguinte: cientistas recentemente questionaram se é benéfico atenuar a inflamação induzida pelo treinamento. Um pouco de inflamação, ao que tudo indica, é necessário para o desenvolvimento muscular. Pesquisadores australianos investigaram esse assunto ao analisar vários estudos.

Por natureza, o exercício causa estresse e dano ao músculo, o que cria radicais livres que levam à inflamação. Esse é um mecanismo de defesa que na verdade promove o desenvolvimento muscular. A inflamação estimula o corpo a produzir tecido muscular mais forte e maior como uma proteção contra ataques futuros. Sem essa resposta inflamatória, o músculo não se recuperará no mesmo nível. Assim, não haveria tanto efeito no treinamento a partir de um treino intenso.

Esse estudo de revisão da literatura concluiu que para obter os melhores resultados do treinamento, deve-se limitar a suplementação antioxidante. Entretanto, pesquisadores sugerem que para aqueles envolvidos em competição muito intensa, como esportes de *endurance*, a suplementação com antioxidantes é uma boa ideia, pois esses esportes podem desgastar severamente o suprimento natural de antioxidantes do corpo, comprometendo a saúde. Entretanto, nunca se deve confiar em suplementos antioxidantes isoladamente. É preciso obtê-los pela dieta com alimentos naturais ricos nesses nutrientes.

Minha recomendação é seguir a dieta do plano *Power Eating* suplementando ao mesmo tempo com antioxidantes de uma forma conservadora (sem superdosagem), pelo menos até que se saiba mais sobre os efeitos da inflamação e antioxidantes sobre o treinamento e o desempenho.

Betacaroteno

O betacaroteno faz parte de um grupo de substâncias conhecidas como carotenoides. Há centenas dessas substâncias na natureza, encontradas principalmente em frutas e hortaliças amarelas e laranjas e em hortaliças verde-escuras.

Uma vez digerido, o betacaroteno é convertido em vitamina A no organismo conforme a necessidade. Como antioxidante, ele pode destruir radicais livres após sua transformação e parece reduzir a dor muscular ao minimizar a peroxidação lipídica induzida por exercício. Com menos dor, o praticante pode ser capaz de treinar mais vezes por semana.

Entretanto, a maioria dos médicos atualmente desaconselha a suplementação com esse elemento. O motivo é o seguinte: as pessoas que ingeriram a forma suplementar enquanto estavam envolvidas em um amplo estudo acerca da prevenção do câncer, chamado CARET (*Caroten and Retinol Efficacy Trial*), continuaram a ter taxas aumentadas de câncer de pulmão 6 anos após o estudo ter sido interrompido e os suplementos descontinuados, de acordo com o acompanhamento de longo prazo dos participantes. Os resultados se somaram às evidências anteriores desse estudo e um segundo estudo amplo de prevenção: ao contrário das expectativas iniciais, verificou-se que os suplementos de betacaroteno não evitam o câncer de pulmão em pessoas de alto risco para desenvolver a doença, mas parecem aumentar as taxas dessa doença, particularmente entre fumantes. Esses achados indicam que algumas reações adversas acontecem no corpo. Portanto, é sábio obter o betacaroteno por meio de hortaliças.

Vitamina C

A vitamina C, ou ácido ascórbico, é um nutriente que pode ser sintetizado por muitos animais, mas não por humanos. É um componente essencial na dieta e nas funções primárias, assim como na formação de tecidos conjuntivos, como o colágeno. Ela também está envolvida na manutenção do sistema imunológico, na cicatrização de feridas e em respostas alérgicas. Como antioxidante, evita que os radicais livres destruam as camadas mais externas das células. Quando unida a uma fonte vegetal de ferro, a vitamina C melhora a absorção da forma de ferro não heme, difícil de ser absorvida pelo organismo. Adicionar suco de limão-siciliano ao espinafre pode dar melhor estímulo aos estoques de ferro.

Aqueles que se exercitam regularmente ou treinam para competição atlética sabem que uma gripe ou uma infecção respiratória pode prejudicar bem rápido o desempenho. Felizmente, pesquisadores descobriram que a suplementação com 500 mg diários dessa vitamina parece reduzir o risco de infecções do trato respiratório superior. Esse benefício pode decorrer de seu efeito antioxidante ou de sua capacidade de estimular a imunidade geral.

A suplementação com vitamina C melhorará o desempenho, mas somente se houver deficiência desse nutriente. Ela não melhora o desempenho daqueles que já se alimentam com uma dieta saudável e nutritiva com muitas frutas cítricas (que são ricas em vitamina C) e outras frutas e hortaliças.

Vitamina E

Muitos estudos sobre antioxidantes e exercícios têm dirigido o foco a essa vitamina, que se localiza nas membranas das células musculares. Parte de seu trabalho é eliminar radicais livres produzidos pelo exercício e evitar a lesão tecidual. Há tanta pesquisa nessa área que resumiremos apenas alguns achados a seguir. Alguns estudos sobre a vitamina E verificaram os seguintes benefícios da suplementação:

- A suplementação diária com 800 mg de vitamina E protegeu contra dano muscular e produção de radicais livres em pessoas com 55 anos ou mais que se exercitaram com caminhada ou corrida em declive.
- A suplementação parece prevenir a destruição de hemácias carregadas de oxigênio. Isso significa que os músculos se beneficiam do suprimento de oxigênio melhorado ou sustentado durante o exercício.

- A suplementação pode melhorar o desempenho físico em altitudes elevadas; entretanto, esse benefício não foi observado no nível do mar.

Outros estudos com vitamina E não mostraram benefícios. Considere o seguinte:

- Dois meses de suplementação de vitamina E a 800 UI por dia na verdade aumentaram o estresse oxidativo e os níveis de homocisteína (proteína no sangue que pode ter efeitos prejudiciais ao coração) em triatletas.
- Suplementos de 1.200 UI diários não foram eficazes em prevenir o dano muscular nem o estresse oxidativo em homens não treinados que realizaram treinamento de força pela primeira vez. Vários estudos obtiveram os mesmos resultados.
- Na revisão de uma importante pesquisa sobre essa vitamina conduzida em 1985, concluiu-se que sua suplementação não parece diminuir a peroxidação lipídica induzida pelo exercício.

Além de sua atuação no desempenho esportivo, a vitamina E tem sido amplamente estudada como nutriente que pode ajudar a prevenir doenças crônicas, razão pela qual é recomendada tão amplamente e em tão altas doses. Achados recentes, entretanto, contestaram essas recomendações. Em um estudo de longo prazo que envolveu cerca de 7.000 voluntários que ingeriram 400 UI diariamente, observou-se que a suplementação de vitamina E falhou em reduzir o risco de doença cardíaca e câncer e, na verdade, pode ter aumentado o risco de doença cardíaca em pessoas com diabetes ou problemas coronarianos preexistentes. Em outro estudo, a mesma dose quase triplicou o risco de novo câncer entre 540 pacientes em tratamento contra a doença.

Parece ruim, mas a boa notícia é que a ingestão diária de 200 UI de vitamina E parece segura. Essa é a dose recomendada atualmente. Algumas pessoas podem obter a ingestão dietética recomendada de 30 UI ao consumir alimentos ricos em vitamina E, como oleaginosas, sementes de girassol e óleos vegetais.

Ao suplementar a dieta com vitamina E, recomenda-se escolher a forma natural do nutriente e não a sintética. A natural é a *d*-alfatocoferol, isolada dos óleos de soja, girassol, milho, amendoim, semente de uva e de algodão. A sintética é a *dl*-alfatocoferol, processada a partir de substâncias encontradas em petroquímicos. Uma recente revisão de 30 estudos publicados sobre a vitamina E concluiu que a versão natural é mais bem absorvida pelo corpo do que a sintética.

Pessoas que tomam medicamentos anticoagulantes devem evitar tomar suplementação de vitamina E, tais como doses baixas de ácido acetilsalicílico (AAS) ou varfarina, pois a vitamina E pode afinar ainda mais o sangue.

Coenzima Q10

A coenzima Q10 (CoQ10) é, na verdade, um lipídeo que age como vitamina e é um componente essencial na produção de energia do corpo. Mas é também um oxidante bastante estudado. Está presente em todas as células do corpo e é encontrada em maior concentração no músculo cardíaco, onde, provavelmente, melhora o consumo de oxigênio no nível celular. Sua suplementação tem sido eficaz no tratamento de insuficiência cardíaca.

Tendo em vista seu papel na produção e consumo de oxigênio, estudos têm considerado a CoQ10 para melhorar o desempenho aeróbio. Alguns estudos examinaram essa conexão. Resumindo o que se sabe até agora: o suplemento ajuda a reduzir o estresse oxidativo (que ocorre quando os radicais livres começam a exceder os antioxidantes) em homens sedentários que iniciaram treinamento de força e pode melhorar ligeiramente o desempenho em homens não treinados. A dose foi de 90 mg, conforme recomendado na embalagem pelo fabricante do suplemento.

A quantidade de CoQ10 suplementar para tratamento de doença é geralmente de 150 a 200 mg diários, mas também pode variar dentro do limite de 90 a 390 mg.

Suplementos de antioxidantes e exercício

Um coquetel de antioxidantes pode ajudar a prevenir o estresse oxidativo, condição na qual os radicais livres superam os antioxidantes e que pode resultar em lesão do tecido muscular, de acordo com estudo da Washington University School of Medicine, em St. Louis. Por 1 mês, estudantes de medicina sedentários tomaram altas doses de antioxidantes diariamente: 1.000 UI de vitamina E, 1.250 mg de vitamina C, e 37,5 mg de betacaroteno. Essas doses foram divididas em 5 cápsulas/dia. Alguns dos participantes tomaram placebo.

Antes da suplementação, os estudantes corriam em trote moderado em trilha, por 40 minutos, seguidos de 5 minutos de corrida de alta intensidade até a exaustão. O mesmo intervalo de exercício era repetido após a suplementação.

Os pesquisadores descobriram que o estresse oxidativo causado pelo exercício era maior antes da suplementação. Em outras palavras, houve grande ocorrência de lesão tecidual. Com antioxidantes, ainda havia estresse oxidativo causado pelo exercício, mas não era tão grande. Eles concluíram que a ingestão do suplemento ofereceu proteção contra lesão tecidual. Ao reduzir a ocorrência de lesão, é possível aperfeiçoar o desempenho esportivo competitivo. No entanto, como muitas pesquisas sobre suplementos, outros estudos chegaram a resultados diferentes; ou seja, que a suplementação não parece evitar a lesão do tecido muscular induzido por exercício.

Boa parte das pesquisas sobre esse tipo de suplementação foi feita com atletas de *endurance*. Mas e quanto aos praticantes de treinamento de força? Quando se treina com consistência, há rompimento de muito tecido, e os músculos geram radicais livres durante e após o exercício. Por essas razões, pode haver algum benefício em tomar esses suplementos; eles podem ajudar a proteger contra o ataque potencial dos radicais livres.

A maioria das pessoas com quem trabalhei segue dietas deficientes em vitamina E e outros antioxidantes. Uma das razões é que pessoas ativas, conscientes da saúde, tipicamente seguem dietas com pouca gordura, mas a gordura de óleos vegetais, oleaginosas e sementes é uma das melhores fontes de vitamina E. Além disso, pessoas ativas, especialmente praticantes de treinamento de força, limitam sua ingestão de frutas. Eles acreditam, de forma incorreta, que a frutose contida nelas fará que engordem. Porém, ao eliminar as frutas da dieta, acabam se privando de alimentos repletos de betacaroteno e vitamina C.

Suplementos antioxidantes e desempenho

Se uma pessoa tomar antioxidante, será capaz de treinar por mais tempo e mais pesado? O fato de a suplementação realmente melhorar o desempenho não foi adequadamente esclarecido em pesquisas. Uma pessoa subnutrida – ou seja, com deficiência vitamínica – definitivamente se sentirá melhor e terá um desempenho superior ao corrigir essa carência. Mas se a dieta já apresentar alta concentração de antioxidantes, o suplemento extra pode não fazer muita diferença no desempenho.

As quantidades de vitamina C e betacaroteno que têm ação protetora são facilmente obtidas do alimento. Para conseguir a quantidade suficiente de ambas, é importante seguir as recomendações do plano *Power Eating*, nos Capítulos 12 a 16 e ao longo de todo o livro; bem como esforçar-se para comer 3 ou mais porções de hortaliças e 2 ou mais porções de frutas todos os dias.

Quanto à vitamina E, a suplementação de 100 a 200 UI/dia é segura e adequada. Para estimular a ingestão de outros antioxidantes, é necessário certificar-se de que a suplementação diária de vitaminas e minerais contenha esses elementos.

VITAMINAS DO COMPLEXO B

Há nove vitaminas principais do complexo B – tiamina, riboflavina, niacina, B12, ácido fólico, piridoxina, ácido pantotênico, biotina e colina –, que funcionam em conjunto para garantir digestão apropriada, contração muscular e produção de energia. Embora esses nutrientes não melhorem o desempenho, o treinamento e a dieta realmente podem alterar as necessidades do corpo para alguns deles. Se um indivíduo é ativo e restringe calorias, ou se faz escolhas nutricionais insatisfatórias, então ele se coloca em risco de deficiências, principalmente de tiamina, riboflavina e piridoxina. A Tabela 7.2 resume as funções desses nutrientes relacionadas ao exercício.

Tiamina

A tiamina ajuda a liberar energia do carboidrato. Acredita-se que ela, juntamente com a piridoxina e a vitamina B12, esteja envolvida na formação de serotonina, a química do bem-estar fabricada no cérebro. A serotonina ajuda a elevar o humor e induz ao relaxamento. Grandes doses dessas vitaminas (60 a 200 vezes a necessidade diária) mostraram ajudar no controle motor fino e no desempenho em

Tabela 7.2 Vitaminas do complexo B

Tiamina (B1)

Função relacionada ao exercício	Metabolismo de carboidrato; manutenção do sistema nervoso; crescimento e tônus muscular.
Melhores fontes alimentares	Levedura de cerveja, gérmen de trigo, farelo, grãos integrais, vísceras e miúdos.
Efeitos colaterais e toxicidade	Desconhecidos.
DRI para adultos	Mulheres, 1,1 mg; gestantes e lactantes, 1,4 mg; homens, 1,2 mg.

Riboflavina (B2)

Função relacionada ao exercício	Metabolismo de carboidrato, proteína, e gordura; respiração celular.
Melhores fontes alimentares	Leite, ovos, carnes magras e brócolis.
Efeitos colaterais e toxicidade	Desconhecidos.
DRI para adultos	Mulheres, 1,1 mg; gestantes, 1,4 mg; lactantes, 1,6 mg; homens, 1,3 mg.

Niacina

Função relacionada ao exercício	Produção de energia celular; metabolismo de carboidrato, proteína e gordura.
Melhores fontes alimentares	Carnes magras, fígado, aves, peixe, oleaginosas e gérmen de trigo.
Efeitos colaterais e toxicidade	Problemas hepáticos, icterícia, rubor e prurido de pele, náusea.
DRI para adultos	Mulheres, 14 mg; gestantes, 18 mg; lactantes, 17 mg; homens, 16 mg.
UL para adultos	35 mg.

Vitamina B12

Função relacionada ao exercício	Metabolismo de carboidrato, proteína e gordura; formação de hemácias.
Melhores fontes alimentares	Carnes, laticínios, ovos, fígado e peixe.
Efeitos colaterais e toxicidade	Problemas hepáticos e reações alérgicas.
DRI para adultos	Mulheres e homens, 2,4 mg; gestantes, 2,6 mg; lactantes, 2,8 mg.

Ácido fólico

Função relacionada ao exercício	Controle do crescimento; quebra de proteína; formação de hemácias.
Melhores fontes alimentares	Hortaliças de folhas verdes e fígado.
Efeitos colaterais e toxicidade	Problemas gástricos; pode mascarar certas anemias.
DRI para adultos	Mulheres e homens, 400 mcg; gestantes, 600 mcg; lactantes, 500 mcg.
UL para adultos	1.000 mcg.

(continua)

Capítulo 7 ■ Vitaminas e minerais para praticantes de treinamento de força 151

Tabela 7.2 Vitaminas do complexo B *(continuação)*

Piridoxina (B6)	
Função relacionada ao exercício	Metabolismo proteico; formação de hemácias que carregam oxigênio.
Melhores fontes alimentares	Grãos integrais e carnes.
Efeitos colaterais e toxicidade	Problemas de fígado e nervos.
DRI para adultos	Mulheres com idade entre 19-30 anos, 1,3 mg; mulheres de 31-70 anos, 1,5 g; gestantes, 1,9 mg; lactantes, 2 mg; homens de 19-30 anos, 1,3 mg; homens de 31-70 anos, 1,7 mg.
UL para adultos	100 mg.
Ácido pantotênico	
Função relacionada ao exercício	Produção de energia celular; oxidação de ácido graxo.
Melhores fontes alimentares	Encontrado amplamente em alimentos.
Efeitos colaterais e toxicidade	Desconhecidos.
DRI para adultos	Mulheres e homens, 5 mg; gestantes, 6 mg; lactantes, 7 mg.
Biotina	
Função relacionada ao exercício	Decomposição de gordura.
Melhores fontes alimentares	Gemas de ovos e fígado.
Efeitos colaterais e toxicidade	Desconhecidos.
DRI para adultos	Mulheres, gestantes e homens, 30 mcg; lactantes, 35 mcg.
Colina	
Função relacionada ao exercício	Pode diminuir a fadiga e melhorar o desempenho em esportes aeróbios.
Melhores fontes alimentares	Gemas de ovos, oleaginosas, soja, gérmen de trigo, couve-flor e espinafre.
Efeitos colaterais e toxicidade	Desconhecidos.
DRI para adultos	Mulheres, 425 mg; gestantes, 450 mg; lactantes e homens, 550 mg.
UL para adultos	3.500 mg.

tiro esportivo. Ainda não está claro, contudo, se a suplementação com essas vitaminas afeta o desempenho em esportes de precisão que dependem de controle motor fino.

Um estudo publicado em 2011 verificou a suplementação com tiamina e riboflavina dietéticas em nadadores universitários de ambos os sexos que se submeteram a treinamento intensivo. O estudo descobriu que, durante o treinamento intenso, os nadadores tinham necessidade aumentada de tiamina, mas não de riboflavina.

A quantidade de carboidrato e calorias presentes na dieta determina a necessidade dietética de tiamina. Ao se alimentar com equilíbrio, com uma dieta rica em carboidrato, você geralmente obtém toda a quantidade necessária dessa vitamina. As melhores fontes são cereais não refinados, levedura de cerveja, leguminosas, sementes e oleaginosas.

Entretanto, pode haver uma exceção. No caso de se tomar suplemento de carboidrato para aumento da ingestão calórica, pode ser necessário ingerir também mais tiamina, principalmente se a fórmula de carboidrato não a contém. Para cada 1.000 calorias de carboidrato consumido como fórmula, é necessário adicionar 0,5 mg de tiamina na dieta.

Dietas e alimentação irregular também podem deixar algumas lacunas nutricionais. Para se garantir, é bom tomar diariamente multivitamínicos que contenham 100% da DRI de tiamina ou até 1,2 mg desse nutriente. Não é uma boa ideia exceder o UL recomendado para qualquer vitamina do complexo B.

Riboflavina

Como a tiamina, a riboflavina auxilia na liberação de energia dos alimentos, e sua necessidade diária está vinculada à ingestão calórica e de carboidratos. Praticantes de treinamento de força precisam consumir no mínimo 0,6 mg de riboflavina para cada 1.000 calorias de carboidrato da dieta, e alguns atletas podem até mesmo necessitar de uma quantidade maior. A riboflavina é facilmente perdida, principalmente pelo suor. Em um estudo com mulheres de meia-idade e idosas (entre 50 a 67 anos), pesquisadores da Cornell University descobriram que o exercício aumenta as necessidades corporais desse nutriente. Um estudo anterior, realizado na mesma universidade, descobriu que mulheres muito ativas precisavam em torno de 1,2 mg de riboflavina por dia. Entretanto, o aumento de sua ingestão não melhorou o desempenho.

Alimentos ricos em riboflavina incluem laticínios, aves, peixes, grãos e cereais enriquecidos e fortificados. Um multivitamínico diário com 100% da DRI, ou até 1,3 mg de riboflavina, ajudará a prevenir a deficiência desse nutriente.

Niacina

Da mesma forma que as vitaminas do complexo B já mencionadas, a niacina está envolvida na liberação de energia dos alimentos. A suplementação com niacina extra não é aconselhável e pode ser prejudicial, de acordo com um grande número de pesquisas. Por exemplo, essa conduta pode bloquear a liberação de gordura do tecido adiposo e levar ao uso prematuro do carboidrato estocado e esgotamento do glicogênio muscular. Pode também prejudicar o desempenho aeróbio. Quantidades excessivas podem ainda contribuir para problemas hepáticos.

A dose diária necessária de niacina está ligada à ingestão calórica. Para cada 1.000 cal/dia, são necessários 6,6 mg de niacina, ou 13 mg para cada 2.000 calorias. Para aqueles que utilizam fórmulas de carboidrato que contenham esse elemento, é importante certificar-se de ingerir 6,6 mg de niacina para cada 1.000 calorias do suplemento. Os melhores alimentos fonte de niacina são carnes magras, aves, peixe e gérmen de trigo. Tomar um multivitamínico diariamente ajudará a se proteger contra deficiências.

Vitamina B12

Vital para a saúde do sangue e para o funcionamento normal do sistema nervoso, a vitamina B12 é a única encontrada basicamente em produtos de origem animal. A vitamina B12 funciona em parceria com o ácido fólico para formar as hemácias na medula óssea.

Os vegetarianos que não consomem alimentos de origem animal devem se certificar de obter quantidade suficiente de B12. Alimentos fermentados e cultivados, como *tempeh* e missô contêm um pouco de B12, assim como alimentos vegetais fortificados com esse nutriente. A abordagem mais segura é o suplemento multivitamínico com 3 a 10 mcg de B12.

Em pessoas com mais de 50 anos, a capacidade de absorção dessa vitamina pelos alimentos pode ser limitada. O Institute of Medicine recomenda o consumo de alimentos fortificados com vitamina B12 ou um suplemento que a contenha.

Ácido fólico

É a vitamina que, juntamente com a B12, colabora na produção de hemácias na medula óssea. Encontrado em hortaliças de folhas verdes, leguminosas e grãos integrais, auxilia também as células em reprodução a sintetizar proteína e ácidos nucleicos.

O ácido fólico atraiu a atenção primeiramente por seu papel na gravidez. Durante a gestação, essa vitamina participa na formação de hemácias para corresponder ao aumento do volume de sangue exigido pela mãe, pelo feto e pela placenta. Tendo em vista seu papel na produção de material genético e hemácias, a deficiência de ácido fólico pode ter consequências sérias para o desenvolvimento do feto. Se o feto for privado dessa substância, podem ocorrer defeitos congênitos. Sua ingestão é tão importante para as mulheres em seus anos férteis, que os alimentos agora são fortificados com o ácido fólico. Os achados mais recentes indicam que as gestantes devem ingerir um suplemento multivitamínico para garantir a quantidade suficiente dessa vitamina.

Renovou-se o interesse pelo ácido fólico em razão de seu papel protetor contra doenças cardíacas e câncer. O ácido fólico reduz a homocisteína (substância parecida com a proteína) nos tecidos e no sangue. Níveis altos de homocisteína foram associados à doença cardíaca. Cientistas estimam que em torno de 50 mil mortes prematuras por ano causadas por doença cardíaca poderiam ser evitadas consumindo-se mais ácido fólico.

Experimentos científicos recentes revelaram que a deficiência de ácido fólico causa danos ao DNA que se assemelham aos danos ao DNA observados em células cancerígenas. Esse achado levou os cientistas a sugerirem que o câncer poderia ser iniciado pelo dano causado pela deficiência dessa vitamina do complexo B. Outros estudos mostram que o ácido fólico inibe o crescimento celular em câncer colorretal. Ele também previne a formação de lesões pré-cancerígenas que levam ao câncer do colo do útero, descoberta que pode explicar por que mulheres que não comem muitas hortaliças e frutas (boas fontes dessa vitamina) apresentam índices mais elevados dessa forma de câncer.

Estresse, doença e consumo de álcool aumentam a necessidade de ácido fólico. É importante certificar-se de ingerir 400 mcg/dia dessa vitamina, nível encontrado na maioria dos multivitamínicos.

Piridoxina

Também conhecida como vitamina B6, a piridoxina é necessária para o metabolismo das proteínas. É vital na formação de hemácias e no funcionamento saudável do cérebro. As melhores fontes são alimentos proteicos como frango, peixe e ovos. Outras boas fontes são arroz integral, soja, aveia e trigo integral.

Pesquisadores na Finlândia descobriram que o exercício altera as necessidades da piridoxina de alguma forma. Eles fizeram essa constatação ao testar níveis sanguíneos de vários nutrientes em um grupo de mulheres jovens, estudantes universitárias, que seguiram um programa de exercício por 24 semanas.

O atleta que fica ansioso diante de uma competição deve tentar suplementar com um coquetel de piridoxina, tiamina e vitamina B12. Ao aumentar os níveis de serotonina – química que eleva o humor no cérebro –, esse trio reduz a ansiedade e melhora, assim, o desempenho competitivo.

A DRI de piridoxina para mulheres entre 19 e 50 anos é de 1,3 mg; de 51 anos em diante, de 1,5 mg; gestantes, 1,9 mg, lactantes, 2 mg; homens entre 19 e 50 anos, 1,3 mg; e acima de 50, 1,7 mg. Caso o atleta esteja questionando se a sua necessidade de piridoxina está dentro dos limites saudáveis, pode ter certeza que sim. Uma dieta que contenha quantidades moderadas de proteína fornecerá toda a piridoxina necessária. Em outras palavras, não há necessidade de suplementação. Além disso, grandes doses (acima de 50 mg/dia) podem causar danos ao sistema nervoso.

Ácido pantotênico

O ácido pantotênico participa da liberação de energia proveniente de carboidrato, gordura e proteína. Tendo em vista que esta vitamina amplamente distribuída nos alimentos (principalmente carnes, grãos integrais e leguminosas), é raro encontrar deficiência sem constatá-la em outras vitaminas do complexo B. Elas funcionam em conjunto.

A faixa segura de ingestão é de 4 a 7 mg/dia. O exercício físico afeta o metabolismo dessa vitamina, mas em um grau discreto. Ao seguir o planejamento alimentar para praticantes de treinamento de força apresentado nos Capítulos 12 a 16, você consumirá grande quantidade de ácido pantotênico, o suficiente para suprir quaisquer necessidades extras que venham a ser necessárias em decorrência do exercício.

Biotina

A biotina está envolvida no metabolismo de gordura e carboidrato. Sem ela, o organismo não consegue queimar gordura. A biotina também é componente de várias enzimas que realizam reações bioquímicas essenciais no corpo. Algumas boas fontes de biotina são gemas de ovos, farinha de soja e cereais. Ainda que o indivíduo não consiga obter 30 a 100 mcg a partir do alimento, o organismo é capaz de sintetizá-la a partir da flora intestinal. Por isso, não há razão para suplementação extra.

Junto com a colina e o inositol, dois outros membros do complexo B, a biotina geralmente é encontrada em suplementos lipotrópicos (que evitam ou reduzem acúmulo de gordura no fígado) promovidos como queimadores de gordura. Entretanto, não há evidência confiável de que a biotina ou outro nutriente suplementar queime gordura.

Algumas pesquisas mostram que seus níveis são baixos em pessoas ativas. Não se sabe o motivo, mas isso pode ter relação com o exercício, que produz ácido lático, produto residual formado nos músculos exercitados, e a biotina está envolvida no processo de degradação desse ácido. Quanto mais ácido lático se acumula nos músculos, mais biotina é solicitada para a sua degradação. Mas não há necessidade de sair correndo para comprar biotina, pois o organismo pode compensar qualquer deficiência por si mesmo.

Alguns praticantes de treinamento de força têm o hábito de preparar *milk-shakes* com ovo cru. A clara crua contém avidina, proteína que se liga à biotina no intestino e impede sua absorção. O hábito de ingerir ovos crus pode levar à deficiência dessa vitamina. Quando cozidos, a avidina é destruída, e assim não há perigo de bloqueio na absorção da biotina.

Colina

Presente nas células vivas, a colina é outra vitamina do complexo B. É sintetizada a partir de dois aminoácidos, a metionina e a serina, com ajuda da B12 e do ácido fólico. Ela trabalha com o inositol, outro fator dietético lipotrópico, para evitar a saturação de gordura no fígado e transportar gordura para dentro das células, onde é queimada com a finalidade de fornecer energia.

Essa vitamina está envolvida na formação de acetilcolina no organismo. A acetilcolina é um neurotransmissor, substância química que envia mensagens entre os nervos e entre nervos e músculos. Se a acetilcolina estiver reduzida no sistema nervoso, a fadiga pode se instalar. Tendo em vista que ela é o neurotransmissor mais abundante no organismo e age sempre que pensamos e nos movemos, não é surpresa o fato de que baixos níveis podem levar à fadiga.

A colina desempenha papel central em muitos outras vias fisiológicas, inclusive na sinalização da membrana celular envolvida na função cerebral e no metabolismo do grupo metil envolvido no metabolismo de hormônios e de energia.

Pesquisadores do Massachusetts Institute of Technology (MIT) estudaram corredores antes e após a Maratona de Boston, e descobriram que 40% apresentou queda nas concentrações plasmáticas de colina. Eles não sabiam o motivo; entretanto, especularam que a colina é gasta durante o exercício para produzir acetilcolina. Uma vez esgotada, há queda correspondente na produção de acetilcolina; e quando a produção cai, a capacidade de realizar trabalho muscular também cai.

Um estudo publicado em 2008 no *International Journal of Sport Nutritional and Exercise Metabolism* mostrou que a atividade física extenuante prolongada pode diminuir os estoques dessa vitamina. Sua suplementação pode evitar o quadro, e pode até mesmo melhorar o desempenho em atividades de *endurance*, a qual estressa muitas das formas na qual a colina trabalha. Quanto mais longo e intenso for o exercício, mais o corpo a utiliza, e possivelmente a esgota. Não há pesquisa publicada sobre o treinamento de força e a colina, mas sabe-se que níveis baixos dessa vitamina de fato limitam o desempenho do exercício.

A colina é mais bem absorvida quando ingerida como fosfatidilcolina (*phosphatidylcholine* – PC), que é o reservatório de colina natural do corpo e também está disponível como suplemento. É a partir da PC que todas as membranas celulares são formadas; ela também colabora com o funcionamento das células, dos tecidos e dos órgãos. O suplemento de PC mantém reservas suficientes de colina para uma boa saúde.

Sua absorção pode ser estimulada com fosfatidilserina (*phosphatidylserine* – PS), outro responsável pela formação da membrana celular, fundamental para as células. Suplementos dietéticos de PS também podem ajudar a melhorar o desempenho atlético ao suprimir cortisol, um potente hormônio de estresse catabólico (de quebra). Cortisol em demasia no organismo, resultante de treinos intensos, pode ter efeitos negativos no treinamento, no desempenho e no físico do praticante. Uma pesquisa mostrou que a suplementação oral de curto prazo com 750 mg/dia de PS, durante 10 dias, melhora a capacidade de exercício em ciclismo de alta intensidade e aumenta o desempenho de corrida. Essa suplementação é uma escolha natural, não medicamentosa, para atletas que desejam superar os efeitos do estresse induzido pelo exercício.

PS e PC mostraram desempenhar um papel importante na saúde da célula cerebral e na função da memória. Esses dois fosfolipídeos são necessários para criar os canais nas membranas celulares do cérebro que permitem a passagem de nutrientes para dentro das células e das toxinas para fora. Uma pesquisa do National Institutes of Mental Health mostrou que a suplementação com PS e PC pode diminuir a taxa de progressão de doenças cerebrais degenerativas. Esses compostos são fundamentais na dieta.

A maioria dos norte-americanos apresenta baixos níveis de colina. As melhores fontes alimentares de PC e PS são lecitina de soja e gemas de ovos. A preocupação com o colesterol das gemas fez que muitas pessoas parassem de consumi-las – e, consequentemente, isso levou à queda da colina na dieta. Entretanto, vários estudos revelaram que uma gema de ovo por dia não aumenta os níveis de colesterol no sangue em indivíduos saudáveis e sem sinais de doença cardiovascular. Recomenda-se a ingestão diária de uma gema inteira na dieta, pois isso aumenta o consumo de colina em 50%, além de aumentar de forma significativa o consumo de PS.

A maioria dos suplementos vitamínicos contém colina, e deve-se ter certeza de consumir o mínimo da DRI. A dosagem eficaz em estudos esportivos é de 0,2 g de fosfatidilserina por kg de peso corporal. Não é necessário realizar qualquer tipo de estratégia de sobrecarga, mas é permitido participar de programas de manutenção. As doses eficazes em estudos de exercícios vão de 300 a 800 mg/dia, por 10 a 15 dias. Estudos que investigaram a função cognitiva e a memória, bem como o apoio durante períodos de estresse mental associado a estresse físico, sugeriram de 100 a 300 mg/dia de fosfatidilserina.

OUTRAS VITAMINAS

As vitaminas lipossolúveis A, D e K (bem como a vitamina E, que já foi abordada anteriormente) não costumam ser proclamadas como auxiliares na prática de exercícios, provavelmente porque são tóxicas em grandes quantidades. A vitamina A, ou retinol, é encontrada principalmente em fontes de origem animal, como fígado, peixe, óleos de fígado, leite, manteiga e ovos. Ela está envolvida no desenvolvimento e no reparo de tecidos, na manutenção da boa visão e na resistência contra infecção. Também ajuda a manter a saúde da pele e de membranas mucosas. Doses muito altas, além da DRI, podem causar náuseas, vômito, diarreia, problemas de pele, fragilidade óssea, entre outros problemas sérios.

Incluir betacaroteno, também conhecido como pré-vitamina A, é uma forma segura de garantir um bom estado dessa vitamina e melhorar o consumo de antioxidante. O organismo possui um gestor natural que controla a produção de vitamina A, já que ela será fabricada a partir do betacaroteno somente se o organismo precisar. As melhores fontes alimentares desse nutriente são frutas e hortaliças de cores laranja, vermelha, amarela e verde-escuras.

Vitamina D

Ao contrário do que a maioria das pessoas acredita, a vitamina D não é uma vitamina, mas um hormônio esteroide. Ele é produzido em várias partes do corpo, mas exerce influência em outros lugares – que é a principal função dos hormônios. O organismo pode fabricar essa vitamina por si mesmo quando a pele é exposta à luz solar. Basta de 10 a 15 minutos por dia ao sol sem protetor solar, alguns dias por semana, para obter quantidades suficientes de vitamina D. Aqueles que não conseguem sair ao sol, vivem em locais onde não há muita luz solar ou usam filtro solar com frequência podem precisar tomar suplementos. A forma dessa vitamina fabricada pelo fígado e medida na corrente sanguínea é chamada de calcidiol, ou 25-hidroxivitamina D-2. O hormônio esteroide de vitamina D é processado pelos rins e é conhecido como calcitriol, ou 25-hidroxivitamina D-3. O calcitriol circula como hormônio no corpo e regula a quantidade de cálcio e fosfato na corrente sanguínea, além de manter a saúde dos ossos.

Como hormônio esteroide, a vitamina D regula mais de 1.000 genes humanos receptivos a ela e pode influenciar o desempenho esportivo, especialmente se o atleta tiver deficiência desse nutriente. Estudos feitos durante décadas revelaram que o desempenho físico e esportivo atinge o ápice quando os níveis da 25-hidroxivitamina D estão no máximo durante o verão. Atletas tendem a possuir níveis baixos dessa vitamina no inverno, de acordo com vários estudos. Os atletas mais velhos devem certificar-se de obtê-la em quantidade suficiente a partir de alimentos e suplementos, porque pessoas idosas tipicamente apresentam deficiência desse nutriente. Suplementos mostraram, em vários estudos, estimular o desempenho em pessoas com mais idade.

Embora seja de amplo conhecimento que essa vitamina tem um papel importante na saúde dos ossos, uma evidência recente revelou que ela também reduz o risco de certas condições que são relevantes para os atletas, como fraturas por estresse, inflamação geral do corpo, infecções e prejuízo de função muscular.

Também há uma conexão entre a vitamina D e a manutenção de peso. A vitamina D ajuda o corpo a absorver melhor o cálcio, o qual por sua vez ajuda na queima de gordura. Assim, para que o cálcio ajude nesse processo, o organismo precisa de vitamina D suficiente. Por outro lado, se os níveis de cálcio no organismo estiverem baixos, o hormônio chamado paratireoidiano (*parathyroid hormone* – PTH) e a vitamina D aumentam em resposta à falta e fazem o indivíduo sentir que está com muita fome. Em consequência, mais calorias são consumidas em forma de gordura, causando o aumento de peso quando esse desequilíbrio acontece.

Para obter vitamina D suficiente, aconselha-se não confiar apenas em suplementos. Em vez disso, é preciso expor-se ao sol diariamente, de 10 a 15 minutos. Inclua também alimentos ricos nesse nutriente na dieta – peixe gorduroso e laticínios fortificados – e implemente suplementos como parte da rotina diária. As pessoas absorvem essa vitamina de forma diferente, mas as recomendações atuais para suplementação são de 600 a 2.000 UI diárias.

OITO RAZÕES PARA ELEVAR OS NÍVEIS DE VITAMINA D

1. Mantém a saúde óssea
2. Reforça a imunidade
3. Impulsiona o humor quando ingerida com o ácido graxo DHA ômega-3
4. Auxilia no controle neuromuscular
5. Ajuda a regular o peso corporal
6. Ajuda a evitar inflamação relacionada ao envelhecimento
7. Aumenta o comprimento dos telômeros (fator de longevidade)
8. Diminui o risco de muitas doenças crônicas e degenerativas

Vitamina K

A principal função da vitamina K é auxiliar no processo de coagulação sanguínea normal. Ela também é necessária para a formação de outros tipos de proteínas do corpo encontradas no sangue, nos ossos e nos rins. Entretanto, uma pesquisa revelou o outro lado dessa vitamina, que a maioria das pessoas desconhece: ela é vital para o desenvolvimento de ossos saudáveis, motivo pelo qual boa parte dos suplementos de cálcio é formulada com a vitamina K. Na falta dela, os ossos enfraquecem por causa dos níveis insuficientes de osteocalcina, proteína envolvida no endurecimento ósseo. Em um estudo com atletas do sexo feminino, 10 mg/dia dessa vitamina diminuíram o processo de fratura óssea e aumentaram a formação óssea. Essas melhorias foram medidas pela verificação da quantidade de osteocalcina (indicador de formação óssea), assim como dos subprodutos da degradação óssea, no sangue e na urina.

A deficiência desse nutriente é extremamente rara, e sua suplementação não costuma ser necessária, a menos que recomendada pelo médico. As melhores fontes são laticínios, carnes, ovos, cereais, frutas e hortaliças. As funções das vitaminas A, D e K e seus possíveis efeitos no desempenho do exercício estão resumidos na Tabela 7.3.

Tabela 7.3 Vitaminas A, D e K

Vitamina A	
Função relacionada ao exercício	Desenvolvimento e reparação de tecidos, inclusive músculos; formação de estruturas corporais.
Melhores fontes alimentares	Fígado, gemas de ovos, leite integral, hortaliças de cores laranja e amarela.
Efeitos colaterais e toxicidade	Mal-estar no sistema digestivo, danos aos ossos e certos órgãos.
DRI para adultos	Mulheres, 700 mcg; gestantes, 770 mcg; lactantes, 1.300 mcg; homens, 900 mcg.
Nível de ingestão máxima tolerável	3.000 mcg
Vitamina D	
Função relacionada ao exercício	Formação e desenvolvimento normais dos ossos.
Melhores fontes alimentares	Luz solar, laticínios fortificados e óleo de peixe.
Efeitos colaterais e toxicidade	Náusea, vômito, endurecimento de tecidos moles, danos aos rins.
DRI para adultos	Mulheres entre 19-50 anos, 5 mcg; mulheres entre 51-70 anos; 10 mcg; mulheres com 70 anos ou mais, 15 mcg; gestantes, 5 mcg; lactantes, 5 mcg; homens entre 19-50 anos, 5 mcg; homens entre 51-70 anos, 10 mcg; homens com 70 anos ou mais, 15 mcg.

(continua)

Tabela 7.3 Vitaminas A, D e K *(continuação)*

Vitamina D *(continuação)*	
Nível de ingestão máxima tolerável	4.000 UI; 600 UI para gestantes e lactantes; 800 UI para homens e mulheres com mais de 70 anos.
UL para adultos	50 mcg.
Vitamina K	
Função relacionada ao exercício	Envolvida na formação de glicogênio, coagulação do sangue e formação óssea.
Melhores fontes alimentares	Hortaliças, leite e iogurte.
Efeitos colaterais e toxicidade	Reações alérgicas, destruição de hemácias.
DRI para adultos	Mulheres, 90 mcg; homens, 120 mcg.

MINERAIS E DESEMPENHO

Os minerais encontrados de forma natural nos alimentos são particularmente importantes para aqueles que praticam exercícios e atletas, porque estão envolvidos na contração muscular, no ritmo cardíaco normal, no transporte de oxigênio, na transmissão de impulsos nervosos, na função imune e na saúde dos ossos. Se uma pessoa não estiver adequadamente nutrida com minerais, a deficiência pode causar danos à sua saúde, o que, por sua vez, afeta negativamente o desempenho. A seguir, os vários minerais que podem ter ligação com o desempenho. As funções dos principais minerais e minerais-traço estão resumidas na Tabela 7.4.

Tabela 7.4 Principais minerais e minerais-traço

Principais minerais	
Cálcio	
Função relacionada ao exercício	Componente de estruturas corporais; faz parte do desenvolvimento muscular, da contração muscular e da transmissão nervosa.
Melhores fontes alimentares	Laticínios e hortaliças de folhas verdes.
Efeitos colaterais e toxicidade	Calcificação excessiva de alguns tecidos, constipação intestinal, problemas de absorção de minerais.
DRI para adultos	Mulheres entre 19-50 anos, 1.000 mg; mulheres a partir de 51 anos, 1.200 mg; gestantes, 1.000 mg; lactantes, 1.000 mg; homens entre 19-50 anos, 1.000 mg; homens a partir de 51 anos, 1.200 mg.
UL para adultos	2.500 mg.

(continua)

Capítulo 7 ■ Vitaminas e minerais para praticantes de treinamento de força **161**

Tabela 7.4   Principais minerais e minerais-traço *(continuação)*

Fósforo	
Função relacionada ao exercício	Metabolismo de carboidrato, proteína e gordura; desenvolvimento, reparo e manutenção celular; produção de energia; estímulo de contrações musculares.
Melhores fontes alimentares	Carnes, peixes, aves, ovos, grãos integrais, sementes e oleaginosas.
Efeitos colaterais e toxicidade	Desconhecidos.
DRI para adultos	700 mg.
UL para adultos	Mulheres e homens de 19-70 anos, 4.000 mg; acima de 70 anos, 3.000 mg.
Potássio	
Função relacionada ao exercício	Manutenção do balanço hídrico normal nos dois lados das paredes celulares; crescimento normal, estímulo dos impulsos nervosos para contração muscular; conversão de glicose em glicogênio; síntese da proteína muscular a partir de aminoácidos.
Melhores fontes alimentares	Batata, banana, frutas e hortaliças.
Efeitos colaterais e toxicidade	Doenças cardíacas.
DRI para adultos	Sem DRI, mas com requerimento mínimo de 1.600 mg para adultos sedentários e 3.500 mg para adultos ativos.
Sódio	
Função relacionada ao exercício	Manutenção do balanço hídrico normal nos dois lados das paredes celulares; contração muscular e transmissão nervosa; mantém outros minerais do sangue solúveis.
Melhores fontes alimentares	Encontrado em quase todos os alimentos.
Efeitos colaterais e toxicidade	Retenção de líquidos e hipertensão arterial.
DRI para adultos	Sem DRI; ingestão mínima segura recomendada é de 2.400 mg/dia.
Cloreto	
Função relacionada ao exercício	Ajuda a regular a pressão que permite aos líquidos fluírem para dentro e para fora das membranas celulares.
Melhores fontes alimentares	Sal de cozinha (cloreto de sódio), *Kelp* (tipo de alga), farinha de centeio.
Efeitos colaterais e toxicidade	Desconhecidos.
DRI para adultos	Sem DRI; ingestão mínima segura recomendada é de 500 mg/dia.

(continua)

Parte II ■ Suplementos

Tabela 7.4 Principais minerais e minerais-traço *(continuação)*

Magnésio

Função relacionada ao exercício	Metabolismo de carboidrato e proteína; auxilia nas contrações neuromusculares.
Melhores fontes alimentares	Hortaliças verdes, leguminosas, grãos integrais e frutos do mar.
Efeitos colaterais e toxicidade	Grandes quantidades são tóxicas.
DRI para adultos	Mulheres entre 19-30 anos, 310 mg; mulheres a partir de 31 anos, 320 mg; gestantes entre 19-30 anos, 350 mg; gestantes a partir de 31 anos, 360 mg; lactantes entre 19-30 anos, 310 mg; lactantes a partir de 31 anos, 320 mg; homens entre 19-30 anos, 400 mg; homens a partir de 31 anos, 420 mg.
UL para adultos	350 mg de suplementos isolados.

Minerais-traço

Ferro

Função relacionada ao exercício	Transporte de oxigênio celular para geração de energia; formação de hemácias transportadoras de oxigênio.
Melhores fontes alimentares	Fígado, ostras, carnes magras, hortaliças de folhas verdes.
Efeitos colaterais e toxicidade	Grandes quantidades são tóxicas.
DRI para adultos	Mulheres entre 19-50 anos, 18 mg; mulheres a partir de 51 anos, 8 mg; gestantes, 27 mg; lactantes, 9 mg; homens, 8 mg.
UL para adultos	45 mg.

Iodo

Função relacionada ao exercício	Produção de energia; crescimento e desenvolvimento; metabolismo.
Melhores fontes alimentares	Sal iodado, frutos do mar, cogumelos.
Efeitos colaterais e toxicidade	Aumento da tireoide.
DRI para adultos	150 mcg.
UL para adultos	1.000 mcg.

Cromo

Função relacionada ao exercício	Glicemia normal; metabolismo de gordura.
Melhores fontes alimentares	Óleo de milho, levedura de cerveja, grãos integrais e carnes.
Efeitos colaterais e toxicidade	Lesão de fígado e rins.
DRI para adultos	Mulheres entre 19-50 anos, 25 mcg; mulheres a partir de 51 anos, 20 mcg; gestantes, 30 mcg; lactantes, 45 mcg; homens entre 19-50 anos, 35 mcg; homens a partir de 51 anos, 30 mcg.

(continua)

Capítulo 7 ■ Vitaminas e minerais para praticantes de treinamento de força

Tabela 7.4 Principais minerais e minerais-traço *(continuação)*

Flúor	
Função relacionada ao exercício	Desconhecida.
Melhores fontes alimentares	Suprimento de água com flúor.
Efeitos colaterais e toxicidade	Grandes quantidades são tóxicas e podem manchar os dentes.
DRI para adultos	Mulheres, 3 mg; homens, 4 mg.
UL para adultos	10 mg.
Molibdênio	
Função relacionada ao exercício	Envolvido no metabolismo de gordura.
Melhores fontes alimentares	Leite, feijões, pães e cereais.
Efeitos colaterais e toxicidade	Diarreia, anemia e diminuição na taxa de crescimento.
DRI para adultos	45 mcg.
UL para adultos	2.000 mcg.
Boro	
Função relacionada ao exercício	Função biológica em humanos não foi claramente identificada.
Melhores fontes alimentares	Bebidas e produtos à base de frutas, batatas, leguminosas, leite, abacate, pasta de amendoim e amendoim.
DRI para adultos	Não estabelecida.
Vanádio	
Função relacionada ao exercício	Função biológica em humanos não foi claramente identificada.
Melhores fontes alimentares	Cogumelos, crustáceos, pimenta-do-reino, salsinha e semente de endro.
Efeitos colaterais e toxicidade	Altas doses são extremamente tóxicas e podem causar fadiga excessiva.
DRI para adultos	Não estabelecida.

Outros minerais importantes que podem afetar o desempenho incluem zinco e selênio, que estão descritos na Tabela 7.1.

Eletrólitos

Os tecidos do corpo contêm líquidos tanto dentro das células (líquido intracelular) como nos espaços entre elas (líquido extracelular). Os eletrólitos estão dissolvidos em ambos, e são eletricamente carregados com minerais ou íons. Eles trabalham em conjunto, regulando o equilíbrio hídrico de ambos os lados das membranas celulares. Os eletrólitos também ajudam na contração muscular ao promover a transmissão de mensagens através das membranas das células nervosas. O equilíbrio eletrolítico é fundamental para um bom desempenho físico e a saúde como um todo.

Os dois eletrólitos essenciais são o sódio e o potássio. O primeiro regula o equilíbrio do líquido externo das células, enquanto o segundo regula os líquidos internos.

O sódio é obtido, principalmente, por meio do sal e dos alimentos processados. Em média, os norte-americanos ingerem de 2 a 3 colheres de chá (12 a 18 g) de sal por dia – quantidade excessiva para a boa saúde.[3] Mais saudável seria uma ingestão de 500 mg (o mínimo requerido) a 2.400 mg de sódio/dia, ou até 1 ¼ colher de chá (1,6 g) de sal de cozinha/dia.

Embora possa haver perda de sal pelo suor, durante o exercício, não é necessário se preocupar em repor com suplementos. A dieta normal contém sódio suficiente para repor a perda. Além disso, o corpo faz o trabalho de conservar sódio por conta própria.

Uma depleção severa de sódio, entretanto, pode ocorrer durante eventos de *ultraendurance*, como triátlon, que dura mais de 4 horas. Consumir ½ a ¾ de xícara (120 a 180 mL) de bebida esportiva a cada 10 a 20 minutos, junto com outros alimentos salgados da dieta, é suficiente para atender a necessidade de sódio do atleta de *endurance*. Assim, durante um evento de *endurance* que dure mais de 3 horas, recomenda-se a ingestão de bebida esportiva com 200 a 300 mg de sódio a cada 240 mL. Para restaurar o equilíbrio de líquidos durante a recuperação após esse tipo de exercício, esse elemento é necessário na bebida, porque ele permite que a água entre nas células.

Beber água pura em excesso (hiperidratação), entretanto, pode provocar o aumento da diluição de sódio e outros eletrólitos. Esse desequilíbrio pode afetar o desempenho de forma negativa.

O potássio trabalha dentro das células para regular o equilíbrio hídrico. Ele também colabora para a manutenção do batimento cardíaco regular, auxilia na contração muscular, regula a pressão arterial e transfere nutrientes para as células.

Em contraste com o sódio, o potássio não é tão bem conservado pelo organismo, de modo que o atleta deve se assegurar de ingerir muitos alimentos ricos nesse elemento, como banana, laranja e batata. São necessários entre 1.600 e 2.000 mg de potássio por dia, o que pode ser facilmente obtido por meio de dietas repletas de frutas e hortaliças.

Para reduzir medidas, alguns fisiculturistas profissionais utilizam diuréticos, medicamentos que aumentam a formação e excreção de urina do corpo. Essa prática, contudo, é perigosa, porque os diuréticos levam o potássio e outros eletrólitos para fora do corpo. Desequilíbrios minerais que ameaçam a vida podem ocorrer, e alguns fisiculturistas profissionais faleceram durante a competição por causa do abuso de diuréticos. Não há uma razão lógica para ingerir essas substâncias com propósitos competitivos, visto que o dano potencial simplesmente não vale a pena.

---

3 N.R.C.: No Brasil, segundo dados coletados pela Vigitel (Vigilância de Fatores de Risco e Proteção para Doenças Crônicas por Inquérito Telefônico), em 2013, a população brasileira ingere em torno de 12 g de sal/dia, ou seja, mais que o dobro da quantidade recomendada pela Organização Mundial da Saúde (OMS), que é de 5 g de sal/dia ou 2.400 mg de sódio.

Sobrecarga de bicarbonato de sódio e fosfato

Durante muitos anos, praticantes de treinamento de força e outros atletas acreditaram no poder alcalino do bicarbonato de sódio por meio da sobrecarga desse elemento. A ideia por traz do bicarbonato é que ele neutraliza o ácido lático no sangue. O acúmulo desse ácido faz os músculos arderem e por fim leva-os ao ponto de fadiga. A sobrecarga de bicarbonato de sódio pode compensar esse estado.

A sobrecarga de bicarbonato de sódio afeta a alcalinidade da dieta, e uma dieta mais alcalina é favorável para a reparação, a recuperação e o desenvolvimento. Uma pesquisa também mostrou que dietas alcalinas podem trazer alguns benefícios à saúde, incluindo a preservação de massa muscular em homens e mulheres com mais idade e em pacientes jovens não saudáveis; corrigir a secreção de hormônio de crescimento para melhorar a saúde dos ossos; diminuir fatores de risco cardiovascular; melhorar a composição corporal, a memória e a cognição; e diminuir a dor lombar crônica. Alimentos que promovem a alcalinidade são hortaliças, frutas, leguminosas e a maioria dos alimentos vegetais.

Muitas pesquisas foram feitas recentemente acerca da sobrecarga de bicarbonato. Mostrarei um breve resumo dos dados já obtidos, a fim de que você possa decidir se ela lhe seria útil ou não.

Em um estudo, remadores receberam suplementação com bicarbonato de sódio e simularam uma corrida de 2.000 m, com o uso de teste ergométrico. Durante o estudo eles realmente viram o efeito de tamponamento contra a produção de ácido lático, mas nenhuma melhora na reidratação ou no desempenho.

Jogadores de rúgbi que tentaram adicionar o bicarbonato de sódio à dieta (no padrão de 0,3 g/kg de peso corporal misturado em água) tiveram muito desconforto gastrintestinal durante e após a competição. E isso prejudicou o desempenho físico. (Um estudo australiano feito em 2011 descobriu que a sobrecarga de bicarbonato de sódio em uma refeição rica em carboidrato pode minimizar o desconforto estomacal.)

Em um estudo realizado com ciclistas profissionais de BMX, a sobrecarga na dosagem padrão não teve efeito no desempenho, embora a produção de ácido lático tenha reduzido.

Um estudo de 2011, publicado na *Medicine & Science in Sports & Exercise*, descobriu que ciclistas que suplementaram com beta-alanina e bicarbonato de sódio melhoraram seu desempenho de forma significativa.

Os estudos sobre esse componente estão longe de serem conclusivos. Para aqueles que quiserem experimentar e saber se funciona (isso pode ocorrer, pois as respostas individuais variam), recomenda-se fazer isso durante o treinamento, e não em competição.

Embora a sobrecarga de bicarbonato de sódio e de fosfato dependa de sais, suas ações são completamente diferentes. Por bastante tempo, atletas experimentaram a sobrecarga de fosfato como forma de prolongar o rendimento. Esse elemento é um tipo de sal feito a partir do fósforo, o segundo mineral mais abundante no corpo. O suplemento é normalmente ingerido em grandes doses, várias vezes ao dia, durante alguns dias antes da competição. De acordo com algumas indicações, a sobrecarga de fosfato aumenta a disponibilidade de oxigênio do sangue e torna a glicose mais disponível para o trabalho muscular – duas vantagens para um atleta profissional. Um estudo mostrou que a suplementação de fosfato melhorou a utilização de oxigênio e o desempenho em bicicleta ergométrica. Além disso, sua sobrecarga melhora certos fatores respiratórios e circulatórios, o que torna o fosfato útil para atletas de *endurance*. A dose recomendada é em geral de 4 g/dia. Mas deve-se ficar atento: a sobrecarga de fosfato pode causar vômito, desequilíbrio de eletrólitos do organismo e levar a outras reações desfavoráveis.

Fosfatos também são componentes de alguns suplementos naturais para perda de peso, porque podem evitar a queda no metabolismo ao preservar os níveis de hormônio da tireoide durante uma dieta restritiva. Um estudo polonês descobriu que a suplementação de fosfato pode até mesmo aumentar a taxa metabólica de repouso (TMR) em mulheres com dieta de 1.000 cal/dia, sugerindo um efeito de queima de gordura. Entretanto, mais pesquisas são necessárias nessa área.

Outros minerais vitais

Vários outros minerais podem estar escassos na dieta, principalmente em competidores que se submetem com frequência a dietas restritivas.

Cálcio

Noventa e nove por cento do cálcio do organismo é armazenado no esqueleto e nos dentes. O 1% restante é encontrado no sangue e em tecidos moles. O cálcio é responsável pela formação de ossos saudáveis, pela condução de impulsos nervosos, além de ajudar na contração muscular e no transporte de nutrientes para dentro e para fora das células. Os exercícios ajudam o seu corpo a absorver melhor o cálcio. Ao mesmo tempo, exercícios de *endurance* de alta intensidade podem fazer o corpo excretá-lo.

As principais fontes de cálcio da dieta são o leite e seus derivados. Entretanto, quase todo praticante de treinamento de força e fisiculturista evita ao máximo laticínios durante a dieta de pré-competição. Eles acreditam que esses alimentos possuem muito sódio, mas isso é uma suposição infundada. Uma xícara (240 mL) de leite desnatado contém 126 mg de sódio e 302 mg de cálcio. Duas claras de ovos, um alimento popular na dieta de praticantes de treinamento força e fisiculturistas, contêm 212 mg de sódio e somente 12 mg de cálcio. O sódio não parece ser um problema nesse caso, e não há melhor fonte de cálcio com pouca gordura do que o leite desnatado.

Então, o leite e seus derivados são realmente os inimigos? De forma alguma. Como apontado anteriormente, o leite contém principalmente duas proteínas (soro e caseína) que estão envolvidas no desenvolvimento muscular, na queima de gordura e na recuperação. (Consulte o Cap. 2 para mais informações sobre a importância das proteínas do leite e como utilizá-las.)

Há ainda outros benefícios relacionados ao cálcio do leite e de seus derivados. Vários estudos mostraram que esse mineral pode ajudar no controle de peso, já que pode ajudar o corpo a degradar a gordura. Parece que quanto mais cálcio a célula adiposa contém, mais gordura ela consegue queimar.

Em um estudo amplamente divulgado, 32 adultos obesos receberam de forma aleatória uma das seguintes dietas por 24 semanas: (1) dieta padrão com 400 a 500 mg/dia de cálcio mais suplemento de placebo; (2) dieta padrão suplementada com 800 mg/dia de cálcio; ou (3) dieta com 3 porções/dia de laticínios, com 1.200 a 1.300 mg/dia de cálcio, mais suplemento de placebo. Cada dieta reduziu 500 cal/dia. No final do período de teste, a perda média de peso foi de 6,6 kg com a dieta padrão, 8,6 kg com a dieta suplementada com cálcio, e em torno de 11 kg com dieta rica em laticínios. A perda de peso na região do tronco representou 19% do total de perda de gordura na dieta padrão, 50% na dieta suplementada com cálcio, e 66,2% na dieta rica em laticínios.

Em resumo, a ingestão de cálcio proveniente de laticínios claramente intensificou a perda de peso e de gordura em obesos que seguiram uma dieta com redução calórica. É interessante que a maior ingestão de cálcio tenha aumentado o percentual de perda de gordura da região do tronco. Por fim, o consumo de cálcio na forma de laticínios foi muito mais eficaz do que o consumo desse mineral na forma de suplemento. Deve-se acrescentar aqui, entretanto, que esse último achado, embora significativo, deve ser interpretado com cautela, visto que o estudo foi patrocinado pelo National Dairy Council (Conselho Nacional de Laticínios dos Estados Unidos).

Ainda não se sabe se o cálcio de outros alimentos, como folhas verdes, tem o mesmo efeito. Pesquisas adicionais precisam ser conduzidas para determinar benefícios similares. A mensagem principal para aqueles que querem perder peso é que não deixem de consumir laticínios, preferindo sempre os que apresentam baixo teor de gordura.

De modo geral, o cálcio encontrado nos alimentos derivados do leite é essencial para manter a boa saúde. Com muitos alimentos ricos em cálcio, a dieta fornece o necessário para manter níveis saudáveis desse elemento no sangue. Se uma pessoa não adquire o cálcio em quantidades suficientes pela dieta, seu corpo o retirará dos ossos para manter seus níveis sanguíneos. Quanto mais cálcio é removido dos ossos, mais eles se tornam fracos e quebradiços. As áreas mais suscetíveis são coluna, quadris e punhos. A saída de cálcio dos ossos pode levar à osteoporose, doença por enfraquecimento ósseo. Em mulheres que desenvolvem a tríade da mulher atleta (alimentação desequilibrada, irregularidades menstruais e ossos enfraquecidos), a baixa ingestão de cálcio é comum.

As atletas, em especial as que praticam esportes que envolvem controle de peso, geralmente estão em risco de perder cálcio dos ossos. Em um estudo que conduzi em 1990, no National Physique Commitee (NPC), USA Championships, em Raleigh, Carolina do Norte, mulheres fisiculturistas registraram suas dietas, foram pesadas e tiveram a gordura medida; além disso, responderam a questões sobre seu treinamento, nutrição e saúde. Nenhuma delas comia nem bebia qualquer produto derivado do leite durante pelo menos 3 meses antes de uma competição, e a maioria delas jamais consumia esse tipo de alimento. Nenhuma delas ingeria suplementos de cálcio.

Dessas mulheres, 81% relatou que não menstruava por no mínimo 2 meses antes da competição. O estresse físico do treinamento, o estresse psicológico da competição, uma dieta com poucas calorias e a perda de gordura corporal podem levar à diminuição da produção de estrogênio. Assim como na menopausa, sem estrogênio suficiente, a mulher para de menstruar. E o que é pior, o cálcio não pode ser armazenado nos ossos se os níveis desse hormônio estão baixos. Obviamente, essas mulheres também eram muito magras. Em média, possuíam 9% de gordura corporal. Um corpo com níveis extremamente baixos de gordura é outro fator de risco para a perda de cálcio dos ossos.

Se suas práticas dietéticas em relação ao cálcio refletem isso, você deve voltar a obter cálcio na dieta pela ingestão de alimentos ricos nesse mineral – principalmente leite desnatado e seus derivados. Se por alguma razão você não puder ou não quiser beber leite, recomenda-se tentar o iogurte desnatado, que também é rico em cálcio e geralmente não causa os problemas intestinais que algumas pessoas sentem ao ingerir leite. O cálcio também pode ser obtido de fontes alternativas se a dieta for isenta de leite e derivados. A Tabela 7.5 lista essas fontes.

Algumas pessoas são intolerantes à lactose e não conseguem digerir o leite. Elas não possuem níveis suficientes de lactase, a enzima necessária para digerir a lactose, o açúcar do leite que ajuda a absorver cálcio no intestino. Aqueles que são intolerantes à lactose devem tentar a reposição enzimática por meio de produtos como o Lactaid®. Esses produtos substituem a lactase que está em falta e digerem a lactose para o organismo. Outra opção é o leite com Lactaid®, que é pré-tratado com a enzima da lactase.[4]

Suplementos de cálcio também podem ser uma opção, principalmente porque acredita-se que três a cada quatro norte-americanos estão com deficiência desse mineral. A sua fonte biodisponível é o citrato de cálcio. Os suplementos de cálcio são mais bem absorvidos quando combinados a todos os outros minerais envolvidos na formação óssea, como magnésio, boro e vitamina D.

As DRI para cálcio de alimentos e suplementos são as seguintes: mulheres entre 19-50 anos, 1.000 mg; mulheres a partir de 51 anos, 1.200 mg; gestantes, 1.000 mg; lactantes, 1.000 mg; homens entre 19-50 anos, 1.000 mg; e homens a partir de 51 anos, 1.200 mg. O National Institutes of Health (NIH) recomenda suplementação com cálcio e vitamina D (que ajuda o corpo a absorvê-lo) para pessoas que não alcançam as DRI, inclusive mulheres que desenvolvem a tríade da mulher atleta. Pessoas que ingerem cálcio por meio da alimentação não devem

---

4 N.R.C.: No Brasil, o Lactaid® é encontrado somente como medicamento. Uma outra opção seria optar por produtos que contenham cálcio mas que sejam livres de lactose, os quais podem ser encontrados nas redes de supermercado.

Capítulo 7 ■ Vitaminas e minerais para praticantes de treinamento de força

Tabela 7.5 Fontes alternativas de cálcio para dieta isenta de leite e derivados

Alimento	Quantidade	Cálcio (mg)	Calorias
Couve-manteiga, congelada, cozida*	½ xícara (95 g)	179	31
Leite de soja (fortificado)	1 xícara (240 mL)	150	79
Cavala, enlatada	56 g	137	88
Folhas de dente-de-leão, cruas, cozidas*	½ xícara (53 g)	74	17
Folhas de nabo, congeladas, cozidas*	½ xícara (72 g)	125	25
Folhas de mostarda, congeladas, cozidas*	½ xícara (75 g)	76	14
Couve-de-folhas, congelada, cozida*	½ xícara (65 g)	90	20
Tortilhas de milho	2	80	95
Melado, melaço	1 colher de sopa (21 g)	176	48
Laranja	1 grande	74	87
Salmão vermelho, enlatado, com espinha, drenado	60 g	136	87
Sardinhas, enlatadas, com espinha, drenadas	2 médias	92	50
Feijões à moda de Boston (feijão branco ou fradinho) vegetariano, enlatado	½ xícara (127 g)	64	118
Arenque em conserva	60 g	44	149
Feijão de soja, cozido	½ xícara (90 g)	88	149
Brócolis, cozido	½ xícara (78 g)	36	22
Rutabaga (nabo sueco ou amarelo), cozido, purê	½ xícara (120 g)	58	47
Alcachofra, cozida	1 média	54	60
Feijões brancos, cozidos	½ xícara (90 g)	81	124
Amêndoas, sem casca, inteiras	¼ xícara (36 g)	94	222
Tofu	60 g	60	44

*Hortaliças verdes congeladas e cozidas possuem mais cálcio do que as frescas e cozidas. Quando se consome o alimento fresco, a porção deve ser duplicada para obter a mesma quantidade de cálcio.

ingerir o total de 1.200 ou 1.000 mg na forma de suplemento, pois cálcio em excesso pode provocar cálculos renais.

Para a prevenção e tratamento de osteoporose em mulheres na pós-menopausa, muitos médicos recomendam 1.500 mg/dia. A Tabela 7.6 ilustra como obter a quantidade diária ideal de cálcio pela alimentação.

Uma dica para as mulheres: aquelas que têm menstruação irregular, falha no ciclo menstrual ou que deixam de menstruar antes de uma competição, devem consultar um bom médico especialista em medicina esportiva ou um ginecologista que esteja familiarizado com o esporte praticado. A perda de produção de estrogênio em idade precoce tem impacto fundamental na saúde óssea. É possível que a osteoporose se desenvolva muito cedo.

É bom cuidar do interior do corpo assim como do exterior. Incluir laticínios na dieta garante que a pessoa se mantenha firme e forte por muitos anos.

Tabela 7.6 Dose diária ideal de cálcio

Alimento	Quantidade	Cálcio (mg)	Calorias
Suco de laranja, fortificado com cálcio	1 xícara (240 mL)	300	112
Leite desnatado	1 xícara (240 mL)	301	86
Tofu	120 g	120	88
Iogurte semidesnatado, com fruta	230 g	372	250
Queijo muçarela, semidesnatado	30 g	229	73
Folhas de nabo cozidas, picadas	1 xícara (72 g)	250	60
Total		1.572	669

Ferro

O papel mais importante do ferro é combinar-se com a proteína para formar hemoglobina, uma proteína especial que confere às hemácias a sua cor. A hemoglobina transporta oxigênio no sangue dos pulmões para os tecidos. O ferro é também necessário para a formação da mioglobina, que é encontrada somente no tecido muscular. A mioglobina transporta oxigênio para as células musculares na reação química que faz os músculos se contraírem.

Praticantes de treinamento de força e fisiculturistas lesionam e recuperam o tecido muscular constantemente. Esse processo pode criar necessidade adicional de ferro, um mineral extremamente importante para a saúde humana. Além disso, parece haver aumento na perda de ferro com a prática de exercícios aeróbios ou esportes que envolvam impacto dos pés, como corrida, dança e *step*. Mulheres que se exercitam mais de 3 horas por semana também estão mais expostas à deficiência de ferro, assim como aquelas que estiveram grávidas nos últimos 2 anos, ou as que se alimentam com menos de 2.200 cal/dia.

A carência de ferro pode prejudicar o desempenho muscular. Uma carência extrema pode levar à anemia ferropriva, seu último estágio de perda, caracterizado pela concentração de hemoglobina abaixo do nível normal. O treinamento físico tende a esgotar os estoques de ferro por várias razões, incluindo estresse físico e lesão muscular. Outra razão para pouco ferro e anemia decorrente de sua insuficiência é a ingestão inadequada desse elemento. Estudos que avaliaram a dieta de atletas mulheres, observaram uma ingestão diária média de 12 mg e sugeriram que provavelmente uma recomendação maior desse mineral (18 mg) seria indicada para compensar as perdas induzidas pelo treinamento. Outras razões possíveis são perdas que ocorrem no trato gastrintestinal, no suor e pela menstruação.

Algumas pessoas podem ter deficiência de ferro sem anemia. Isso é caracterizado pela presença de hemoglobina normal, mas níveis reduzidos de ferritina, a forma de armazenamento do ferro no organismo. Quando o suprimento de ferro está baixo, os tecidos começam a exigir oxigênio. Esse processo deixa o indivíduo cansado com facilidade, e a recuperação torna-se mais lenta. Vários estudos da Cornell University indicam que quando mulheres não treinadas, com falta de ferro, recebem suplementos durante o treinamento, elas apresentam aumento no uso de oxigênio e no desempenho de atividades de *endurance*. Esse resultado mostra a importância do ferro no desempenho. Os suplementos, entretanto, não surtem o mesmo efeito em condições normais de hemoglobina e ferro.

As melhores fontes de ferro são o fígado e outras vísceras e miúdos, bem como carne magra e ostras. Ele também é encontrado em hortaliças de folhas verdes, embora o ferro de origem vegetal não seja tão bem absorvido como o de origem animal.

Praticantes de treinamento de força e pessoas ativas tendem a evitar carnes ricas nesse mineral, pois elas possuem alto teor de gordura. Todavia, é possível aumentar o teor de ferro da alimentação sem acrescentar muita carne ou gordura animal. Aqueles que não consomem nenhum tipo de carne devem ficar atentos para obter a quantidade necessária. A seguir, são descritas algumas sugestões:

- Comer frutas, hortaliças e grãos ricos em ferro. A obtenção não será tão alta como em alimentos de origem animal, mas os alimentos vegetais possuem menos gordura. Vegetais folhosos verde-escuros, como os diversos tipos de couve, além de frutas como uvas-passas e damascos, bem como pães fortificados e enriquecidos com esse mineral e cereais, constituem boas fontes.
- Facilitar a absorção de ferro pelo organismo por meio da combinação de alimentos com alto teor de ferro e alimentos ricos em vitamina C, que melhoram a absorção desse mineral. Por exemplo, beber suco de laranja com cereais fortificados com ferro e uva-passa no café da manhã. Ou espremer um pouco de suco de limão sobre a couve.
- Evitar comer alimentos com alto teor de fibras e alimentos ricos em ferro na mesma refeição. A fibra inibe a absorção de ferro e muitos outros minerais. Evitar tomar chá e antiácidos com alimentos ricos em ferro; eles também dificultam a absorção desse mineral.
- Tentar incluir carne na alimentação. Carne vermelha magra e carne escura de frango ou peru são as mais ricas em ferro. Consumir de 90 a 120 g de carne três vezes por semana promoverá uma ótima elevação dos níveis férricos. Combinar

essas carnes com um alimento vegetal rico em ferro fará o organismo absorver mais ferro do vegetal.

- Suplemento de ferro pode ser necessário. Oito miligramas para homens e 18 mg para mulheres entre 19 e 50 anos, ou 100% da DRI, podem ser de grande ajuda. Não ingerir doses muito altas. Quanto mais ferro ingerir de uma só vez, menos o organismo absorverá. Além disso, o excesso de ferro pode levar à hemocromatose, uma doença que causa acúmulo de ferro nos órgãos vitais e possível comprometimento da função hepática.

Tendo em vista que as mulheres são mais propensas a ter menos ferro do que os homens, o United States Olympic Committe (USOC – Comitê Olímpico dos Estados Unidos) recomenda que atletas do sexo feminino submetam-se a exames de sangue periodicamente para verificar o estado da hemoglobina. Em caso de suspeita de deficiência de ferro, deve-se procurar um médico ou nutricionista especializado em nutrição esportiva. A automedicação com altas doses de ferro pode causar problemas e é potencialmente perigosa.

Zinco

O zinco, um dos minerais antioxidantes, é importante para centenas de processos corporais, como a manutenção normal do paladar e do olfato, a regulação do crescimento e a cicatrização de feridas.

Minha pesquisa revelou que mulheres fisiculturistas, em particular, não obtêm zinco suficiente em suas dietas. Esse mineral é importante para pessoas que treinam. Durante o exercício, ele ajuda a limpar o acúmulo de ácido lático no sangue. Além disso, a suplementação com 25 mg de zinco por dia parece proteger a imunidade durante períodos de treinamento intenso.

Não há muita pesquisa sobre suplementação de zinco e desempenho físico. Entretanto, um interessante estudo mostrou que um atleta de *endurance* que segue uma dieta rica em carboidrato, mas pobre em proteína e gordura, pode apresentar deficiência de zinco, resultando em excessiva perda de peso, aumento da fadiga e pouca resistência.

O excesso de zinco, por outro lado, pode ser ruim. Esse quadro está associado a níveis mais baixos de colesterol bom (HDL), o que pode aumentar o risco de doença cardiovascular. Além disso, o excesso, com o tempo, cria desequilíbrio mineral e produz mudanças indesejáveis nas duas substâncias envolvidas no metabolismo do cálcio: calcitonina, um hormônio que impulsiona o cálcio nos ossos, retirando-o do tecido mole, e a osteocalcina, a proteína não colágena necessária para ajudar no endurecimento dos ossos.

A ingestão de alimentos ricos em zinco pode ser suficiente, ou seja, 8 mg/dia para mulheres e 11 mg/dia para homens. As melhores fontes são carne, ovos, frutos do mar (especialmente ostras) e grãos integrais. Se houver restrição na ingestão de carne, um multivitamínico diário pode ajudar a preencher essas lacunas nutricionais.

Magnésio

Este mineral está envolvido em mais de 400 reações metabólicas do corpo e é considerado um auxiliar no exercício. Um estudo aponta a ligação entre o magnésio e a força muscular. Homens em um grupo teste consumiram 500 mg/dia, um aumento acima da DRI de 400 mg. Os do grupo controle ingeriram 250 mg/dia, bem menos do que a DRI. Em seguida, os dois grupos levantaram peso por 8 semanas, e foi medida a força das pernas. Os homens que fizeram uso de suplementos adquiriram mais força, enquanto os do grupo controle permaneceram sem mudanças. No entanto, muitos pesquisadores ainda não estão convencidos de que o magnésio é capaz de desenvolver força. Eles advertem que a quantidade de magnésio nos participantes antes do estudo era desconhecida. Esse ponto é importante, pois a suplementação com qualquer nutriente do qual alguém apresente deficiência provavelmente produzirá alguma mudança positiva no desempenho e na saúde. Basicamente, o pensamento científico atual sobre a suplementação de magnésio é que ela não afeta a força aeróbia nem a muscular.

O magnésio promove a absorção de cálcio e auxilia nas funções nervosa e muscular, inclusive na regularização do batimento cardíaco. A DRI do magnésio para homens entre 19 e 30 anos é de 400 mg, e para aqueles a partir dos 31 anos é de 420 mg/dia; para mulheres entre 19 e 30 anos é de 310 mg, e para aquelas que têm mais de 31 anos é de 320 mg.

SUPLEMENTAÇÃO DE ZINCO E MAGNÉSIO

A suplementação de zinco e magnésio (ZMA) é amplamente comercializada para praticantes de treinamento de força e fisiculturistas como estimulante do desenvolvimento da massa muscular. Embora um pequeno estudo tenha investigado os efeitos de um suplemento contendo zinco, magnésio e vitamina B6 na força e na função musculares em jogadores de futebol americano de uma faculdade e tenha sugerido resultados positivos, pesquisas mais recentes provam o contrário.

Em estudo conduzido na Baylor University, 42 praticantes de treinamento de força receberam suplementação com ZMA ou placebo à noite, antes de dormir, durante 8 semanas. Os pesquisadores testaram a resistência muscular dos participantes, força, condições hormonais anabólica e catabólica e a composição corporal em intervalos. Os resultados indicaram que o suplemento durante o treinamento não melhorou nenhuma dessas variáveis. Parece que o ZMA não é eficaz na formação de tecido muscular.

O uso de laxantes e diuréticos pode prejudicar o equilíbrio do magnésio. Aqueles que utilizam esses produtos para manter o peso devem ficar atentos, pois podem comprometer a saúde e aumentar o risco de complicações do sistema nervoso em decorrência de desequilíbrios hidroeletrolíticos.

Parte II ■ Suplementos

As melhores fontes dietéticas de magnésio são oleaginosas, leguminosas, grãos integrais, hortaliças de folhas verde-escuras e frutos do mar. Esses alimentos devem ser abundantes na dieta. Também é possível empregar suplementos em forma de produtos multivitamínicos formulados com 100% da DRI de magnésio.

Boro

É um mineral-traço que ganhou notoriedade recentemente com a alegação de que desenvolve massa muscular, ao aumentar a testosterona corporal. O problema é que essa teoria é baseada em pesquisa com mulheres idosas, não com atletas. Não há razão para a suplementação de boro. As quantidades suficientes desse mineral-traço podem ser obtidas de frutas e hortaliças.

Vanádio

Sulfato de vanádio é o derivado comercial do vanádio, um mineral-traço encontrado em hortaliças e peixes. O corpo precisa de muito pouco desse elemento, e mais de 90% dele é excretado na urina. Em altas doses, é extremamente tóxico e pode causar fadiga extrema. Pelo que se sabe na comunidade médica, a deficiência desse elemento nunca foi diagnosticada.

Como suplemento, o sulfato de vanádio parece ter efeito na formação de tecido ao mover glicose e aminoácidos para dentro dos músculos mais rapidamente e elevar a insulina para promover o crescimento, embora essa evidência tenha sido encontrada somente em ratos. Ainda assim, o sulfato de vanádio é enfaticamente anunciado como suplemento formador de tecido para praticantes de treinamento de força e atletas.

Será que esse elemento cumpre o que promete? Um grupo de pesquisadores da Nova Zelândia fez essa mesma pergunta. Em um estudo de 12 semanas, 40 praticantes de treinamento de força (30 homens e 10 mulheres) ingeriram uma substância placebo ou uma dose diária de sulfato de vanádio em quantidades adequadas ao seu peso (0,5 mg/kg de peso corporal). Para avaliar a força, os praticantes executaram supino e extensão de perna em séries de 1 a 10 repetições máximas durante o período do experimento.

Os achados do estudo mostraram que esse elemento não aumentou a massa magra. Houve algumas melhoras modestas no desempenho de treinamento de força, mas elas tiveram vida curta, desaparecendo depois do primeiro mês do estudo. Cerca de 20% dos praticantes de treinamento de força experimentaram fadiga extrema durante e após o treinamento.

Algumas pesquisas sugerem que a suplementação de sulfato de vanádio pode ajudar a tratar diabetes tipo 2, mas os resultados são conflitantes. Não há razão para essa suplementação, visto que os benefícios que ela promete podem ser obtidos com os métodos nutricionais discutidos neste livro.

Selênio

Mineral antioxidante, o selênio trabalha em conjunto com a vitamina E para combater radicais livres prejudiciais. Ele é vital para o bom funcionamento do sistema imunológico, fortalecendo suas defesas contra bactérias e vírus, e pode reduzir o risco de certos tipos de câncer, principalmente de próstata, cólon e pulmão. Quanto ao desempenho, alguns estudos mostraram que o selênio reduz a peroxidação lipídica após o exercício aeróbio prolongado; contudo, esse efeito não melhorou a resistência atlética em pessoas que tomavam suplementos com esse mineral.

O selênio é encontrado naturalmente em peixes, carnes, gérmen de trigo, oleaginosas (particularmente castanha-do-pará), ovos, aveia, pão de trigo integral e arroz integral. A maioria das pessoas deve ficar atenta quanto à ingestão de alimentos ricos em selênio, a fim de obter quantidades suficientes. As pessoas podem utilizar suplementos, mas devem ser cuidadosas. Há uma pequena margem entre a DRI de 55 mcg e o UL de 400 mcg.

ALIMENTO EM PRIMEIRO LUGAR

O alimento sempre deve ser colocado em primeiro lugar. Ele é a melhor fonte de vitaminas e de minerais para o corpo. Por isso é importante planejar com cuidado uma dieta bem equilibrada e saudável, repleta de frutas, hortaliças, grãos, feijões, carnes magras e derivados de leite desnatado, e guiar-se pelas normas de planejamento alimentar apresentadas no Capítulo 10. Em associação com um treinamento dedicado, uma boa alimentação com o equilíbrio certo de proteínas e os tipos certos de carboidrato e gordura é a melhor forma de se obter um corpo mais saudável.

8 Produtos para o desenvolvimento muscular

Você treina bastante para desenvolver músculos firmes. Ainda assim, deseja saber se não há nada mais – além de treinos intensos e alimentação saudável – que possa ajudar a obter ganhos maiores, algo que dê massa muscular máxima com menos esforço.

Sem dúvida. É possível fazer várias coisas para ganhar massa magra. Infelizmente, nem todas são seguras – ou legais. Esteroides anabolizantes, embora aprovados para fins medicinais e disponíveis somente com prescrição, constituem um dos maiores abusos de fármacos entre atletas. *Anabolizante* significa "aquilo que faz desenvolver", e esteroides anabolizantes tendem a fazer o corpo crescer de alguma forma. Têm efeito de formação muscular, mas também são perigosos. Inicialmente presente sobretudo entre atletas profissionais, o abuso dessas substâncias tem se espalhado entre atletas recreacionais e jovens, e hoje é uma preocupação de saúde em nível internacional. O estudo *Monitoring the future*, de 2010, criado pelo National Institute on Drug Abuse dos EUA, mostrou que 0,5% dos alunos do 1º ano do ensino médio, 1% do 2º ano e 1,5% do 3º ano abusaram de esteroides anabolizantes pelo menos uma vez no ano anterior à pesquisa. A Tabela 8.1 lista alguns dos perigos associados a esses fármacos.

Uma tendência relacionada ao abuso de anabolizantes é o uso de androstenediona e androstenediol, pró-hormônios e precursores da testosterona, o hormônio masculino responsável pelo desenvolvimento muscular e pela aceleração da libido sexual. Legalmente considerada uma substância controlada na mesma categoria dos esteroides anabolizantes, a androstenediona possui efeitos colaterais que incluem acne, perda de cabelo em pessoas geneticamente suscetíveis, crescimento anormal do tecido mamário (ginecomastia), perfis negativos de colesterol do sangue, que podem levar ao risco aumentado de doença cardíaca, e produção potencialmente reduzida de testosterona. O consumo de substâncias dessa família também pode resultar em teste de *doping* positivo.

Além do consumo de esteroides e pró-hormônios, os atletas utilizam outros tipos de fármacos, inclusive estimulantes, analgésicos, diuréticos e substâncias que mascaram a presença de certos medicamentos na urina. Alguns atletas também

Tabela 8.1 Perigos dos esteroides anabolizantes à saúde

Doença hepática	Masculinização em mulheres
Hipertensão arterial	Espasmos musculares
Colesterol LDL aumentado	Dores de cabeça
Colesterol HDL diminuído	Tensão nervosa
Retenção de líquidos	Náusea
Supressão da imunidade	Urticária
Diminuição de testosterona	Irritabilidade
Atrofia testicular	Mudanças de humor
Acne	Desejo sexual exacerbado ou suprimido
Ginecomastia	Agressividade
Baixa contagem de espermatozoides	Dependência medicamentosa

utilizam hormônio de crescimento (*growth hormone* – GH) sintético, pois acreditam que ele aumenta a força e a massa muscular. Entretanto, o GH tem muitos efeitos colaterais terríveis como hipercrescimento progressivo de tecidos corporais, doenças coronarianas, diabetes e artrite. Ele é um dos mais de 100 fármacos que foram banidos pelo Comitê Olímpico Internacional (COI). A lista completa das substâncias proibidas aparece na Tabela 8.2. É importante notar que nenhuma delas é nutricional; são fármacos, e não alimentos.

Aconselha-se esquecer os fármacos nocivos para a saúde. Há alguns auxiliares naturais que podem ser usados para melhorar o desenvolvimento muscular, proporcionar vantagem adicional no treinamento e manter o corpo em equilíbrio saudável.

SUPLEMENTOS ESPORTIVOS: ORDEM NA CONFUSÃO

Em média, praticantes de exercício e atletas gastam 3,2 bilhões de dólares em suplementos esportivos, e essa quantia cresce a cada ano. Com tantos suplementos no mercado, como saber qual ajudará, qual prejudicará e qual será um desperdício de dinheiro?

Com muitos produtos, os verdadeiros perigos e implicações nutricionais estão baseados não só no efeito dos suplementos, mas também no que eles não fazem e em quais outras ações benéficas eles são capazes de impedir. Aqui chamamos de *efeito laetrile*.

O laetrile, ou amigdalina, é derivado principalmente das sementes de damasco e amêndoas. Nos anos 1920, uma teoria baseou-se no fato de que o laetrile podia matar células cancerígenas. Nos anos 1960 e 1970, tornou-se popular o tratamento para câncer promovido por profissionais não habilitados para exercer medicina.

Tabela 8.2 Substâncias proibidas pelo COI

Estimulantes

Amineptina, anfepramona, amifenazola, anfetamina, bambuterol, bromontan, carfedona, catina, cocaína, cropropamida, crotetamida, efedrina, etamivan, etilanfetamina, etilefrina, fencanfamina, fenetilina, fenfluramina, formoterol, heptaminol, mefenorex, mefentermina, mesocarb, metanfetamina, metoxifenamina, metilenodioxianfetamina, metilefedrina, metilfenidato, niquetamida, norfenfluramina, paraidroxianfetamina, pemolina, pentetrazol, fendimetrazina, fentermina, fenilefrina, fenilpropanolamina, foledrina, pipradrol, prolintana, propilexedrina, pseudoefedrina, reproterol, salbutamol, salmeterol, selegilina, stricnina, terbutalina.

Narcóticos

Buprenorfina, dextromoramida, diamorfina (heroína), hidrocodona, metadona, morfina, pentazocina, petidina.

Agentes anabolizantes

Androstenediol, androstenediona, bambuterol, boldenona, clembuterol, clostebol, danazol, dehidroclorometiltestosterona, desidroepiandrosterona (DHEA), dihidrotestosterona, drostanolona, fenoterol, fluoximesterona, formebolona, formoterol, gestrinona, mesterolona, metandienona, metenolona, metandriol, metiltestosterona, mibolerona, nandrolona, 19-noradrostenediol, 19-noradrostenediona, noretandrolona, oxandrolona, oximesterona, oximetolona, reproterol, salbutamol, salmeterol, stanozolol, terbutalina, testosterona, trenbolona.

Diuréticos

Acetazolamida, bendroflumetiazida, bumetanida, canrenona, clortalidona, ácido etacrínico, furosemida, hidroclorotiazida, indapamida, manitol (intravenoso), mersalil, espironolactona, triantereno.

Agentes mascaradores

Bromontan, diuréticos (ver grupo anterior), epitestosterona, probenecida.

Hormônios peptídicos, miméticos e análogos.

ACTH, eritropoietina (EPO), hCG*, nGH, insulina, IGF-1, LH*, clomifeno*, ciclofenil*, tamoxifeno*.

Betabloqueadores

Acebutolol, alprenolol, atenolol, betaxolol, bisoprolol, bunolol, carteolol, celiprolol, esmolol, labetalol, levobunolol, metipranolol, metoprolol, nadolol, oxprenolol, pindolol, propranolol, sotalol, timolol.

*Proibido somente para homens.

Por não ser um tratamento médico aprovado, pacientes que procuravam a cura precisavam ir ao México para conseguir tratamento. Por volta de 1982, ficou provado cientificamente que o laetrile não era eficaz contra o câncer.

No entanto, em muitos casos, as pessoas que procuravam (e ainda procuram) o tratamento com laetrile o faziam para adiar o tratamento médico tradicional e os enormes gastos, sem resultados benéficos, mas normalmente sem danos decorrentes do tratamento. Entretanto, ao adiar ou deixar de procurar tratamento comprovado, esses pacientes perdiam tempo, e a doença progredia. Em alguns casos, o tratamento com laetrile era nocivo e até mesmo fatal.

E o mesmo ocorre com muitos suplementos esportivos. Procurando economizar tempo, atletas e praticantes de exercício gastam tempo e dinheiro com suplementos que não funcionam enquanto postergam o uso de métodos comprovados – boa nutrição e treinamento intenso – para alcançar seus objetivos. E o pior, alguns deles podem ser danosos e algumas vezes, embora raras, até mesmo fatais.

Para auxiliar na escolha em meio à confusão em relação a suplementos esportivos, desenvolveu-se um sistema de classificação de suplementos para treinamento de força e suplementos à base de plantas, fundamentado no conceito do efeito laetrile:

- **Cumprem as promessas da propaganda.** Esse suplemento faz jus à propaganda do produto.
- **Possivelmente de acordo com a propaganda.** Não há pesquisa suficiente para apoiá-lo, embora os dados disponíveis pareçam promissores.
- **Não correspondem ao anunciado pela propaganda.** Há uma abundância de dados negativos sobre esse suplemento.
- **Potencialmente nocivos.** Esse suplemento não corresponde à propaganda do produto e é potencialmente nocivo.

A seguir, são mostrados vários suplementos esportivos comercializados, categorizados conforme esse sistema de classificação. A Tabela 8.4, no final do capítulo, pode ser utilizada para uma referência rápida à classificação de todos os suplementos discutidos neste capítulo. Vale lembrar que não se trata de uma lista completa de todos os suplementos existentes no mercado. Essa lista é focada nos suplementos direcionados ao desenvolvimento muscular, de força e potência.

CUMPREM AS PROMESSAS DA PROPAGANDA

Os produtos dessa categoria possuem numerosos estudos de pesquisa para apoiar suas propagandas. Nas circunstâncias apropriadas, eles funcionam, mas quando digo que cumprem as promessas da propaganda, não significa que recomendo seu uso. É só para dizer que o que é afirmado na embalagem confirmou-se em pesquisa. A escolha de usar ou não os suplementos deve ser feita com base nos objetivos de exercício, estilo de vida e atenção a todos os fatores que apoiam a melhoria de força e potência. Suplementos não trarão benefícios se não houver uma boa dieta, treinamento e descanso definidos.

Cafeína

Essa substância encontrada no café, no chá, no refrigerante e em medicamentos e fórmulas vendidos sem receita, pode ter uma ampla gama de efeitos, dependendo da sensibilidade de cada um a ela. Você pode se sentir alerta e bem desperto ou sentir-se perturbado. Seu coração pode disparar ou você pode correr para o banheiro (a cafeína em grande quantidade é diurética).

A cafeína se mantém no corpo, de maneira que, mesmo em pequenas quantidades, pode acumular com o tempo. Possui meia-vida de 4 a 6 horas, o que significa que é esse o tempo que o corpo demora para metabolizar metade da quantidade consumida. Por causa de sua meia-vida, a cafeína se torna contraproducente. Se ingerida em pequenas quantidades durante o dia, ela se acumula e quem a consome, por fim, atinge um ponto no qual seu corpo tem mais cafeína do que capacidade para lidar com ela. Ao aumentar a ansiedade ou a agitação, a cafeína reduz a capacidade do corpo de funcionar. Outros efeitos colaterais indesejáveis são mal-estar estomacal, irritabilidade e diarreia.

A cafeína também inibe a absorção de tiamina (vitamina importante para o metabolismo do carboidrato) e de vários minerais, inclusive cálcio e ferro. Mulheres que consomem cafeína regularmente (4 xícaras ou mais [1 L ou mais] de café/dia ou 330 mg de cafeína) e têm ingestão baixa de cálcio na dieta (menos do que 700 mg/dia) podem correr grande risco de desenvolver osteoporose ou osteopenia.

Como funciona

A maior parte das pesquisas sobre cafeína está focada nos esportes de *endurance*. A principal descoberta é que para muitos atletas de *endurance*, ela pode aumentar o desempenho. Há três teorias que oferecem explicações possíveis. A primeira foi originalmente considerada a teoria mais plausível e tem a ver com a habilidade de a cafeína melhorar o uso de gordura para energia. Ela estimula a produção de adrenalina, hormônio que acelera a liberação de ácidos graxos na corrente sanguínea. No início do exercício, os músculos começam a usar os ácidos graxos disponíveis para energia enquanto gastam um pouco do glicogênio muscular. Algumas pesquisas apoiam essa teoria.

A segunda afirma que a cafeína pode afetar diretamente o músculo esquelético ao alterar enzimas ou sistemas essenciais que regulam a quebra do carboidrato dentro das células. Entretanto, a pesquisa sobre essa teoria é conflitante e inconclusiva.

A terceira teoria talvez seja a que melhor explique por que a cafeína faz você perceber que trabalha menos do que realmente o faz durante o exercício. Ela declara que a cafeína, em razão de seu efeito direto no sistema nervoso central, pode ter efeito psicológico ao fazer os atletas sentirem que não trabalham com tanto empenho, ou a cafeína pode, de alguma forma, maximizar a força das contrações musculares. Sabe-se atualmente que a cafeína pode atravessar a barreira hematoencefálica e antagonizar os efeitos da adenosina, o neurotransmissor que causa sonolência pela diminuição da atividade da célula nervosa. No cérebro, a cafeína se parece com a adenosina e pode vincular-se aos receptores de adenosina nas células cerebrais, mas ela não tem a mesma ação da adenosina, então não desacelera a atividade da célula nervosa. Em vez disso, estimula as substâncias químicas cerebrais a secretar epinefrina, o hormônio da "fuga ou luta", que faz o praticante de exercício se sentir melhor durante o treino. Atualmente, essa é a teoria mais apoiada pela pesquisa científica.

Uso da cafeína em esportes de força

A suplementação de cafeína ajuda nos esportes de força? Sim, de acordo com uma porção de novas pesquisas. Um relatório de revisão de 2010 examinou 29 estudos que testaram a habilidade da cafeína para melhorar o desempenho durante exercício de força, como esportes de corrida em grupos e treinamento resistido. Onze dos 17 estudos mostraram melhorias significativas em exercícios esportivos em grupo e em esportes baseados em força com ingestão de cafeína, mas as maiores foram observadas em atletas profissionais que não utilizam cafeína regularmente. Seis dos 11 estudos mostraram benefícios da ingestão dessa substância com treinamento resistido.

A razão pela qual a cafeína funciona em bebidas esportivas provavelmente tem relação com a capacidade de disparar a liberação de epinefrina das glândulas adrenais, o que aumenta a contração muscular. Quando isso acontece, a percepção de esforço é reduzida e faz o atleta puxar mais peso sem tomar decisão consciente de trabalhar mais pesado. Basicamente, parece que a cafeína pode melhorar a força com o tempo, o que leva ao aumento da massa muscular. Ela é uma ajuda ergogênica confiável: uma ampla coleção de estudos mostra que a cafeína pode melhorar o desempenho do exercício em 22%. Outra boa notícia: a quantidade de café necessária para melhorar o desempenho – cerca de 480 mL, ou 2 xícaras – não tem efeito desidratante no corpo.

A dupla cafeína e carboidrato

Algumas das pesquisas mais inovadoras sobre a cafeína dizem respeito à sua interação com o carboidrato. Basicamente, cafeína ingerida com carboidrato estimula o desempenho esportivo. No caso em questão, cientistas britânicos investigaram os efeitos do consumo simultâneo do carboidrato e da cafeína no desempenho atlético. Jogadores de futebol que ingeriram bebida com 6,4% de carboidrato e mais 160 mg de cafeína durante a simulação de um jogo desempenharam com intensidade mais alta do que eles estavam acostumados quando ingeriam bebida apenas com carboidrato ou placebo.

Outro estudo, feito com ciclistas, descobriu que, quando ingerida com carboidrato, a cafeína aumentou o uso de gordura e diminuiu o glicogênio não muscular mais do que o carboidrato sozinho quando participantes estavam com equilíbrio energético negativo; entretanto, a cafeína não surtiu efeito no desempenho de teste de ciclismo de 20 km. Esse estudo foi publicado no *Journal of Applied Physiology Nutrition and Metabolism*, em 2008.

Atletas bem treinados fazem melhor

Estudos mostram que a cafeína funciona melhor como força propulsora naqueles que estão bem-condicionados. A prova disso vem de experimentos com nadadores, cujo esporte é tanto anaeróbio como aeróbio. Nadadores altamente treinados melhoraram sua velocidade de forma significativa após consumirem 250 mg de cafeína e então nadar à velocidade máxima. Aqueles não treinados, que nadam de vez em quando, não se saíram tão bem. O mesmo grupo de pesquisadores havia conduzido experimentos anteriores com participantes não treinados que andaram de bicicleta em treinamento resistido após ingerirem suplemento de cafeína. Novamente, a cafeína não forneceu tanto impulso ao desempenho em pessoas não treinadas.

A última palavra sobre cafeína

A International Society of Sports Nutrition posicionou-se da seguinte forma em relação à cafeína no desempenho:

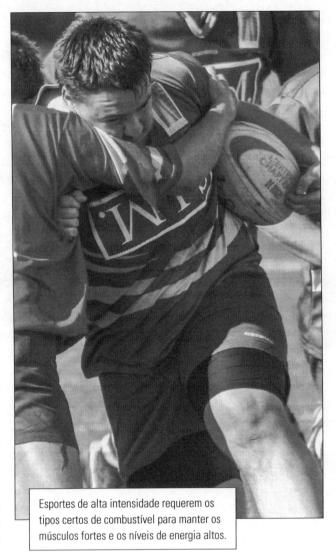

Esportes de alta intensidade requerem os tipos certos de combustível para manter os músculos fortes e os níveis de energia altos.

1. É eficaz na melhora do desempenho esportivo em atletas bem treinados quando consumida em doses com cerca de 3 a 6 mg por kg de peso corporal. Doses maiores não resultam em melhoria de desempenho maior.
2. Exerce efeito ergogênico maior ao ser consumida em estado anídrico quando comparada ao café.
3. Pode aumentar a vigilância durante treinos de exercício exaustivos e prolongados.
4. É ergogênica para exercício de *endurance* máximo sustentado e tem se mostrado altamente eficaz para desempenho de contrarrelógio.

5. Sua suplementação é benéfica para exercício de alta intensidade, inclusive esportes praticados em equipe como futebol e rúgbi, ambos caracterizados pela atividade intermitente dentro de um período de tempo prolongado.
6. Ela melhora o desempenho de força e potência.
7. Pode agir como diurético, mas os atletas não devem utilizá-la para provocar perda de líquidos.

Uma das principais razões de a cafeína ser bem-aceita como suplemento esportivo é que ela melhora certos aspectos do desempenho mental, particularmente a vigilância, ainda que o indivíduo esteja descansado, e ela tem até mesmo efeitos mais generalizados quando houver privação de sono. Ou seja, a cafeína melhora as funções cognitivas (pensamento) que ficam comprometidas pela falta de sono. Por fim, isso significa que pode-se avançar mais facilmente naquelas repetições finais, as séries extras, ou voltas de *endurance* se a fadiga for um pouco menor.

Entretanto, é bom ter em mente que a cafeína pode agravar certos problemas de saúde, como úlceras, doenças cardíacas, hipertensão arterial e anemia, para nomear somente alguns. É importante seguir o aconselhamento médico e, acima de tudo, não substituir práticas nutricionais saudáveis por cafeína a fim de aumentar a energia.

Bebidas esportivas de carboidrato e proteína

Por mais incrível que pareça, está dentro de seu controle reequipar seu corpo com massa magra e menos gordura – e fazê-lo naturalmente – tudo com uma simples formulação. Eis como: imediatamente após o treino, ingerir uma bebida com carboidrato que contenha proteína ajuda a impulsionar o processo de desenvolvimento muscular, além de aumentar os níveis de energia.

Essa fórmula simples contém 360 mL de carboidrato e proteína na forma líquida, consumida imediatamente após a rotina de exercícios de treinamento de força. Esse é o momento em que o corpo está mais bem capacitado a utilizar esses nutrientes no fortalecimento dos músculos e na queima de gordura. O suplemento que utilizei com meus clientes é a "Fórmula de Kleiner para desenvolvimento muscular", apresentada no Capítulo 17. Durante muito tempo, essas fórmulas têm sido utilizadas por muitos de meus clientes fisiculturistas, e logo depois que eles ingerem as fórmulas, observa-se uma mudança maior na composição corporal com menos gordura e mais massa muscular.

Como funciona

Como essa fórmula ajuda os músculos a ficarem mais fortes e firmes? Naturalmente, exercício é o estímulo inicial, uma vez que ao desafiar os músculos com treino, eles respondem com crescimento. Mas para que o desenvolvimento muscular aconteça, os músculos precisam de proteína e carboidrato combinados para criar o "clima" hormonal correto para o seu crescimento.

O que acontece é o seguinte: a proteína e o carboidrato disparam a liberação de insulina e GH no corpo. A insulina é um fator poderoso no desenvolvimento muscular, pois ajuda a transportar glicose e aminoácidos para dentro das células, reagrupa aqueles aminoácidos nos tecidos corporais e previne desgaste muscular e perda de tecido. O GH aumenta a taxa de produção de proteína pelo corpo, estimula a atividade de desenvolvimento muscular e promove queima de gordura. Os dois hormônios estão diretamente envolvidos no crescimento dos músculos. O corpo está preparado para o crescimento por causa dessa simples fórmula de ganho muscular.

Comprovação científica

Pesquisas sobre o efeito dos suplementos com carboidrato e proteína em atletas e praticantes de exercício apoiam o que tenho observado com o passar dos anos. Aqui estão alguns exemplos:

- Em um estudo científico, 14 homens e mulheres com peso normal ingeriram refeições-teste contendo várias quantidades de proteína: zero (refeição sem proteína); 15,8 g; 21,5 g; 33,6 g; e 49,9 g. Todos os participantes combinaram sua ingestão com 58 g de carboidrato. Amostras de sangue foram colhidas em intervalos após a refeição. As refeições que continham proteína produziram o maior aumento de insulina, comparadas com as que não continham esse nutriente. O estudo aponta que a proteína tem efeito no estímulo insulínico.
- Em outro estudo, nove praticantes de treinamento de força experientes receberam água (que foi servida como controle), um suplemento de carboidrato, um de proteína e um com os dois nutrientes. Eles ingeriram as combinações imediatamente após o treino e novamente 2 horas depois. Logo após o exercício e durante as 8 horas seguintes, os pesquisadores colheram amostras de sangue para determinar os níveis de vários hormônios como insulina, testosterona e GH.

O achado mais significativo foi que a bebida combinada acionou as maiores elevações de insulina e GH. A proteína funciona em conjunto com o carboidrato pós-exercício para criar um clima hormonal que é altamente condutivo para crescimento muscular.

- Se você começou a praticar o treinamento de força tardiamente, o consumo de proteína após seu treino é muito importante. Pesquisadores na Dinamarca instruíram um grupo de homens (a partir de 74 anos) a ingerir bebida proteica com 10 g de proteína e 7 g de carboidrato e 3 g de gordura logo após ou 2 horas depois de cada sessão de treinamento. O estudo durou 12 semanas. No final, os melhores ganhos em desenvolvimento muscular ocorreram nos participantes que consumiram proteína líquida imediatamente após seus treinamentos. Parece que quanto mais cedo se repõe proteína, melhores os resultados obtidos.

Mais energia

Ao ingerir um suplemento de carboidrato-proteína após o exercício físico, percebem-se maiores níveis de energia. A combinação não somente estimula a atividade hormonal, mas também inicia a reposição de glicogênio muscular, o que significa mais energia muscular. Quanto mais forte o treino, maior será o ganho muscular.

Quando a proteína é adicionada ao suplemento combinado, seu processo de fabricação de glicogênio acelera mais do que se houvesse consumo somente de carboidrato. Algumas pesquisas intrigantes comprovam esse ponto. Em um estudo, nove homens pedalaram durante 2 horas em três sessões diferentes para gastar os estoques de glicogênio muscular. Imediatamente após cada série de exercícios e novamente 2 horas depois, eles ingeriram suplemento simples de carboidrato, de proteína ou um combinado. Os pesquisadores examinaram amostras reais de músculo, por biópsia, e observaram que a taxa de armazenamento de glicogênio era bem maior nos homens que consumiram os nutrientes combinados.

Por que essa velocidade? É de conhecimento geral que ingerir carboidrato após exercício de *endurance* prolongado ajuda na reposição de glicogênio muscular. Quando a proteína é consumida junto, há uma onda de insulina. Bioquimicamente, a insulina é como o pedal acelerador. Ela acelera a fabricação do motor de glicogênio de duas formas. Primeiro, ela acelera o movimento da glicose e dos aminoácidos dentro das células, depois, ela ativa uma enzima especial fundamental para a síntese do glicogênio.

Em outro estudo, um grupo de atletas praticou exercício suficiente para esgotar as reservas de glicogênio. Depois, parte do grupo consumiu o suplemento de carboidrato-proteína; a outra ingeriu uma bebida de eletrólitos e 6% de glicose. Os dois grupos se exercitaram novamente. Em termos de *endurance*, o grupo da bebida combinada superou o outro grupo em 66%.

Em estudo similar, oito ciclistas de *endurance* praticaram 2 horas de séries de exercícios, preparadas para esgotar os depósitos de glicogênio. Após o exercício, e novamente 2 horas mais tarde, consumiram o suplemento de carboidrato-proteína ou uma fórmula só com carboidrato. A primeira mistura continha 53 g de carboidrato e 14 g de proteína, enquanto a segunda continha 20 g de carboidrato. Os efeitos da bebida com os dois nutrientes foram bem marcantes: os níveis de glicose subiram 17% e os de insulina 92%. Além disso, havia um estoque 128% maior de glicogênio muscular quando os atletas ingeriram o suplemento de carboidrato-proteína, comparado com aqueles que ingeriram apenas carboidrato.

Pesquisas científicas indicam que para aqueles que treinam mais, a combinação ideal dos dois nutrientes após o exercício é uma parte de proteína para três de carboidrato, ou aproximadamente 50 a 60 g de carboidrato e 20 g de proteína. A questão que surge com frequência é se após o exercício deve-se fazer uma refeição ou ingerir uma bebida na forma de suplemento. Vamos a alguns dados científicos: pesquisadores do Ithaca College, em Ithaca, Nova York, testaram se a refeição com alimentos naturais, uma bebida suplementar de proteína e carboidrato, uma bebida só com carboidrato, ou um placebo teriam qualquer efeito nos níveis de insulina, testosterona ou cortisol após treinamento resistido. O estudo revelou que o suplemento combinado teve o efeito maior, mas principalmente em termos de aumento de níveis de insulina. Como visto anteriormente, a insulina é essencial para acionar a fabricação de glicogênio, então parece que a melhor refeição após o treino é aquela na forma líquida. Essa é a razão dos *smoothies* serem tão apreciados. Várias receitas deles estão disponíveis no Capítulo 17.

Creatina

A creatina é um dos suplementos naturais mais importantes que aumenta a energia descoberto até o momento para praticantes de treinamento de força. Diferentemente de muitos suplementos, a creatina tem sido amplamente pesquisada, com mais de 500 estudos até agora. Desses trabalhos, 300 focaram no valor da creatina como incrementadora de desempenho e cerca de 70% deles relatam efeitos positivos. Esses experimentos motivadores mostram que a creatina produz melhorias de desempenho significativas em esportes que requerem altos níveis de força e potência, inclusive treinamento de força, remo e ciclismo. Outro grande destaque da creatina: muitos estudos mostram ganho na massa corporal de 0,9 a 2,3 kg, durante 4 a 12 semanas de treino. Além disso, a creatina melhora o desempenho de modo geral, o que significa que é possível treinar mais enquanto se suplementa com ela. Isso significa maior ganho muscular. Portanto, suplementar com a creatina parece ser uma forma segura e eficaz de aumentar a massa muscular.

A creatina recebeu um destaque maior em um artigo publicado em 2010 no *Journal of the International Society of Sports Nutrition*. Os autores declararam que ela é o suplemento nutricional mais eficaz disponível para atletas, pois aumenta a capacidade de exercício de alta intensidade e a massa muscular durante o treino.

Parece bom? Pode apostar. Quem não prefere um suplemento natural confiável, como a creatina, em vez de compostos sintéticos perigosos, como os esteroides? A creatina é o passaporte para aumentar a força e os músculos.

Como funciona

A creatina é produzida no fígado e nos rins em uma taxa de cerca de 2 g/dia, a partir da arginina, da glicina e da metionina, três aminoácidos não essenciais. Aproximadamente 95% da creatina flui pelo sangue para ser estocada nos músculos, no coração e em outras células corporais. Dentro das células musculares, ela é transformada em fosfocreatina (PCr), o composto que serve como pequeno suprimento de energia, suficiente para alguns segundos de ação. A PCr, portanto, funciona melhor em atividades de curta duração, como exercícios de força, que requerem explosões curtas e rápidas de atividade. Ela também recarrega as reservas celulares de ATP, o combustível do músculo que proporciona força para a contração. Com mais ATP presente, os músculos podem trabalhar mais.

Atualmente há três formas principais de creatina disponíveis no mercado (monoidrato, citrato e piruvato), e um praticante de treinamento de força com certeza deseja saber qual é a melhor forma. Esse assunto tem sido amplamente estudado. O resultado de todas as pesquisas recentes é que as três formas são eficazes; entretanto, a de monoidrato funciona melhor no desenvolvimento muscular e no desempenho do que as outras duas.

Os praticantes de treinamento de força carregam creatina para os músculos da mesma forma que os atletas de *endurance* o fazem com carboidrato. Portanto, podem treinar bastante e por mais tempo, porque ela impulsiona o ritmo de produção de energia nas células musculares. A suplementação não desenvolve músculos diretamente. Mas tem um efeito indireto: pode-se treinar com maior intensidade, o que significa ganhar músculos. Uma vez que está nos músculos, a creatina parece induzir inchaço que, por sua vez, pode influenciar no metabolismo de carboidrato e proteína.

As novidades sobre a creatina

Mais de 500 artigos foram escritos a respeito da influência da suplementação de creatina no desempenho atlético, de força e potência. Uma nova área de pesquisa sobre como a creatina pode influenciar nas condições médicas que envolvem o sistema nervoso aumentou bastante o número de publicações relacionadas aos possíveis benefícios dos suplementos. Segue o resumo da literatura científica atual:

▪ Com os suplementos de creatina, ovolactovegetarianos (os quais tipicamente possuem estoques menores dela no corpo) podem aumentar a quantidade dessa substância no músculo em níveis similares aos das pessoas que consomem carne e experimentar melhor a síntese de ATP.

▪ A suplementação tem mostrado um aumento do teor de minerais e de densidade óssea em homens com mais idade que iniciam treinamento de força. Esse benefício pode estar relacionado ao aumento da massa muscular e da força em razão da ingestão de creatina. Os homens tendem a perder tanto massa muscular como óssea com o envelhecimento, portanto, a descoberta é bastante promissora em termos de qualidade de vida para eles à medida que envelhecem.

▪ Nadadores recreacionais que ingeriram suplemento de creatina (5 mg) 2 vezes/dia durante 7 dias foram capazes de nadar mais rápido nos últimos 50 dos 400 metros em competição. Essa descoberta aponta que a creatina pode conceder uma última onda de energia na reta final.

▪ Durante a privação de sono, os níveis de creatina do cérebro diminuem. A suplementação, entretanto, teve efeito positivo no sono e no humor em um experimento realizado com participantes que ingeriram 5 g de creatina, 4 vezes/dia, durante 7 dias imediatamente antes do experimento.

▪ Cada vez mais, a creatina é testada pela medicina para verificar se pode melhorar a recuperação muscular. Algumas vezes, as descobertas são promissoras;

Parte II ■ Suplementos

em outras, não. Pesquisadores verificaram o efeito de treinamento de força e a suplementação de creatina em pacientes com miastenia grave, doença neuromuscular crônica autoimune, caracterizada pela variação dos graus de fraqueza dos músculos esqueléticos (voluntários). Eles descobriram que as duas intervenções promoveram ganho na força e massa muscular. Em outro estudo, a suplementação não provou ajudar a força muscular quando utilizada antes da artroplastia de joelho, nem ajudou na recuperação pós-cirúrgica.

Qual a quantidade necessária?

Suplementos de creatina aumentam a quantidade da substância nos músculos, o que fornece mais fonte de combustível para o seu funcionamento além de glicogênio e carboidrato. A questão é: qual a quantidade necessária? Você obtém creatina pelos alimentos – mais ou menos 1 g por dia. Mas não é suficiente para melhorar o desempenho no treinamento de força.

A creatina normalmente é encontrada na versão em pó. Uma pesquisa científica atual mostra que o método mais rápido de aumentar seus estoques no músculo é consumir 0,3 g/kg de peso corporal/dia, por no mínimo 3 dias, seguidos de 3 a 5 g/dia para manter os estoques elevados. A ingestão de quantidades menores, 2 a 3 g/dia, aumentará os estoques por mais 3 a 4 semanas.

Uma vez que os níveis de creatina serão mantidos nos músculos por mais ou menos 3 semanas, outra estratégia é ingerir de forma cíclica em vez de utilizar o método de sobrecarga e manutenção. Iniciar com uma dose de 5 g/dia por cerca de 6 semanas. Levará mais tempo para alcançar os níveis de saturação em comparação com a dose de sobrecarga, mas os resultados são praticamente os mesmos. Manter um ciclo sem creatina por 3 semanas e então a retomar novamente. Os níveis musculares e os resultados de treinamento permanecerão altos durante o período sem a substância. Essa estratégia diminui gastos financeiros e dá resultados competitivos.

A questão de quando tomar suplemento de creatina foi respondida em algumas pesquisas. Um estudo canadense conduzido por um período de 6 semanas descobriu que a suplementação após o treino pode aumentar o tamanho do músculo. Esse estudo, em particular, focou na massa muscular do braço, e o efeito foi maior em homens do que em mulheres. Por outro lado, ingerir creatina antes do exercício aeróbio intenso melhorou a produção de energia durante o exercício. São necessários mais testes em relação ao momento de ingerir creatina, mas esse estudo sugere algumas possibilidades intrigantes para quando fazê-lo.

A creatina não é tóxica, e estudos não foram capazes de identificar efeitos colaterais negativos para seu uso quando as recomendações de dosagem são seguidas. Ela não interfere nas trocas líquidas corporais normais que ocorrem ao se exercitar ou competir no calor – boa notícia para atletas de *endurance* que geralmente treinam ou competem em clima quente. Mas se quantidades excessivas forem ingeridas de uma vez, pode haver mal-estar estomacal. O único efeito colateral conhecido, associado com a ingestão de 1 a 10 g/dia de creatina, é a retenção de líquido. Além disso, um relatório sugere que algumas pessoas podem sentir cãibra e possivelmente laceração muscular com a suplementação. Entretanto, esses achados não são fundamentados.

No período de sobrecarga com creatina, certifique-se de beber mais água. Isso pode controlar a cãibra. E não ingira doses de 40 g ou mais/dia; doses extremamente elevadas podem causar danos ao fígado e aos rins, de acordo com alguns relatórios, pois a creatina faz mal a pessoas que já apresentam doença renais (p. ex., pacientes que realizam tratamento de hemodiálise ou transplantados de rins). Em pessoas saudáveis, no entanto, ela não parece exercer efeito adverso na função renal.

É fundamental que a nutrição, o treinamento e o descanso sejam mantidos antes de acrescentar creatina ao programa. Logicamente, um médico deve sempre ser consultado antes de utilizar a suplementação com creatina.

Sobrecarga com creatina e carboidrato

Quanto à suplementação, é importante saber que a creatina funciona melhor quando combinada ao carboidrato, visto que essa mistura impulsiona a quantidade acumulada da substância nos músculos em até 60%.

Esse é o achado principal de um estudo recente. Pesquisadores dividiram 24 homens (média de 24 anos) em grupos controle e experimental. O primeiro ingeriu 5 g de creatina com suco de laranja sem açúcar 4 vezes/dia, por 5 dias. O outro ingeriu a mesma dose, e 30 minutos depois, cerca de 500 mL de uma bebida com carboidrato. As biópsias musculares após o período de 5 dias de teste mostraram que os dois grupos possuíam níveis elevados de creatina, mas com uma diferença enorme – os níveis do grupo experimental foram 60% mais altos do que os do grupo controle. Também havia concentrações maiores de insulina na massa muscular do grupo experimental.

AMIDO FRACIONADO

O novo meio favorito de consumir carboidrato

Uma nova categoria de suplemento de carboidrato é a fração de amilopectina (amido) patenteada, que é o ingrediente principal de um novo suplemento esportivo. Ela é feita de amido natural, mas a fração molecular muito rápida é selecionada para criar um produto único, e possui comprovação científica para apoiar sua alegação. Diferentemente dos outros tipos de carboidratos adicionados a bebidas e pós, como glicose, dextrose e maltodextrina, a principal vantagem desse produto é que ele recupera rapidamente os estoques de glicogênio muscular – em torno de 70% mais rápido do que as demais fórmulas suplementares de carboidrato. Isso significa uma absorção mais rápida de carboidrato após o treino, quando os músculos estão sem glicogênio, e a pesquisa mostrou desempenho de exercício melhorado. Atualmente, somente uma marca, a Vitargo®, contém o amido fracionado, pois é a única fórmula patenteada. Ela possui outros benefícios comprovados por pesquisa:

> - Melhora a absorção de creatina pelos músculos.
> - Ajuda a melhorar o desenvolvimento muscular após o treino ao aumentar os níveis de insulina.
> - É ótima escolha pós-treino para reabastecer glicogênio (energia muscular).
> - Não contém açúcar.
> - Passa pelo estômago 80% mais rápido do que açúcares simples, de modo que não causa mal-estar estomacal nem inchaço.
>
> Esse produto tem alterado o cenário da suplementação, pois é capaz de disparar a entrada de amido durante o exercício enquanto ele trabalha para o corpo, sem induzir a sensação de estufamento, e então o restante da dieta pode ser preenchida com hortaliças e frutas ricas em nutrientes e sem amido – uma combinação interessante, magra e saborosa.

As implicações desse estudo para praticantes de treinamento de força, atletas e pessoas ativas são enormes. Ao suplementar com creatina e carboidrato ao mesmo tempo, o organismo fica bem abastecido. O fato de que essa combinação aumenta a insulina é igualmente importante, pois a insulina aumenta a utilização de glicose, que é por sua vez estocada como glicogênio no fígado e nos músculos para servir de combustível. Quanto mais glicogênio puder ser acumulado, mais energia terá para exercitar-se, inclusive em exercícios aeróbios. A combinação creatina--carboidrato é um verdadeiro impulsionador energético para todos os tipos de exercícios. Outros estudos mostraram um benefício similar na combinação de creatina com proteína e carboidrato.

Bebidas com eletrólitos e glicose

Essas bebidas são benéficas para atletas profissionais em esportes de alta intensidade com duração inferior a 1 hora ou eventos que durem 1 hora ou mais. Elas atuam de duas maneiras: repõem água e eletrólitos perdidos com o suor e fornecem uma pequena quantidade de carboidrato para o trabalho muscular, diminuindo o uso dos estoques de glicogênio muscular e do fígado. Durante a competição, os atletas podem correr, pedalar ou nadar mais longe porque o carboidrato do suplemento poupa glicogênio estocado. A maioria das bebidas possui cerca de 6 a 8% de carboidrato. Este pode ser na forma de glicose, um açúcar simples; frutose, um açúcar de fruta; sacarose, um açúcar comum (mistura de glicose e frutose); maltodextrina, um carboidrato complexo derivado do milho; ou uma combinação de todos esses.

Não há evidências de que os eletrólitos melhorem o desempenho do exercício para treinos em geral. Para eventos com menos de 3 horas de duração, eles não são necessários, a menos que haja carência mineral diagnosticada ou que a perda diária de suor seja maior do que 3% do peso corporal, ou 2 kg para atletas que pesam 68 kg. Atletas de *endurance* e de *ultraendurance*, que se exercitam por mais de 3 horas, estão entre os que precisam repor eletrólitos. Atletas profissionais necessitam dessa reposição; se você possui uma alimentação rica em alimentos naturais (não processados) obtém quantidade suficiente desses minerais.

Além disso, para a capacidade de reposição de líquidos, eletrólitos e carboidratos, as bebidas com eletrólitos e glicose podem fortalecer o sistema imunológico. Essa informação surpreendente vem da Appalachian State University, onde os pesquisadores colocaram dois grupos de maratonistas em exercício de esteira de alta intensidade por 2 a 4 horas. Um grupo ingeriu 750 mL de Gatorade® 30 minutos antes do exercício, 240 mL a cada 15 minutos durante o exercício, e por fim 750 mL no período de 6 horas de recuperação. O outro grupo reabasteceu líquidos com o mesmo programa, mas com placebo sem carboidrato.

Os pesquisadores recolheram amostras de sangue dos maratonistas e descobriram que o grupo que ingeriu a bebida com eletrólitos e glicose obteve níveis mais baixos de cortisol no sangue do que os que não ingeriram. O cortisol é um hormônio que suprime a resposta do sistema imunológico. Então, aparentemente, quando o corpo está bem alimentado, o estresse é reduzido e os níveis de cortisol permanecem normais, o que ajuda a manter a função imune mais ideal. Tendo em vista ser somente um estudo, obviamente ele não oferece respostas finais nem completas sobre essa conexão. Entretanto, essa pesquisa é intrigante.

Além disso, outra pesquisa descobriu que o consumo de bebida esportiva durante o exercício aeróbio pode melhorar a sensação de prazer, o que significa que é possível não notar a sensação de desconforto durante o treino. Para aqueles que não gostam de se exercitar, ingerir bebidas esportivas pode dar motivação, provocando a sensação de bem-estar.

As bebidas com eletrólitos e glicose são elaboradas principalmente para atletas de *endurance*. No entanto, elas também são destinadas aos praticantes de treinamento de força de duas formas importantes. Primeiro, para os praticantes de exercícios aeróbios – em especial no calor –, esses suplementos evitam o esgotamento de eletrólitos e líquidos. Segundo, em treinamento intenso por 45 minutos ou mais, líquido e combustível extra significam mais energia.

Um estudo conduzido pelo Dr. Greg Haff, na Appalachian State University, examinou os níveis de glicogênio muscular e o efeito da suplementação com bebida de glicose ou placebo no desempenho imediatamente antes e durante o exercício resistido. Houve significativamente menos degradação de glicogênio muscular no grupo suplementado do que no grupo que recebeu placebo (15% *versus* 19%) após o exercício resistido. Embora esse grupo de pesquisadores tenha previamente relatado melhorias em séries sucessivas de exercício resistido quando os participantes foram suplementados com bebida contendo glicose, nesse estudo não houve melhoria na série individual de exercício resistido.

Também especula-se se essas bebidas têm qualquer influência no dano oxidativo como consequência dos exercícios. Em praticantes de treinamento de força que receberam bebida esportiva ou placebo, os pesquisadores não conseguiram encontrar diferença no estresse oxidativo. As bebidas esportivas aparentemente não ajudam a curar danos musculares após o exercício. Entretanto, acrescentar proteína à bebida, na forma de aminoácidos, mostrou ajudar na recuperação muscular e na síntese de proteína principalmente em praticantes de treinamento de força iniciantes que ingeriram bebida esportiva com 6 mg de aminoácidos. A mistura eleva de forma significativa as concentrações de insulina para um efeito anabólico e reduz os níveis de hormônio do estresse, como o cortisol, diminuindo os efeitos de estresse do exercício no corpo. Adicionar proteína a essas bebidas também mostrou reduzir a fadiga mental decorrente do exercício.

E QUANTO AOS GÉIS DE CARBOIDRATO?

Os géis de carboidratos são carboidratos altamente concentrados, com consistência parecida a de um pudim, e são normalmente embalados em porções individuais. Desenvolvidos para atletas e praticantes de exercício que participam de atividades de *endurance*, esses produtos são de modo geral uma mistura de carboidrato simples com aromatizante, e alguns também são formulados com proteína. Esses géis são rapidamente absorvidos na corrente sanguínea, o que faz deles uma boa fonte de energia alimentar imediata, em especial durante exercícios de longa duração. Em uma pesquisa, foi descoberto que os géis de carboidrato puro que contêm proteína prolongam o desempenho mais do que aqueles somente com carboidrato, podendo assim ser a melhor escolha. Ao utilizar esses géis, é preciso certificar-se de ingerir água suficiente para processar os nutrientes e evitar a desidratação.

O melhor momento para se consumir uma dessas bebidas é durante o treino aeróbio ou durante o período de esforço, especialmente em clima ou ambiente quente. A perda de líquido é maior no verão do que em qualquer outra estação do ano. Também é possível perder mais eletrólitos, embora a concentração desses minerais no suor diminua quanto mais se estiver em forma. Queima-se mais glicogênio ao exercitar-se no calor – outra boa razão para saciar a sede com uma bebida com eletrólitos e glicose.

Produtos em pó para ganho de peso

A maior parte das pessoas já viu latas enormes com rótulos brilhantes anunciando persuasivamente produtos com termos como "para ganhar peso", "massa sólida", "para ganhar massa magra" ou "formador de músculos". Esses produtos pertencem a um grupo de suplementos conhecido como produtos em pó para ganho de peso. A maioria contém várias combinações de carboidrato, proteína, aminoácidos, vitaminas, minerais e outros ingredientes com o intuito de melhorar o desempenho. Os fabricantes declaram que suas formulações específicas ajudam no desenvolvimento de massa muscular.

Mas será que isso é verdade? Ninguém sabe ao certo se há realmente algo de especial nas fórmulas além do que já se sabe: que, quando alguém treina muito e dá a seu corpo mais energia de forma correta com proteína e carboidrato, sua massa corporal aumenta. Tendo em vista que não há exigência de que as empresas fabricantes façam pesquisa sobre seus produtos, os estudos sobre produtos específicos são muito raros. Entretanto, em 1996, um grupo de pesquisadores da University of Memphis testou um pó para ganho de peso que ainda é comercializado. Um deles foi o Gainers Fuel 1000®, suplemento altamente calórico que adiciona 1.400 cal/dia à dieta (290 g de carboidrato, 60 g de proteína e 1 g de gordura). Embora o suplemento contenha muitos outros ingredientes, é formulado com dois minerais que são conhecidos como formadores de músculos: picolinato de cromo e boro.

O picolinato de cromo está vinculado ao desenvolvimento muscular porque aumenta a ação da insulina, mas a associação termina aí. Não há evidência científica válida de que o cromo promova, diretamente, o desenvolvimento muscular.

O boro é anunciado como suplemento que promove o desenvolvimento muscular pelo aumento da testosterona que circula no sangue. Mas os experimentos falharam em verificar tal afirmação. Em um estudo recente, 10 fisiculturistas do sexo masculino tomaram 2,5 mg de boro diariamente, enquanto 9 ingeriram placebo. Os dois grupos realizaram suas rotinas regulares por 7 semanas. Os níveis de massa magra, força e testosterona aumentaram em todos os 19 homens no mesmo grau relativo. A suplementação de boro não fez nenhuma diferença. O truque foi o treino, pura e simplesmente.

De volta ao estudo de 1996 sobre pó para ganho de peso: o segundo suplemento investigado foi o Phosphagain®. Ele acrescenta por volta de 570 calorias à dieta diária (64 g de carboidrato, 67 g de proteína e 5 g de gordura). Como acontece com a maioria desses pós, o Phosphagain® contém muitos outros ingredientes com fama de formadores de músculos. Entre os mais notáveis estão a creatina (ver seção anterior), a taurina, os nucleotídeos e a L-glutamina. Um aminoácido encontrado nos músculo, a taurina também é encontrada em estudos com animais para melhorar a eficácia da insulina. Os nucleotídeos atuam na formação da estrutura de RNA e DNA; no Phosphagain®, eles são derivados de RNA em levedura. Os nucleotídeos são fundamentais para o metabolismo e para a integração da divisão celular e da replicação envolvida no crescimento e no desenvolvimento. Quanto à L-glutamina, um aminoácido, teoricamente ela regula o volume de água nas células e o processo de fabricação de proteína nos músculos.

Para verificar os efeitos do Gainers Fuel 1000® e do Phosphagain® no desenvolvimento de músculos, pesquisadores da University of Memphis selecionaram 28 homens praticantes de treinamento de força com cerca de 26 anos de idade. Nenhum deles consumia esteroides anabolizantes naquela época nem possuía histórico de uso dessas substâncias. Os participantes treinaram por cerca de 6 anos.

Os pesquisadores os dividiram em três grupos: um terço dos homens ingeriu suplemento de maltodextrina 3 vezes/dia (maltodextrina é um carboidrato derivado do milho); um terço recebeu 2 porções diárias de Gainers Fuel 1000®, de acordo com as recomendações do fabricante; e o terceiro recebeu 3 porções diárias de Phosphagain®, de acordo com as recomendações do fabricante. Nenhum deles sabia qual suplemento lhe era dado. Todos eles continuaram seus treinos e dietas normais durante o período do estudo. Além disso, foi pedido que eles não utilizassem outro suplemento 2 semanas antes e durante o estudo.

Segue o resumo das descobertas dos pesquisadores:

- Tanto o suplemento de maltodextrina como o Gainers Fuel 1000® promoveram pequenos ganhos de massa muscular combinados ao programa de treinamento de força.
- No grupo suplementado com Gainers Fuel 1000®, o peso em gordura e o percentual de gordura corporal aumentaram de forma significativa.
- A suplementação de Phosphagain® foi mais eficaz em promover ganho muscular do que a maltodextrina ou o Gainers Fuel 1000® durante o treinamento de força. Na verdade, os ganhos musculares foram muito maiores com Phosphagain®, de acordo com o pesquisador líder da equipe, o Dr. Richard Kreider. Os homens suplementados com esse produto não ganharam gordura adicional.

Antes de tirarmos nossas próprias conclusões, é importante enfatizar que ainda é impossível saber exatamente quais ingredientes do Phosphagain® foram responsáveis pelos resultados. Mais testes são necessários a respeito dos produtos em pó para ganho de peso em geral, assim como os ingredientes individuais que eles contêm para confirmar essas descobertas, mas o carboidrato com um pouco de proteína (esses produtos contêm os dois), ingeridos no momento certo, são suplementos importantes para a dieta de desenvolvimento muscular. É muito importante salientar que a creatina contida no Phosphagain® é provavelmente o fator mais responsável pelos resultados.

Os produtos em pó para ganho de peso são úteis para aumentar calorias quando não é possível fazê-lo a partir do alimento sozinho. Mas deve-se ter em mente que eles geralmente possuem muitas calorias (500 a 1.000 cal). Certamente, elas podem ajudar a ganhar peso, mas esse peso pode se tornar gordura. É muito mais fácil controlar a composição corporal por meio do controle das proporções de proteína, carboidrato e gordura.

POSSIVELMENTE DE ACORDO COM A PROPAGANDA

Os produtos dessa categoria parecem promissores baseados em pesquisa preliminar, mas ainda não existem dados suficientes para uma resposta definitiva. No final, eles podem ou não funcionar. Aconselha-se acompanhar as publicações em revistas e pesquisas, porque eles serão os suplementos que serão notícia.

Arginina

A arginina é um aminoácido consumido pelos atletas por muitos motivos. Supostamente, ela ativa a secreção de GH, que aciona o desenvolvimento muscular, mas nenhum estudo demonstrou esse benefício. Ela está envolvida na síntese de creatina. Entretanto, não é uma boa razão utilizar seu suplemento; aconselha-se simplesmente ingerir creatina.

A arginina também é o principal ingrediente em produtos com óxido nítrico (NO). O NO funciona como hemodilatador, que relaxa o músculo liso nas artérias. Isso ajuda a reduzir a pressão arterial e aumenta o fluxo de sangue para os músculos, possivelmente liberando mais nutriente e oxigênio para melhor desenvolvimento muscular. Até o momento, entretanto, há pouca evidência para apoiar o efeito formador de músculo atribuído à arginina. Mais pesquisas são necessárias para avaliar melhor o papel da arginina nos praticantes de treinamento de força. Na teoria, parece promissora, mas os dados não são evidentes o suficiente para apoiar a reivindicação. Deve-se manter alerta em relação às pesquisas, mas não utilizar qualquer produto.

Deve-se ter cuidado com a suplementação de arginina – em excesso pode danificar o pâncreas. Ao menos um estudo de caso na literatura científica indica que a suplementação foi associada à pancreatite ou à inflamação do pâncreas.

Beta-alanina

Rotulada como o novo suplemento nutricional de sucesso para a melhoria do desempenho, a beta-alanina é um aminoácido não essencial natural, encontrado na porção muscular da proteína animal, como na carne bovina, de frango, porco, peixe, carneiro e outras. É um componente da carnosina, composto do tipo proteico que parece estar concentrado em músculos com contração ativa. A beta-alanina parece exercer uma ação de tamponamento, o que significa que evita certas reações enzimáticas que aumentam o ácido lático nos músculos em funcionamento e, portanto, atenua a sensação de queimação nos músculos durante o treino.

Os cientistas se interessaram pela beta-alanina quando descobriram a ocorrência natural, em nível alto e não usual, de carnosina nos músculos em um grande número de atletas campeões de força e potência. Ao controlar o aumento natural do ácido lático que resulta do exercício de alta intensidade, esses atletas podem executar repetições extras ou um número maior de corridas múltiplas antes que a ardência sentida nos músculos os faça desistir. Para ajudar os que são naturalmente incapazes de produzir altos níveis de carnosina muscular, estudos iniciais tentaram suplementar a dieta com carnosina. Descobriu-se que a carnosina é metabolizada durante a digestão e não aumenta nos níveis musculares. Assim, os pesquisadores voltaram-se à suplementação de beta-alanina, ingrediente essencial na produção de carnosina, e constataram que ela podia aumentar os níveis dessa última no músculo. O próximo passo foi mostrar que quanto mais beta-alanina é encontrada nos músculos, melhor o desempenho.

A pesquisa com beta-alanina tem sido metódica e positiva de início, embora nem todos os estudos estejam de acordo. A suplementação de beta-alanina tem mostrado aumentar o conteúdo de carnosina muscular e, portanto, a capacidade de tamponamento total do músculo, com melhorias potenciais comprovadas em desempenho físico durante exercício de alta intensidade. Estudos com suplementos e desempenho de exercícios demonstraram uma melhora durante séries múltiplas de alta intensidade e em séries individuais de exercício com duração de mais de 60 segundos. De forma similar, o suplemento mostrou retardar a fadiga neuromuscular instalada. Embora a beta-alanina não melhore a força máxima nem a capacidade aeróbia, alguns aspectos do desempenho de *endurance*, como o limiar anaeróbio e o tempo para exaustão, podem ser melhorados.

Apesar da maioria dos estudos ter utilizado homens, duas investigações da University of Oklahoma estudaram mulheres com resultados diferentes. Em 2006, Dr. Jeff Stout et al. examinaram os efeitos de 28 dias de suplementação com beta-alanina em 22 mulheres. As participantes receberam suplemento com esse elemento ou um placebo, e desempenharam testes de exercícios incrementados na bicicleta ergométrica para exaustão. O grupo da beta-alanina teve um desempenho muito melhor do que o grupo placebo em medições anaeróbias, metabólicas e de desempenho, mas não aeróbias.

Em 2010, pesquisadores da University of Oklahoma investigaram novamente o efeito daquela suplementação, dessa vez em 44 mulheres com treinamento intervalado de alta intensidade (*high-intensity interval training* – HIIT) durante 6 semanas. As participantes foram divididas em três grupos de teste: beta-alanina, placebo e controle (sem nenhum suplemento). Elas treinaram em uma bicicleta ergométrica 3 vezes/semana com 5 intervalos de trabalho de 2 minutos separados por 1 minuto de recuperação passiva em intensidades variadas de carga de treino, de 90 a 110% de suas cargas máximas (registrado durante a medição inicial de pico de capacidade aeróbia). Todos os grupos melhoraram sua capacidade cardiorrespiratória, mas não houve diferença nas medições entre os três. Os cientistas concluíram que o HIIT foi "um método eficaz com tempo eficiente" para melhorar o consumo máximo de oxigênio. Nenhuma vantagem foi observada com o uso da beta-alanina.

Então, qual o resultado? Tenho clientes que não treinariam sem beta-alanina e aqueles que nunca viram nenhuma diferença nos resultados do treino ou da competição. O mais provável é que os clientes do segundo grupo não sejam diferentes dos atletas profissionais estudados quanto aos níveis naturalmente elevados de carnosina muscular. Talvez eles tenham alcançado a estratosfera do desempenho atlético em parte como resultado da capacidade natural de produzir mais carnosina muscular, então o suplemento não proporcionará nenhum efeito mensurável estatisticamente perceptível. Para aqueles com menor capacidade de produzir carnosina, a suplementação pode funcionar como mágica e diminuir a ardência muscular e a fadiga, melhorando, portanto, o treinamento, o condicionamento e o desempenho de alta intensidade.

Para aqueles que participam de treinamento de alta intensidade, competem, ou realizam ambas as atividades, vale a pena tentar fazer uso do suplemento. A beta-alanina deve ser utilizada da seguinte forma: a sua fase de carga parece ser de 28 dias (4 semanas), no entanto, um estudo recente de 5 semanas não mostrou resultado diferente entre o grupo suplementado e o grupo que recebeu placebo. As doses nos estudos de pesquisa variam de 3,2 a 6,4 g/dia, separadas em quatro ou mais doses por dia. A quantidade de uma dose única maior do que 800 mg pode levar a quadros de formigamento temporário e parestesia nos membros, o que pode ser eliminado ao utilizar fórmulas de liberação programada e doses menores. A beta-alanina está disponível em várias fórmulas de suplementos, até mesmo com creatina. Um estudo mostrou que a beta-alanina combinada com creatina retardava o início da fadiga muscular melhor do que cada uma dessas substâncias separadas.

Beta-hidroxi-beta-metilbutirato

Encontrado na toranja, no bagre e em outros alimentos, o beta-hidroxi-beta-metilbutirato (HMB) é o produto da quebra da leucina, um aminoácido de cadeia ramificada. O corpo o produz naturalmente a partir das proteínas que contêm leucina.

Estudos mostram que o HMB pode ser anticatabólico, ou seja, inibe a degradação do músculo e a proteína no corpo, assim você possivelmente é capaz de treinar mais em dias sucessivos. Uma pesquisa preliminar sobre HMB indica que 1,5 a 3 g/dia dessa substância pode auxiliar a aumentar massa muscular, diminuir gordura corporal e estimular os níveis de força para quem estiver bem no início de um programa de exercícios de treinamento de força. Contudo, há poucos benefícios para atletas bem treinados de acordo com a pesquisa.

Aminoácidos de cadeia ramificada

Os aminoácidos de cadeia ramificada (*branched-chain amino acids* – BCAA) são a leucina, a isoleucina e a valina. Durante exercícios de *endurance*, os níveis desses aminoácidos caem, o que pode contribuir para a fadiga durante a competição. Uma pesquisa emergente, mas limitada, sugere que sua suplementação pode melhorar o desempenho, principalmente no caso de indivíduos que competem em eventos de *endurance*. Um estudo descobriu que maratonistas que consumiam bebidas esportivas contendo BCAA aumentavam seu desempenho em até 4%. Entretanto, nem todos os estudos mostraram efeito positivo.

A seguir, algumas diretrizes baseadas no que se sabe atualmente sobre os suplementos de BCAA: dose de 4 a 21 g diária durante o treinamento e 2 a 4 g/hora com 6 a 8% de bebida com eletrólitos e glicose antes e durante o exercício prolongado mostraram melhorar as respostas fisiológicas e psicológicas no treinamento. Em outras palavras, os atletas se sentiam melhor mental e fisicamente durante o exercício. Teoricamente, a suplementação com BCAA durante o treinamento intenso pode ajudar a reduzir a fadiga, assim como evitar a degradação de proteína nos músculos. BCAA podem ser comprados em frascos, mas também podem ser encontrados em produtos derivados do leite e na proteína do soro do leite em pó. Consulte o Capítulo 2 para mais informações sobre alimentos com BCAA.

Pesquisas futuras necessitam avaliar se a suplementação pode reduzir a dor muscular resultante de exercício resistido. Deve-se estar atento à publicação desses estudos.

Carnitina

Encontrada na carne vermelha e em outros produtos de origem animal, a carnitina é uma substância parecida com a proteína, considerada no passado uma importante vitamina. Os cientistas agora sabem que ela não é um nutriente essencial, pois o fígado e os rins podem sintetizá-la sem a ajuda de alimentos. A maioria das pessoas consome entre 50 e 300 mg desse nutriente todos os dias a partir da alimentação. Mesmo para quem consome tanta carnitina, o organismo pode produzi-la a partir dos aminoácidos lisina e metionina. Aproximadamente 98% da carnitina corporal é estocada nos músculos.

A principal tarefa da carnitina no corpo é transportar ácidos graxos para dentro das células, onde serão queimados como energia. Por causa dessa função, muitas teorias variaram em relação aos benefícios potenciais da carnitina para praticantes de atividade física. Uma teoria é que ela impulsiona o desempenho no exercício ao tornar mais gordura disponível para o trabalho dos músculos e, assim, economizar o glicogênio. Outra teoria é que, tendo em vista seu papel nos processos de energia celular, ela reduz o acúmulo de produtos residuais, como o ácido lático nos músculos, aumentando assim o desempenho. Teorias à parte, o que a pesquisa científica revela?

Diversos estudos avaliaram os benefícios da suplementação de carnitina tanto em pacientes como em atletas. Com resultados variados, alguns deles indicam que a carnitina (0,5 a 2 g/dia) pode aumentar a oxidação de gordura e melhorar a eficiência cardiovascular durante o exercício. Novas pesquisas sugerem que o suplemento pode ajudar a queimar mais gordura encontrada no músculo. Também tem sido demonstrada sua capacidade de melhorar o metabolismo de carboidrato. A capacidade de usar mais gordura e carboidrato armazenado a partir do músculo certamente daria uma enorme vantagem competitiva em atividades de *endurance*.

Novas pesquisas mostram que a carnitina é mais eficaz como suplemento esportivo do que se acreditava antigamente. Pesquisadores do Reino Unido descobriram que ela requer insulina para entrar nas células musculares. (Para trabalhar, a carnitina tem que entrar nos músculos.) Os nutricionistas esportivos costumavam achar que ela deveria ser ingerida com o estômago vazio, mas agora sabemos que isso não é preciso. Visto que a carnitina precisa de insulina, é melhor ingeri-la durante as refeições – principalmente as ricas em carboidrato, que são digeridas facilmente porque elevam a insulina no organismo.

As pesquisas também mostram que se ingerida com colina, a carnitina reduz a peroxidação lipídica e conserva as vitaminas E e A no corpo. De modo similar, a carnitina sozinha mostrou melhorar a capacidade antioxidante em ratos durante o exercício prolongado, então pode ter efeito protetor no sistema imunológico.

Baseado em pesquisas e durante a observação na prática, recomenda-se que a ingestão de carnitina seja da seguinte forma: 2 g de L-carnitina tartarato com 80 g de carboidrato durante o treinamento e a competição; 80 g de carboidrato é o equivalente a:

- 10 g mais do que 1 porção (2 *scoops*) de Vitargo® S2 (a pesquisa mostra a eficácia da combinação com carboidrato utilizado no Vitargo® S2 como fonte de carboidrato).
- 1,44 L de bebida com 6% de carboidrato (p. ex., Gatorade®).

Atenção: alguns suplementos contêm uma mistura de L-carnitina e D-carnitina. A forma L-carnitina parece ser segura; a D-carnitina, no entanto, pode causar fraqueza muscular e excreção de mioglobina, a proteína que transporta oxigênio no sangue. Se for utilizar suplemento, prefira aquele que contém somente L-carnitina.

Coenzima Q10 (ubiquinona)

Encontrada nas mitocôndrias (fábricas de energia) das células, a Q10 (CoQ10), ou ubiquinona, tem papel central em uma série de reações químicas que transportam oxigênio e produzem energia. Ela também funciona como antioxidante e, portanto, pode ajudar a destruir os radicais livres, principalmente durante o exercício aeróbio.

Além disso, o suplemento dessa coenzima tem sido utilizado com sucesso em pacientes com doenças cardíacas. Quanto ao seu benefício para atletas e praticantes de atividade física, ainda não existe um veredito, embora ela tenha sido colocada na categoria "possivelmente útil" por sua eficácia no tratamento de doenças cardíacas. Para mais informações sobre a CoQ10, consulte o Capítulo 7.

Poucos estudos mostraram que ela pode melhorar o desempenho aeróbio em pessoas que não se exercitam. No entanto, em um estudo, triatletas bem treinados receberam 100 mg de CoQ10, 500 mg de vitamina C, 100 mg de inosina e 200 UI de vitamina E por 4 semanas, e não foi encontrada nenhuma mudança na capacidade de *endurance*.

É importante acrescentar que em altas doses ela pode ser prejudicial. Em um estudo, a suplementação com 120 mg diárias durante 20 dias resultou em dano muscular, possivelmente em decorrência do aumento de oxidação.

Ácido graxo linoleico conjugado

O ácido graxo linoleico conjugado (*conjugated linoleic acid* – CLA) é uma família de ácidos graxos encontrados na carne bovina, derivados de leite e suplementos dietéticos. Preparações comerciais de CLA para suplemento são feitas de óleo de cártamo ou girassol. Uma mistura de estruturas químicas parecidas com

CLA, chamada isômeros, é encontrada naturalmente em alimentos, assim como em suas preparações comerciais. Dois desses isômeros, o cis-9, trans-11 e o trans-10, cis-12, são os mais biologicamente disponíveis. O isômero t-10, c-12 CLA parece ter o maior efeito antiobesidade.

Há uma tendência de pesquisa desse suplemento. Por exemplo, ao observar sua ação em células adiposas isoladas, pesquisadores descobriram que o CLA encoraja a quebra da gordura e reprime a lipase lipoproteica, uma enzima de estoque de gordura. Além disso, o CLA transporta a gordura para dentro das células, onde é queimada para energia ou utilizada no desenvolvimento muscular. Por outro lado, pesquisadores do CLA dizem que o suplemento não diminui as células adiposas (como acontece com a dieta), mas evita que elas aumentem. O aumento das células adiposas é a principal razão de se ficar com excesso de peso.

Desde que o CLA demonstrou reduzir a gordura corporal em animais, os pesquisadores tentaram verificar se o mesmo ocorre com humanos. Em um estudo publicado no *Journal of Nutrition*, ele claramente reduziu o peso em um grupo de 60 voluntários com sobrepeso, que tomaram uma bebida placebo ou CLA por 12 semanas; a dose variou de 1,7 g a 6,8 g diariamente. No final do período de teste, aqueles que foram suplementados com 3,4 g de CLA por dia dissolveram sua gordura corporal em 2,7 kg, em média. Os pesquisadores concluíram que a suplementação de 3,4 g/dia pode ser suficiente para eliminar a gordura e controlar o peso.

Uma das áreas mais intrigantes das pesquisas com o CLA foca em sua aparente capacidade de eliminar gordura abdominal, que é uma boa notícia para quem estiver tentando perder o volume da barriga. Até agora, tal evidência foi somente observada em homens, mas não deixa necessariamente de fora o benefício para as mulheres. Veja os dados de pesquisa a seguir.

Em um estudo sueco publicado em 2001 no *International Journal of Obesity and Related Metabolic Disorders*, 25 homens com obesidade abdominal (com 39 a 64 anos) receberam 4,2 g de CLA ou placebo diariamente. Ao final de 4 semanas de teste, os que ingeriram o suplemento reduziram a circunferência abdominal em 1,4 cm, redução considerada clinicamente significativa pelos pesquisadores. O grupo placebo, por outro lado, teve reduções insignificantes. Os resultados do estudo sugerem que o efeito desse suplemento seguro e potencialmente útil na redução de gordura abdominal é um indício claro para uma pesquisa futura valiosa, principalmente em mulheres.

Ainda assim, há bastante controvérsia sobre a eficácia da suplementação com CLA. Embora estudos em animais tenham resultados convincentes, com benefícios para controle de peso, perda de gordura e manutenção de tecido magro, estudos em humanos realmente possuem poucos resultados positivos. Parte da confusão pode estar na mistura dos isômeros utilizados, que resultou em diluição do isômero mais potente t-10, c-12 CLA. Além disso, os animais testados que mostram resultados positivos receberam doses baseadas em um peso 20 vezes maior do que as doses ministradas em estudos com humanos.

Um estudo recente realizado em humanos mostrou que a suplementação de CLA aumentou o gasto de energia e a queima de gordura, diminuindo o peso corporal. Os participantes desse estudo consumiram 4 g/dia de isômero c-9, t-11 e t-10, c-12 por 6 meses. Outro estudo com humanos demonstrou o aumento de massa magra, o qual foi associado com um aumento no gasto de energia. Esses participantes receberam uma mistura de isômero de CLA de 6,4 g/dia durante 12 semanas.

As pesquisas se aproximam de uma noção maior sobre a eficácia do CLA, e do que funciona ou não. Como bônus, talvez a suplementação possa aumentar a densidade mineral óssea. Enquanto isso, aconselha-se aguardar por mais pesquisas sobre esse assunto antes de correr para comprar uma caixa cheia de CLA. Entretanto, incluir mais alimentos ricos nesse nutriente na dieta pode ser uma boa ideia. Ele é naturalmente encontrado como ácido graxo alimentar em leite integral, carne bovina, ovos e queijo. Níveis significativamente mais altos são encontrados em animais alimentados no pasto. Por ser um ácido graxo, produtos com pouca ou nenhuma gordura realmente não possuem o CLA.

Sulfato de glucosamina e sulfato de condroitina

O suplemento que combina sulfato de glucosamina e de condroitina tem sido vendido para a cura da artrite. Embora as pesquisas relativas a essa combinação ainda estejam em andamento, há evidências de que esse suplemento realmente ajude a aliviar a dor e facilite os movimentos de quem sofre com essa doença – talvez com tanta eficácia quanto os medicamentos anti-inflamatórios não esteroidais (AINE) e sem efeitos colaterais de longa duração.

Um estudo em atletas com danos na cartilagem dos joelhos mostrou que 76% tiveram reversão dos sintomas e retomaram o treinamento atlético pleno após 140 dias de suplementação. Entretanto, não há evidências que demonstrem que a glucosamina possa reparar ligamentos ou tendões danificados por lesões relacionados ao esporte. Mais pesquisas são necessárias nessa área, mas o suplemento com esses compostos parece promissor.

Glutamina

A glutamina é o aminoácido mais abundante no corpo. A maior parte está estocada nos músculos, embora quantidades significativas sejam encontradas no cérebro, nos pulmões, no sangue e no fígado. Ela serve como base para a formação de proteína, nucleotídeos (unidades estruturais de RNA e DNA) e outros aminoácidos e é a principal fonte de combustível para as células que constituem o sistema imunológico.

Evidências recentes mostram que a glutamina pode aperfeiçoar a recuperação em no mínimo quatro maneiras. Ela disponibiliza proteína, estimula a formação de glicogênio, protege a imunidade e aumenta a síntese proteica.

Durante o exercício intenso, os músculos a liberam no fluxo sanguíneo. Esse processo desgasta as reservas nos músculos em torno de 34%. Essa queda pode ser problemática, pois uma deficiência de glutamina promove quebra e desgaste no tecido muscular, mas se ela estiver disponível o suficiente, a perda muscular pode ser evitada.

A glutamina também estimula a síntese de glicogênio muscular. Em um estudo com participantes que pedalaram por 90 minutos, a glutamina intravenosa aplicada durante um período de 2 horas após o exercício dobrou a concentração de glicogênio nos músculos. No entanto, não está claro exatamente como ela funciona nesse sentido. Cientistas especulam se ela mesma pode ser convertida em glicogênio muscular ou se pode inibir a quebra dele.

Além disso, esse aminoácido é a principal fonte de combustível para as células constituírem o sistema imunológico. Notou-se que exercícios extenuantes esgotam a glutamina, e os pesquisadores acreditam que sua diminuição pode ser uma das razões para a queda na imunidade observada em atletas que treinam intensamente. A suplementação com esse aminoácido combate infecções que podem impactar o treinamento.

Por fim, a glutamina auxilia o controle dos níveis de hidratação celular, ou seu volume. Essa manutenção do volume celular estimula a síntese proteica e diminui a quebra de proteínas.

A glutamina pode, assim, beneficiar qualquer um que queira maximizar o desempenho, o reparo muscular e a imunidade. A dose recomendada está entre 5 e 15 g/dia.

Glicerol

Glicerol é uma substância parecida com xarope, que faz o corpo reter água e restringir a produção de urina. É ingrediente de algumas bebidas esportivas e está disponível como suplemento para ser adicionado à água. Alguns estudos indicam que sua suplementação pode hiperidratar o corpo. Pesquisas sobre o fato do glicerol realmente melhorar o desempenho são equivocadas, mas um estudo recente realizado na Austrália mostrou um aumento da retenção de líquido (600 mL) e do desempenho de *endurance* (5%) em ciclistas em ambiente quente ao utilizar esse suplemento.

A dose recomendada é de 1 g/kg de peso corporal, com cada grama diluído em 20 a 25 mL de líquido.

Óleo de triglicerídeos de cadeia média

Processado principalmente a partir do óleo de coco, o óleo de triglicerídeos de cadeia média (TCM) é um tipo de gordura derivada dietética sintética, que foi formulada pela primeira vez nos anos 1950 pela indústria farmacêutica para pacientes que tinham problema para digerir gordura comum. Ainda utilizado para propósitos medicinais, o TCM também é um suplemento popular para manter a forma, comercializado como substância queimadora de gordura, formadora de músculos e fonte energética.

Em nível molecular, o TCM é estruturado de maneira bem diferente dos tipos convencionais de gordura, como a manteiga, a margarina e o óleo vegetal. A gordura convencional é feita de cadeias longas de carbono, com 16 ou mais átomos de carbono unidos, e assim são conhecidos como triglicerídeos de cadeia longa (TCL). A gordura corporal também é um TCL. O óleo TCM, por outro lado, tem uma cadeia muito mais curta, com somente 6 a 12 átomos de carbono, motivo pelo qual é descrito como triglicerídeo de cadeia média.

Como resultado dessa diferença molecular, o TCM é digerido, transportado e metabolizado muito mais rapidamente do que os ácidos graxos de óleo ou gordura convencional, e, portanto, possui algumas propriedades interessantes. Para começar, ele é queimado no corpo como carboidrato. Diferentemente da gordura convencional, os TCM não são estocados no corpo como gordura, e sim enviados diretamente para as células para serem queimados como energia. Esse óleo é queimado com tanta rapidez que suas calorias são transformadas em calor corporal durante a termogênese, o que eleva a taxa metabólica. Quanto mais alta sua taxa metabólica, mais calorias seu corpo queima.

Isso significa que ao ingerir TCM, é possível reverter o metabolismo e, portanto, queimar mais gordura? Pesquisadores da University of Rochester investigaram essa possibilidade. Em um experimento com 7 homens saudáveis, pesquisadores testaram se uma refeição com esse óleo aumentaria a taxa metabólica mais do que uma refeição com TCL. Os homens ingeriram refeições teste com 48 g de óleo de TCM ou 45 g de óleo de milho recebidos em ordem aleatória em dias separados. No estudo, a taxa metabólica aumentou 12% em 6 horas depois para os homens que receberam refeição com TCM, mas aumentou somente 4% depois para aqueles que receberam refeições com TCL. E mais, as concentrações de triglicerídeos no plasma (porção líquida do sangue) foram elevadas em 68% após a refeição de TCL, mas não mudaram após a refeição de TCM. Essas descobertas levaram os pesquisadores a especular que a troca de TCL por TCM durante um longo período poderia promover a perda de peso.

Outros pesquisadores não estão certos disso. Em um estudo na Calgary University, em Alberta, Canadá, adultos saudáveis foram colocados em uma dieta com baixa ingestão de carboidrato e suplementados com óleo de TCM. Os pesquisadores descobriram que a dieta não surtiu efeito real na elevação do metabolismo. As calorias queimadas durante o período de 24 horas foram menores do que 1% do total de calorias ingeridas. Entretanto, houve uma diminuição na proteína muscular queimada para energia. Embora o TCM possa não ser um consumidor de gordura em si, ele pode ajudar a preservar a massa magra ao inibir sua quebra.

Na maioria dos estudos com esse óleo e a queima de gordura, voluntários ingerem uma grande quantidade de gordura – normalmente 30 g ou mais – para resultar em estímulo metabólico. Essas quantidades não são toleráveis para a maioria das pessoas, porque TCM em demasia produz desconforto intestinal e diarreia. De fato, ingerir doses tão altas desse óleo para incitar a queima de gordura é simplesmente impraticável.

Há outro problema com o uso desse óleo para tentar queimar gordura. A forma recomendada para sua ingestão é com carboidrato, uma prática que previne a cetose. Na cetose, subprodutos do metabolismo de gordura, chamados de cetona, acumulam se o carboidrato não estiver disponível para ajudar nos estágios finais de quebra de gordura, mas quando esses óleos são ingeridos com carboidrato, não há nenhum efeito de queima de gordura, pois o carboidrato dispara a liberação de insulina, que inibe a mobilização de gordura para energia. Assim, não há benefício do uso do TCM para queimar gordura. É necessário fazê-la da forma antiga, com exercício e controle da dieta.

Tendo em vista que o TCM é processado no corpo de maneira bem parecida com a do carboidrato, ele pode ajudar a impulsionar a resistência. Por exemplo, na University of Capetown Medical School, na África do Sul, pesquisadores misturaram 86 g de TCM (aproximadamente 3 colheres de sopa) com 2 L de uma bebida com 10% de glicose para ver qual efeito teria no desempenho de seis ciclistas praticantes de *endurance*. Eles foram alimentados com uma bebida somente com glicose, uma com glicose mais TCM, ou somente com TCM. No laboratório, eles pedalaram com intensidade moderada por cerca de 2 horas e então completaram um circuito de maior intensidade. Eles fizeram esse teste em três momentos separados para que cada ciclista utilizasse um tipo de bebida de cada vez. Eles beberam a mistura a cada 10 minutos. O pico da melhora foi quando os ciclistas receberam o suplemento com a mistura de TCM e glicose. Os pesquisadores fizeram mais alguns testes bioquímicos nos participantes e confirmaram que a combinação poupou glicogênio enquanto mantinha a gordura mais acessível como combustível. Assim, quando combinado com carboidrato, esse óleo pode melhorar o desempenho aeróbio de *endurance* ao poupar o glicogênio muscular.

Outra afirmação relacionada é que os TCM ajudam a desenvolver músculos; entretanto, não há estudos controlados que comprovem essa contribuição. Utilizá-lo para deslocar calorias extras para treinos mais pesados não faz sentido. Deve-se ir com calma e começar com 7 a 15 mL/dia. Sua absorção rápida pode causar cãibras e diarreia se ingerido em demasia. Deve-se procurar orientação médica antes de experimentar esse óleo.

N-acetilcisteína

A N-acetilcisteína (NAC) é uma forma alterada de cisteína, um aminoácido que ajuda o corpo a sintetizar glutationa (um antioxidante que reforça a imunidade). Esse suplemento é usado no tratamento de problemas respiratórios, inclusive bronquite aguda e crônica. Pode ainda ajudar no tratamento de doenças cardiovasculares, bem como no diabetes e em alguns tipos de câncer.

No campo do exercício, a NAC tem sido testada principalmente com atletas de *endurance*. Em um estudo, oito homens receberam NAC ou placebo durante uma pedalada de 45 minutos a uma intensidade alta com a intenção de simular um campeonato. Ela melhorou o desempenho em 26%, provavelmente como resultado de sua capacidade de melhorar as moléculas transportadoras de oxigênio e diminuir a oxidação no músculo. É muito cedo para dizer se a NAC será de fato um suplemento estimulador do desempenho, mas vale a pena conferir.

Fosfatidilserina

A fosfatidilserina (*phosphatidylserine* – PS) é um nutriente lipossolúvel, que está mais concentrado no cérebro, onde apoia muitas funções fundamentais da célula nervosa, inclusive o humor e a saúde cerebral. Está disponível como suplemento (extraído do grão de soja) e tem sido bastante estudado. Algumas pesquisas mostram o seguinte:

- Tomar 300 mg/dia de PS por 1 mês ajudou adultos jovens a lidar com o estresse (em teste de aritmética mental).
- Jogadores de futebol que receberam suplemento de 850 mg de PS por 10 dias aumentaram seu tempo de corrida até a exaustão. Esse benefício provavelmente tem a ver mais com a capacidade de o PS reduzir a ansiedade e melhorar o humor do que qualquer outra coisa, pois o nutriente não tem efeito real em evitar dano muscular, estresse oxidativo nem peroxidação lipídica. Um estudo com ciclistas investigou parâmetros similares e também descobriu que esse nutriente possui efeito positivo no desempenho. Novamente, isso pode ter ocorrido por sua capacidade em melhorar o humor. Se um indivíduo estiver de bom humor, naturalmente vai ter vontade de se exercitar porque tem melhor energia mental.

Para aqueles que desejam fazer uma suplementação com PS, aconselha-se 750 mg/dia. Ela pode ser benéfica em qualquer programa de saúde cerebral.

Suplementos proteicos

Eles são uma forma conveniente de consumir proteína de alta qualidade, sem gordura ou lactose, após os treinos ou entre as refeições. Há uma grande variedade desses suplementos no mercado. Cada um tem benefícios únicos para praticantes de atividade física, praticantes de treinamento de força e outros atletas.

A Tabela 8.3 mostra as diferenças em relação ao processamento, e um resumo das diferentes fontes proteicas é apresentado a seguir.

Colostro bovino

Um líquido claro, excretado antes do leite propriamente dito, é o primeiro alimento na vida de todo mamífero recém-nascido. É riquíssimo em fatores de crescimento, aminoácidos e proteína bioativa que ajudam o recém-nascido a desenvolver-se na primeira semana de vida. Há várias marcas no mercado, inclusive uma chamada Intact®. Foram conduzidos estudos sobre colostro processado em tempe-

Tabela 8.3 Proteína suplementar: qual a diferença?

Formas de proteína	Características
Hidrolisadas	São proteínas parcialmente quebradas. Isso as torna mais amargas, mas o sabor felizmente foi melhorado nos produtos mais novos. As hidrolisadas são extremamente bem absorvidas e praticamente livres de quaisquer potenciais alérgenos.
Isoladas	Elas possuem a concentração proteica mais alta (90-95%) e contêm pouquíssima (se houver) gordura, lactose e minerais – elementos que foram removidos para "isolar" a proteína.
Concentradas	Possuem uma concentração de proteína que varia entre 25 e 89%. As concentradas são menos processadas do que as outras formas de proteínas e contêm um pouco de lactose, gordura e minerais.

ratura baixa quanto ao seu papel no desempenho atlético, e os resultados são promissores para aumento da força e da potência em séries repetidas de exercícios.

O colostro é similar à proteína do soro do leite (*whey*), tanto na taxa de eficiência (*protein efficiency ratio* – PER) (3.0) como na pontuação de sua digestibilidade (*protein digestibility score* – PDCAAS) (1.0). Além disso, ele tem pouca gordura e não tem lactose. Em razão de seu conteúdo naturalmente elevado de fatores de crescimento do tipo insulínico, ele foi banido pela National Collegiate Athletic Association (NCAA) e pelo United States Olympic Committee (USOC). Quem não estiver sujeito a essas organizações, e caso procure qualquer possível vantagem no desenvolvimento da força, o colostro é de fácil digestão e pode ser utilizado.

Proteína do ovo

A proteína obtida das claras (ovalbumina) é considerada o padrão de referência na comparação dos tipos de proteína. Ela foi tradicionalmente a proteína escolhida para suplementos, mas é mais cara. O PER de proteína de ovo é de 2,8; o PDCAAS é de 1,0. Para aqueles que gostam de variar, esse suplemento tem seu valor.

Proteína de soja

Apesar de conter pouco do aminoácido metionina, a soja é uma fonte excelente de proteína de qualidade. Seu concentrado (70%) e isolado (90%) são boas fontes para vegetarianos. A forma isolada também contém glicosídeos de isoflavona, que possuem vários benefícios potenciais para a saúde. O PER da proteína de soja é 1,8 a 2,3; o PDCAAS é 1,0. A desvantagem da proteína de soja é que ela não é tão eficaz no desenvolvimento muscular quanto a proteína do soro do leite (*whey*). Por outro lado, no caso de um vegetariano que não consome proteína de leite, a soja é uma excelente alternativa para estimular a ingestão proteica, especialmente logo após o exercício.

Proteína do soro do leite (*whey*)

O soro é o componente do leite que é separado na fabricação do queijo e de outros laticínios. É repleto de vitaminas do complexo B, selênio e cálcio. Além disso, parece estimular os níveis do antioxidante glutationa no organismo.

SUPLEMENTOS PROTEICOS E PERDA DE PESO

Além de ser utilizado em dietas de desenvolvimento muscular, esses suplementos são frequentemente empregados em dietas de perda de peso. O aumento de proteína dietética tem se mostrado uma estratégia de sucesso, visto que seus suplementos são uma forma fácil de aumentar a proteína sem aumentar o carboidrato e a gordura.

A proteína do soro do leite (*whey*) pode prevenir o estresse oxidativo? De acordo com um estudo, sim. Vinte atletas (10 homens e 10 mulheres) tomaram o suplemento de proteína do soro do leite (20 g/dia) por 3 meses. O grupo controle recebeu suplemento com placebo. Os pesquisadores analisaram a capacidade de força e trabalho dos atletas durante séries de pedaladas. Os dois aspectos do desempenho físico aumentaram de forma significativa no grupo suplementado com a proteína do soro do leite, e não houve mudança no grupo placebo. Os pesquisadores concluíram que a suplementação prolongada com o produto desenvolvido para apoiar defesas antioxidantes resultou em aumento de desempenho.

Junto com o colostro, essa proteína representa a melhor qualidade disponível em suplementos. É digerida rapidamente, o que permite absorção mais rápida de aminoácidos. Também disponíveis são as proteínas hidrolisadas, proteína de troca de íons e proteínas isoladas com microfiltragem de fluxo cruzado. Essas diferem um pouco em seus perfis de aminoácidos, conteúdo de gordura, de lactose e da capacidade de preservar glutamina. Não está claro se essas pequenas diferenças teriam qualquer impacto no desempenho de exercícios. Utilizar proteína isolada do soro do leite é uma boa ideia para quem quer reduzir a quantidade de carboidrato consumida. Entretanto, menos cálcio e outros minerais serão obtidos a partir dessa forma de soro.

Em um estudo de 2011, publicado no *Journal of Nutrition*, descobriu-se que essa proteína do soro do leite trabalha melhor do que a proteína de soja para a perda de peso. Nesse teste clínico realizado durante 23 semanas, o peso corporal e o tecido adiposo do grupo que consumiu proteína do soro do leite baixaram 1,8 kg e 2,3 kg respectivamente, comparados com as mesmas medidas do grupo que consumiu carboidrato. A proteína do soro do leite também reduziu a gordura abdominal bem mais do que a proteína de soja.

Uma razão para a proteína do soro do leite ser tão eficaz para perda de peso é que ela possui bastante leucina – um aminoácido que regula a massa muscular –, mas também ajuda a reduzir gordura corporal durante o processo. Uma pesquisa mostrou que 2,5 g é a dose ideal de leucina para perda de gordura, e a proteína do soro do leite contém 10% de leucina e outras proteínas contêm um pouco menos. Então, uma dose de 25 g conterá a quantidade ideal desse elemento.

Quercetina

Como resultado da propaganda bem-sucedida do suplemento baseado em quercetina feita pela empresa FRS, esse nutriente tornou-se muito popular entre ciclistas, triatletas e qualquer pessoa que pratique treino cruzado. A quercetina é um antioxidante naturalmente encontrado nas frutas e hortaliças, como maçãs, uvas e frutas vermelhas.

Um grande artigo científico concluiu que há um benefício muito pequeno, mas estatisticamente significativo, desse antioxidante para atletas de *endurance*. A razão de ser benéfico é que pode aumentar o $\dot{V}O_{2máx}$ (o quanto de oxigênio você pode processar) em 3%. Quanto maior o $\dot{V}O_{2máx}$, mais forte é o desempenho e menos fadiga será sentida. Na realidade, essa diferença é pequena e pode somente dizer respeito aos níveis maiores de atletas profissionais. Assim, conclui-se que há necessidade de mais pesquisas antes que a quercetina seja considerada um suplemento eficaz.

Ribose

Encontrada em todas as células do corpo, a ribose é um açúcar simples que forma a estrutura de carboidratos do DNA e do RNA, os materiais genéticos que controlam o crescimento e a reprodução celular; ela, portanto, governa a vida. A ribose também está envolvida na produção de ATP. Esta é a principal molécula produtora de energia de todas as células vivas e é um dos seus componentes estruturais. As células precisam de ATP para funcionar adequadamente.

Normalmente, o organismo é capaz de produzir e reciclar todos os ATP necessários, especialmente quando há um suprimento abundante de oxigênio. Mas em certas circunstâncias – ou seja, na isquemia (falta de fluxo sanguíneo para os tecidos) e no exercício extenuante – o ATP não pode ser regenerado com rapidez suficiente, e os compostos produtores de energia chamados nucleotídeos de adenina podem ser perdidos das células. Isso pode prejudicar a função muscular e o índice de força, porque as células precisam desses nucleotídeos para produzir quantidades suficientes de ATP.

Em experimentos com animais, a administração de ribose aumentou de 3 a 4 vezes a taxa de síntese de nucleotídeo nos músculos de ratos em repouso e exercício. Outros estudos com animais descobriram que a ribose pode restaurar os nucleotídeos para níveis próximos aos normais dentro de 12 a 24 horas de exercício intenso.

Alguns estudos clínicos indicam que a suplementação com ribose (10 a 60 g/dia) pode aumentar a disponibilidade de ATP em certos pacientes e proteger contra isquemia em outros. E quanto aos atletas e praticantes de atividade física? Será que a ribose, agora vendida como um suplemento esportivo, apresenta qualquer benefício? Dois resumos de pesquisa apresentados no encontro da American College of Sports Medicine (ACSM), em 2000, convenceram-me a passar a ribose para a categoria de possivelmente de acordo com as promessas da propaganda. Os dois estudos indicam que consumi-la antes, durante e após o exercício intenso pode ajudar a energizar os músculos e aumentar a força.

Em um pequeno estudo, seis pessoas consumiram de 2 a 10 g de ribose. Como resultado, seus níveis de glicose sanguínea foram mantidos por 120 minutos, enquanto os participantes que tomaram placebo não tiveram tal benefício. Esse estudo aponta que a ribose pode deixar mais energia (glicose no sangue) disponível para os músculos em funcionamento.

Os resultados do segundo estudo foram um pouco mais convincentes, visto que se tratou de um teste de desempenho real. Ele investigou se a suplementação por curto período melhorava o desempenho anaeróbio em oito homens jovens comparados com um grupo placebo. Os participantes executaram uma série de 6 a 10 segundos de ciclos de corridas, separadas por períodos de descanso de 60 segundos.

Havia duas voltas de familiarização antes das séries de seis, depois quatro voltas de desgaste e duas de pós-teste. Quatro doses de 8 g foram administradas durante um período de 36 horas, com uma dose final 120 minutos antes do pós-teste. Em quatro das seis corridas, valores para força de pico foram aumentados em 2,2 a 7%, e a força total melhorada em 2 a 10%. Os pesquisadores agora esperam confirmar esses resultados em um estudo mais amplo.

A suplementação está disponível em bebidas esportivas, barras energéticas, comprimidos e produtos em pó. A dose normal recomendada é de 3 a 5 g/dia como dose de manutenção e 5 a 10 g/dia para atletas de treinamento intenso.

Como forma de restaurar a energia muscular, a ribose parece promissora. Então, atenção: há muito mais para se aprender sobre esse novo e intrigante suplemento, bem como sobre o que ele pode fazer por atletas e praticantes.

Taurina

Um dos aminoácidos mais abundantes no organismo, a taurina é encontrada no sistema nervoso central e no músculo esquelético e está concentrada no cérebro e no coração. É fabricada a partir dos aminoácidos metionina e cisteína, com ajuda da vitamina B6. A proteína animal é uma boa fonte; ela não é encontrada na proteína vegetal.

A taurina parece agir nos neurotransmissores cerebrais. Há relatórios sobre os benefícios de sua suplementação no tratamento da epilepsia para controlar contrações involuntárias como as do rosto. Entretanto, sua eficácia no tratamento da epilepsia é limitada, pois ela não atravessa a barreira hematoencefálica com facilidade.

A taurina também é uma eficaz protetora celular contra danos ao DNA e parece reduzir as lesões aos músculos induzidas por exercício, portanto, acelera a recuperação entre treinos. Outra pesquisa indica que seu suplemento pode melhorar o desempenho de exercício ao aumentar a força de contração muscular. Além disso, a taurina pode exercer um efeito parecido com a insulina. Pesquisas apontam que ela pode melhorar a resistência à insulina e ajudar o organismo a usar melhor a glicose, e também parece reduzir os níveis de triglicerídeos e do colesterol ruim no sangue.

Com exercício de alta intensidade, os níveis da taurina no sangue aumentam, possivelmente como resultado de sua liberação das fibras musculares. Por causa de sua associação com os neurotransmissores no cérebro, esse aminoácido tem sido recentemente considerado um suplemento para melhorar a atenção, o desempenho cognitivo e a sensação de bem-estar. Um estudo investigou essas possibilidades com uma suplementação com cafeína, taurina e glucoronalactona (um desintoxicante natural derivado do metabolismo de carboidrato) e descobriu que esses ingredientes tinham efeito positivo no desempenho mental e no humor humano. Mas como foi testada uma combinação de ingredientes, não há como saber quanto do efeito foi resultado somente da taurina.

A pesquisa desse elemento em atletas é limitada, e outros estudos precisam ser feitos para verificar seus benefícios. Entretanto, em razão da possibilidade de eficácia da suplementação com taurina em outras populações, é um suplemento a ser considerado.

NÃO CORRESPONDEM AO ANUNCIADO PELA PROPAGANDA

Os produtos dessa categoria não possuem dados científicos ou apresentam dados negativos, estudos fracos ou somente estudos com animais para apoiar sua utilização. Pode-se mesmo assim ficar de olho nas publicações científicas, mas na verdade não vale a pena gastar dinheiro ou tempo com esses produtos.

Inosina

A inosina é uma substância química natural, que melhora o uso do oxigênio possivelmente ao forçar a produção adicional de ATP. Entretanto, as pesquisas não confirmam a alegação de que o suplemento aumenta a força física. Se realmente criasse ATP, a inosina daria mais energia. Contudo, mais uma vez, nenhuma pesquisa confirma essa afirmação.

Ácido pirúvico

Piruvato ou, mais especificamente, ácido pirúvico é produzido naturalmente no corpo durante o metabolismo do carboidrato e está envolvido nas reações de produção de energia que ocorrem em nível celular. Ele também é encontrado em muitos alimentos em pequenas quantidades. Os suplementos dietéticos vendidos como piruvato são derivados desse ácido, que é ligado a um sal mineral, normalmente cálcio, sódio ou potássio. Poucos dados sustentam a afirmação de que as doses atualmente comercializadas para promover perda de gordura (0,5 a 2 g/dia) afetam a perda de peso ou melhoram o desempenho durante a atividade física. Tampouco existem pesquisas para confirmar a eficácia dos suplementos mais novos que combinam piruvato com creatina.

Triptofano

O triptofano é um aminoácido usado por atletas para aumentar a força e a massa muscular, embora não faça nenhum dos dois. As pessoas usam triptofano para aliviar insônia, depressão, ansiedade e tensão pré-menstrual. Em 1989, milhares de norte-americanos desenvolveram uma doença debilitante chamada síndrome da mialgia-eosinofílica após ingerir triptofano estragado feito por um laboratório químico japonês. Como resultado, ele foi retirado do mercado. Foram lançados alguns produtos novos desse aminoácido, mas não há razão para utilizá-los. Se o objetivo é aumentar a serotonina no cérebro por meio do consumo de mais triptofano, recomenda-se experimentar consumir peru e leite.

Zinco e magnésio

Esses dois elementos minerais, necessários em quantidades adequadas para manter a saúde e a função fisiológica, promovem maior gasto energético e rendimento de atividade. Eles são juntamente formulados como suplemento e comercializados como fórmula fortificante. Mas até o momento não há estudos formalmente publicados que comprovem o funcionamento nem mesmo dessa combinação.

POTENCIALMENTE NOCIVOS

Os produtos dessa categoria mostraram-se nocivos e não valem o risco. Todos os medicamentos trazem um percentual de risco para os benefícios. Só porque eles são potencialmente nocivos, não significa necessariamente que não funcionem. Isso quer dizer que os riscos superam quaisquer benefícios potenciais.

Aminoácidos

Os suplementos de aminoácidos são altamente comercializados para fisiculturistas e outros atletas de treinamento de força com a promessa de desenvolverem massa muscular como alternativa segura aos esteroides. Mas eles são comprados não somente por esses atletas, mas também por praticantes de exercícios comuns iludidos pelas promessas desses aminoácidos, formadores de proteínas, de desenvolver massa magra e queimar gordura. Embora os dados apoiem a afirmação de que os aminoácidos essenciais levam a um aumento de formação e força muscular após o exercício, são necessários 6 g dessas substâncias. É um esforço muito caro e arriscado. A Federation of American Societies for Experimental Biology (FASEB) recentemente conduziu uma pesquisa exaustiva sobre os dados disponíveis e concluiu que existe informação insuficiente para estabelecer o nível seguro de ingestão de qualquer suplemento dietético, e que não se pode pressupor que sejam seguros. Cerca de 18 a 20 g de proteína do soro do leite (*whey*) darão seguramente a quantidade aproximada de 6 g de aminoácidos essenciais.

Androstenediona

É um hormônio produzido naturalmente no corpo, e é um precursor direto para a testosterona. A androstenediona é encontrada em algumas plantas, notadamente no pólen, e nas gônadas de mamíferos. Atletas ingerem-na para aumentar os níveis sanguíneos de testosterona a fim de obter um efeito de desenvolvimento e força muscular. Supostamente, é mais segura do que esteroides anabolizantes. Entretanto, não há muita pesquisa confiável para comprovar as promessas da propaganda feitas pelas fábricas de suplementos de que esse hormônio realmente funciona. E, por ser uma substância controlada e proibida, atletas testados quanto ao uso de fármacos devem ficar atentos.

Pólen de abelha

Suplementos vendidos com essa substância são, na realidade, o pó solto composto de saliva da abelha, néctar de planta e pólen, comprimido em tabletes de 400 a 500 mg ou encapsulado. O pó de abelha também vem em grãos, que podem ser espalhados sobre o alimento. É rico em aminoácidos, com médio teor de proteína de 20%, mas atinge de 10 a 36%. De 10 a 15% consiste em açúcar simples. Há minerais-traço e gordura no pólen. Ele é comercializado em suplemento para atletas para melhorar o desempenho físico. Mas será que é prejudicial? Possivelmente. Essa substância de fato contém pólen, então, pessoas que sofrem de reação alérgica estão sujeitas a alergias, ou pior, à morte por choque anafilático.

Desidroepiandrosterona

Mais conhecida como DHEA, é um esteroide naturalmente secretado pelas glândulas adrenais. Promovido como produto antienvelhecimento, o DHEA é provavelmente o suplemento mais famoso e mais sensacionalista das prateleiras. Propriedades quase mágicas lhe foram atribuídas, desde melhora no desejo sexual até imunidade aumentada, perda de peso e níveis maiores de energia. Fisiculturistas, praticantes de treinamento de força e outros atletas o utilizam na esperança de desenvolver massa muscular e queimar gordura. Mas não há evidência comprovada para sustentar esse efeito; na realidade, as pesquisas mostram que sua suplementação não aumenta a força. Como ocorrem com todos os esteroides anabolizantes, os efeitos colaterais desse esteroide incluem crescimento excessivo de pelos e outros efeitos masculinizantes em mulheres e aumento das mamas em homens. A maior preocupação em relação à DHEA é que não foram realizados experimentos de longo prazo sobre seu uso em humanos.

Dimetilglicina

A dimetilglicina (DMG), ou vitamina B15, é mais um suplemento dietético do que uma vitamina, e supostamente aumenta a força e a resistência aeróbia. Entretanto, não há estudos para embasar essas afirmações. O que a maioria das pessoas não percebe é que os suplementos de DMG podem causar danos cromossômicos nas células.

Gamabutirolactona

A gamabutirolactona (GBL) comercialmente disponível é um solvente industrial utilizado como ingrediente em produtos de limpeza, solventes e removedores de tinta e desengraxante de motor. Também é vendida como suplemento natural pela internet e em algumas lojas de alimentos naturais e academias, e é comercializada como suplemento dietético natural não tóxico. Os fabricantes de GBL declaram que ela desenvolve massa muscular, melhora o desempenho físico e age como afrodisíaco.

Embora rotulados como suplemento dietético, os produtos que a contém são substâncias químicas ilegais comercializadas com várias marcas, inclusive Renew-trient®, Revivarant®, Blue Nitro®, GH Revitalizer®, Gamma G® e Remforce®. A Food and Drug Administration (FDA – Agência Reguladora de Medicamentos e Alimentos dos Estados Unidos) emitiu uma nota sobre os produtos com GBL por causa de no mínimo 55 casos de reações adversas, inclusive uma morte. É importante ler os ingredientes da embalagem e certificar-se de evitar essa substância.

Esteróis vegetais

São naturalmente encontrados em extratos esteroides de plantas que são promovidos para praticantes de atividade física, de treinamento de força e atletas. Eles incluem gamaorizanol encontrado no óleo de farelo de arroz; *smilax,* um extrato de ervas que é anunciado como forma natural de testosterona; beta-sitosterol, um extrato lipídico; e ácido ferúlico, outro tipo de extrato lipídico. As pesquisas feitas até o momento com esses suplementos indicam que eles não têm efeito na composição corporal de pessoas que se exercitam. Algumas delas podem ser sensíveis a essas substâncias, que podem causar alergias e possivelmente choque anafilático.

DIETA AINDA É A SOLUÇÃO

Desenvolver músculos firmes e bem condicionados não é tão fácil, não basta praticar exercício e tomar suplementos; é preciso muito mais do que isso. Não se pode negligenciar uma boa alimentação. Os Capítulos 10 e 11 mostram como elaborar um plano *Power Eating*, e os Capítulos 12 a 16 mostram exemplos de dietas de treinamento de força. Acima de tudo, é essencial ingerir calorias suficientes e de qualidade todos os dias para dar combustível ao corpo para exercícios e atividades.

Parte II ■ Suplementos

Tabela 8.4 Classificação dos suplementos

Suplemento	Cumpre as promessas da propaganda	Possivelmente de acordo com a propaganda	Não corresponde ao anunciado pela propaganda	Potencialmente nocivo
Cafeína	✔			
Bebidas esportivas com carboidrato e proteína	✔			
Creatina	✔			
Bebidas com eletrólitos e glicose	✔			
Produtos em pó para ganho de peso	✔			
Arginina		✔		
Beta-alanina		✔		
Beta-hidroxi-beta-metilbutirato (HMB)		✔		
Aminoácidos de cadeia ramificada (BCAA)		✔		
Carnitina		✔		
Coenzima Q10 (CoQ10)		✔		
Ácido graxo linoleico conjugado (CLA)		✔		
Sulfato de glucosamina / condroitina		✔		
Glutamina		✔		
Glicerol		✔		
Óleo de TCM		✔		
N-acetilcisteína (NAC)		✔		
Fosfatidilcerina (PS)		✔		
Suplementos de proteína		✔		
Quercetina		✔		
Ribose		✔		

(continua)

Tabela 8.4 Classificação dos suplementos *(continuação)*

Suplemento	Cumpre as promessas da propaganda	Possivelmente de acordo com a propaganda	Não corresponde ao anunciado pela propaganda	Potencialmente nocivo
Taurina	✔			
Inosina			✔	
Piruvato			✔	
Triptofano			✔	
Zinco e magnésio			✔	
Aminoácidos				✔
Androstenediona				✔
Pólen de abelha				✔
Desidroepiandrosterona (DHEA)				✔
Dimetilglicina (DMG; vitamina B15)				✔
Gamabutirolactona (GBL)				✔
Esteróis vegetais				✔

9   Ervas para o desempenho

As ervas são os medicamentos autoprescritos mais populares. São vendidos em cápsulas, comprimidos, líquidos e em pó. Dos 20 bilhões de dólares gastos em suplementos dietéticos nos Estados Unidos, mais de 5 bilhões são gastos só com suplementos à base de plantas. Essas vendas apresentam um crescimento de 3 a 5% por ano. As ervas são bastante promovidas como suplementos para fisiculturistas com pouca evidência de sua eficácia (embora haja mais dados atualmente do que no passado). Além disso, elas podem ser prejudiciais.

Ervas são plantas, ou partes delas, validadas por suas qualidades medicinais, seu aroma ou sabor. Ervas e medicamentos fitoterápicos têm sido utilizados por séculos. Os neandertais já utilizavam plantas para propósitos de cura. Cerca de 30% de todos os medicamentos atuais são derivados de plantas. Os atletas são encorajados a melhorar as propriedades de cura de seus alimentos pela adição de mais ervas e seus derivados na dieta. Neste capítulo, entretanto, o foco está nos suplementos. A informação pode ser um guia pelo labirinto geralmente confuso de quais ervas podem ser úteis e quais podem ser prejudiciais.

NATURAIS, MAS NEM SEMPRE SEGURAS

É uma ideia comum, mas perigosa, achar que por serem naturais as ervas são seguras. O que distingue os medicamentos derivados de plantas e os suplementos à base de plantas é um estudo científico cuidadoso. Os fabricantes de suplementos à base de plantas nos Estados Unidos não são obrigados a submeter seus produtos à Food and Drug Administration (FDA – Agência Reguladora de Medicamentos e Alimentos dos Estados Unidos), portanto, não há regulamentação da qualidade nem segurança do produto. Sem o reforço das normas, existe pouca possibilidade de que os conteúdos e a potência descritos nos rótulos sejam precisos. Prova disso foi encontrada em um estudo conduzido no UCLA Center for Human Nutrition. Pesquisadores analisaram formulações comerciais de palmeto (sabal), kava kava, equinácea, ginseng e erva-de-são-joão. Eles compraram seis vidros de cada, de dois lotes de suplementos de nove fabricantes e analisaram seu conteúdo. Havia diferenças entre o produto real e o declarado no rótulo, principalmente com a equinácea e o ginseng. Até mesmo os rótulos e as recomendações de dosagem das ervas variam com frequência.

Esse estudo reflete um problema importante em relação a esses produtos. Quando produtos não padronizados são testados quanto a sua eficácia, evidências conclusivas são de difícil obtenção, independentemente de como o estudo foi desenvolvido. O produto consumido pode não ser o mesmo que o extrato que foi testado.

Muitos suplementos à base de plantas são contaminados, embora não seja o caso das principais marcas conhecidas do mercado. Por essa razão, deve-se tentar comprá-los de fabricantes confiáveis. Além disso, verificar se o produto lista todos os ingredientes no rótulo e se é certificado por um bom laboratório. Tendo em vista todo o tempo gasto em certificar-se de que seu alimento está limpo e seus níveis altos de exercício praticado, por que estragar sua saúde e seu desempenho, sem intenção, com um suplemento duvidoso?

Ervas são classificadas como suplementos alimentares pela FDA. Rotulá-las como medicamentos exigiria testes rigorosos para comprovar sua segurança e eficácia. Esse processo custa milhões de dólares por erva, um investimento que poucos fabricantes estão dispostos a assumir.

Felizmente para os consumidores, os suplementos não podem mais ser rotulados com declarações inconsistentes. Nos Estados Unidos, as regulamentações governamentais mais recentes exigem que a indústria de suplementos cumpra as mesmas leis de rotulagem que controlam os alimentos industrializados.[1] Isso significa que qualquer suplemento que alegue benefícios à saúde deve ter apoio de evidência científica que atenda a regulamentação governamental. Qualquer produto comercializado como agente de cura, modificação, tratamento ou prevenção de doenças é regulamentado como um medicamento pela FDA.

O que se observa nos rótulos de suplementos atualmente são declarações de estrutura e função, o que significa que os fabricantes podem fazer suas afirmações sobre o impacto dietético na estrutura ou na função do corpo, mas essas declarações devem ser verdadeiras. Um exemplo de tal afirmação é: "A vitamina C está envolvida na função imunológica."

Não é incomum apresentarmos reação alérgica ao fazermos uso de certos medicamentos, mesmo daqueles que foram testados e fabricados com proteção estrita. Portanto, é até mais provável que ervas não testadas, que são consumidas em grande quantidade, possam também produzir reações alérgicas. Essas reações podem algumas vezes ser fatais. Elas também podem interagir com medicamentos prescritos. Pessoas que tomam medicamentos devem consultar um médico, farmacêutico ou nutricionista antes de utilizar qualquer suplemento à base de plantas.

Além disso, se uma pessoa vai se submeter a uma cirurgia e faz uso desse tipo de suplemento deve informar seu médico antes da operação. Algumas ervas, prin-

---

1   N.R.C.: De forma semelhante, no Brasil, os suplementos alimentares, que englobam alimentos para atletas, substâncias bioativas, fitoterápicos, entre outros, são controlados e regulamentados pela Agência Nacional de Vigilância Sanitária (Anvisa).

cipalmente ginkgo biloba, alho, gengibre e ginseng, interferem na coagulação normal do sangue e podem levar a sangramento excessivo durante a cirurgia. Ervas utilizadas para estimular o humor, como erva-de-são-joão e kava kava, aumentam perigosamente os efeitos sedativos da anestesia.

Gestantes e lactantes devem evitar todas as preparações herbáceas. Se você for gestante ou lactante, pergunte ao seu médico ou nutricionista sobre chás de ervas específicos, porque até mesmo estes podem causar reações danosas no bebê em desenvolvimento ou no lactente. Não se deve dar suplementos ou remédios à base de plantas para crianças, uma vez que não há informações médicas confirmadas sobre a segurança desses produtos para elas. As melhores intenções podem resultar em sérios danos.

Tendo em vista não haver regulamentação da indústria quanto ao controle de qualidade geral, o perigo de contaminação química dos suplementos à base de plantas é real. As plantas foram pulverizadas com algum produto químico antes de serem colhidas ou processadas? Outras substâncias contaminantes, tóxicas, proibidas ou ilegais podem entrar no produto durante o processamento. Por exemplo, um estudo que testou produtos à base de plantas quanto à presença de esteroides andrógenos anabólicos proibidos e hormônio do crescimento (GH) descobriu que 15% dos pró-hormônios (variantes de hormônios) presentes não foram declarados no rótulo. A maioria dessas substâncias foi fabricada nos Estados Unidos, mas vendida na Europa. Produtos que são comprados pela internet, de outros países, são até mais questionáveis do que os adquiridos nos Estados Unidos. A seguir, é apresentada uma visão geral de ervas conhecidas, vendidas separadamente ou como ingredientes de suplementos para manter a forma. Elas foram classificadas da mesma forma que os suplementos esportivos do Capítulo 8. De acordo com pesquisa da ciência esportiva, algumas cumprem as promessas da propaganda, e outras são possivelmente úteis. A Tabela 9.2, encontrada no final deste capítulo, fornece uma referência rápida para a eficácia de muitas ervas comercializadas para o desempenho.

CUMPREM AS PROMESSAS DA PROPAGANDA

Muitas das pesquisas sobre suplementos à base de plantas foram conduzidas fora dos Estados Unidos, mas especialistas concordam que os produtos listados a seguir tiveram a sua eficácia testada. Ainda assim, as ervas podem agir como medicamentos poderosos. Utilize-as com a mesma consciência que se tem com relação a qualquer prescrição médica.

Buchu

Extraídas de um arbusto da África do Sul, as folhas desta planta são normalmente transformadas em chá e outras formas suplementares. O buchu é um diurético suave e, nesse sentido, pode ajudar o organismo a eliminar o excesso de água. Essa erva também é um antisséptico que combate germes do trato urinário.

O buchu geralmente é considerado seguro, embora fitoterapeutas recomendem a ingestão de no máximo 2 g, de 2 a 3 vezes ao dia.

Fo-ti

Fitoterapeutas da China antiga juravam que esse membro da família do trigo-
-sarraceno é um dos melhores promotores da longevidade já cultivados. De acordo com eles, o fo-ti exibe diferentes propriedades conforme o tamanho e a idade de suas raízes. Uma planta com 50 anos, do tamanho de um punho, por exemplo, previne cabelos grisalhos. Uma raiz com 100 anos, do tamanho de uma tigela, preserva a alegria. As que têm 150 anos e são tão grandes quanto uma pia, fazem os dentes caírem para que novos possam crescer. E as de 200 anos restauram a juventude e a vitalidade. Ou assim reza a lenda.

O fo-ti é conhecido por ter bom efeito para o sistema cardiovascular. Supostamente diminui o colesterol, protege os vasos sanguíneos e aumenta o fluxo de sangue para o coração. O fo-ti também age como laxante natural, e nesse sentido é provavelmente seguro.

Guaraná

É o fruto vermelho de uma planta oriunda da Amazônia. Ele contém 7 vezes mais cafeína do que os grãos de café e é amplamente vendido em loja de produtos naturais como suplemento para aumentar a energia. Também é encontrado em bebidas e águas estimulantes. O suplemento é feito com suas sementes.

O guaraná é utilizado em vários suplementos naturais para perda de peso. Acredita-se que aumenta a termogênese (calor corporal) e estimula o metabolismo. Em grandes doses, pode causar perda de água, pois a cafeína contida nele é diurética. Quanto a um possível benefício ao desempenho, o guaraná mostrou aumentar a glicose do sangue em animais. Em relação aos seres humanos, entretanto, isso ainda não foi comprovado. Atenção: se você é sensível à cafeína, é melhor deixar o guaraná de lado.

Erva-mate

É outra erva que possui cafeína. Considerada um estimulante natural, seu teor de cafeína é de 2%. Ela é encontrada em alguns suplementos naturais para perda de peso, pois acredita-se que ajuda a controlar o apetite. Assim como o guaraná, ela é encontrada em bebidas e águas estimulantes. Também possui leve efeito diurético, podendo produzir temporariamente a perda de líquido acumulado no corpo. Os médicos dizem que a erva-mate é relativamente saudável quando ingerida em pequenas quantidades por curtos períodos de tempo.

É bom ter em mente que tanto o guaraná como a erva-mate contêm cafeína. Já houve casos em que pessoas disseram estar entusiasmadas por terem cortado a cafeína, e depois descobriu-se que consumiam energéticos com uma dessas ervas. Eles não abandonaram a cafeína de modo algum; eles mudaram do café para a cafeína da água com ervas. Ler os rótulos e prestar atenção nas embalagens é importante. Deve-se estar realmente bem informado sobre os produtos que contêm cafeína; o rótulo não a conterá, a menos que ela seja um ingrediente aditivo por si.

POSSIVELMENTE DE ACORDO COM A PROPAGANDA

As pesquisas ainda não são claras quanto às declarações feitas sobre os vegetais e ervas desta categoria serem verdadeiras – elas podem ser ou não. Se você decidir experimentá-las, lembre-se de que será cobaia. Pode ser preferível aguardar para ver como as pesquisas avançam antes mesmo de experimentá-las.

Suco de beterraba

Aqueles que acompanharam os jogos olímpicos de Londres de 2012 podem ter ouvido alguma coisa sobre o suco de beterraba como possível suplemento eficaz para resistência. Ele parece ajudar a prolongar o tempo antes da exaustão ao reduzir o consumo de oxigênio e tornar o exercício menos cansativo.

Estudos mostram que atletas que tomaram o suco precisaram de menos oxigênio e tinham a pressão arterial mais baixa do que os que não o ingeriram. Outros benefícios encontrados em pesquisa incluíram melhores desempenhos e função cardíaca durante o exercício.

Os nitratos são compostos encontrados naturalmente em vários alimentos, incluindo a beterraba, hortaliças de folhas verdes, carne-seca e chá. Eles são convertidos no corpo em vários outros compostos, inclusive em nitrato de sódio, e parte desse processo envolve bactérias encontradas na boca e no trato digestivo.

O nitrato dietético costumava ser proibido por medo de risco aumentado de câncer dos nitritos convertidos, mas a ciência atual diz que eles não são necessariamente ruins para nossa saúde e podem até mesmo elevar o fluxo sanguíneo e a energia durante o exercício. Os nitratos são provavelmente o composto ativo natural do suco de beterraba. Eles são também encontrados em abundância no aipo, no espinafre e na couve.

A conclusão de que os nitratos causam câncer foi mostrada como resultado de pesquisas falhas, e essas conclusões foram retratadas. Infelizmente, a mídia gastou muito mais tempo com a cobertura sobre o medo dos nitratos do que com a retratação. Atualmente, a National Academy of Sciences, a American Cancer Society e a National Research Council concordam que não há risco de câncer em relação ao consumo de nitrato de sódio. Embora a diminuição do conteúdo total de sódio seja o resultado positivo desse esforço, nota-se que a maioria dos produtos defumados "sem nitrato" contém suco de aipo ou outra fonte natural para servir como importante conservante bactericida. Sem eles, a carne-seca não teria quase nenhum prazo de validade.

Entre os muitos estudos feitos com o suco de beterraba está um experimento conduzido com ciclistas da University of Exeter. Pesquisadores descobriram que ele impulsiona a energia ao tornar o combustível dos músculos mais eficiente. Esse estudo focou ciclistas do sexo masculino entre 19 e 38 anos de idade, com treinamento em bicicleta ergométrica. Ingerir meio litro de suco de beterraba por dia por 1 semana os capacitou a pedalar 16% mais antes de ficarem cansados. Outra pesquisa mostrou os mesmos benefícios com caminhada, corrida e treinamento resistido.

Como exatamente funciona esse suco? Basicamente, ele dobra a quantidade de nitrato no sangue e reduz a taxa na qual os músculos utilizam sua fonte de energia, o ATP.

O Capítulo 17 apresenta o *smoothie* antioxidante de laranja, beterraba e banana, que inclui a beterraba na lista de ingredientes. Ele não dá a dose eficaz desse suco, mas certamente complementa a ingestão total diária de nitrato.

Utilizar suplementos de suco de beterraba pode ser a forma mais fácil de ingerir quantidades adequadas de nitrato dietético, mas um efeito colateral dessa estratégia pode ser urina e fezes vermelhas. Há outras grandes fontes de nitratos (consulte a Tab. 9.1). A quantidade benéfica, ingerida em muitos estudos, varia de 300 a 500 mg.

Pimenta-de-caiena

Pimenta-de-caiena, aquela especiaria utilizada para deixar o alimento com sabor picante, pode ser um queimador de gordura autêntico. Ela contém um composto chamado capsaicina, que, apresentado em estudos, melhora o gasto de energia e aumenta a queima de gordura. O Capítulo 5 discute sobre os melhores alimentos para queima de gordura e inclui a capsaicina de pimentas picantes. A suplementação com uma fórmula não picante é uma nova opção interessante para essa queimadora de gordura.

Tabela 9.1 Nitrato dietético em alimentos

250 mg/100 g: aipo, agrião, cerefólio, alface, beterraba, espinafre, rúcula	
100-250 mg/100 g: aipo-rábano, couve-chinesa, endívia, funcho, couve-rábano, alho-poró, salsinha	
Quantidade de nitrato na porção normal:	
1 xícara de espinafre cru	900 mg de nitrato
½ xícara de couve cozida	200 mg de nitrato
1 xícara de folha de alface crua	100 mg de nitrato
½ xícara de suco de hortaliças	40 mg de nitrato

Fonte: E. Coleman, 2012, "Reap the benefits of beetroot juice – evidence suggests it improves heart health and athletic performance", *Today's Dietitian* 14 (2): 48.

Entretanto, muitos atletas apresentam problemas ao utilizar esse suplemento. Ele tende a criar sensação de queimação estomacal. Felizmente, uma forma menos picante de capsaicina, a capsaicina di-hidrocapsiato, foi desenvolvida a partir de pimentões. Dados disponíveis sugerem que é melhor tomar 3 mg/dia para obter o benefício de queima de gordura sem a sensação de queimação no estômago.

Equinácea

Ela é um membro da família do girassol. Há três tipos utilizados medicinalmente – *purpurea, angustifolia* e *pallida.* A German Commission E, a equivalente alemã para a FDA dos EUA, aprovou a *Echinacea purpurea* como terapia de apoio para resfriados e infecções crônicas do trato respiratório. A monografia da Comissão, uma publicação que descreve a classificação das ervas e suas aplicações terapêuticas, observa que as preparações com essa erva aumentam o número de leucócitos do corpo, os quais destroem organismos invasores, inclusive os vírus do resfriado.

Um rigoroso estudo científico de revisão sobre a equinácea, conduzido em 2006, analisou 16 testes dessa planta. Ele concluiu que existem evidências de que as partes aéreas da *Echinacea purpurea* são eficazes no início do tratamento de resfriados em adultos, mas esses resultados não são completamente consistentes.

A imunidade baixa é em geral observada em atletas e pessoas muito ativas – razão pela qual cientistas esportivos recomendam a suplementação com equinácea. Entretanto, não sou um deles. Um motivo é que, se uma pessoa que sofre de febre do feno tomar equinácea, correrá o risco de uma grave reação, até mesmo choque anafilático, uma reação alérgica que pode levar à morte. Alergias em geral parecem estar em alta, então acredita-se que tomar uma erva como essa não vale o risco.

Pessoas com doença autoimune, como lúpus, ou outra doença progressiva, como esclerose múltipla, não devem utilizá-la, pois a erva pode estimular em excesso o sistema imunológico e provocar mais danos. Além disso, não se deve consumir equinácea oralmente por mais do que 8 semanas.

Ginseng

Utilizado há milhares de anos no Extremo Oriente como tônico para reforçar e restaurar a saúde, o ginseng tem fama mais recente como erva que estimula o desempenho para praticantes de exercícios e atletas. Em relação a seu histórico, ele vem da raiz de uma planta medicinal da família do ginseng *(Araliaceae)*. Há vários tipos de ginseng, inclusive aqueles com classificação de *panax* e o primo chamado siberiano, também conhecido como *eleuthero* ou em chinês *Ciwujia*, entre outros.

O *Panax ginseng* e o *eleuthero* são medicamentos aprovados na Alemanha. Na verdade, a German Commission E afirma em suas monografias que esses tipos podem ser utilizados "como tônico para revigorar e fortificar em períodos de fadiga e debilidade, na diminuição de capacidade para o trabalho e concentração e durante a convalescência" (Blumenthal, 174).

Nos Estados Unidos, a FDA o considera um alimento. De acordo com uma análise nutricional, 100 g de *Panax ginseng* contêm 338 calorias; 70 g de carboidrato; quantidades notáveis de vitamina A, B1 (tiamina), B2 (riboflavina), B12, C e E; e também os minerais cálcio, ferro e fósforo.

Os principais princípios ativos da espécie *Panax* são os fitoesteroides chamados ginsenosídeos. Os princípios ativos do *eleuthero* são os fitoesteroides conhecidos como eleuterósidos, que diferem na estrutura química dos ginsenosídeos, mas possuem propriedades similares. Os mecanismos de ação desses componentes químicos são complexos, mas os cientistas teorizam que eles aumentam o tamanho da mitocôndria (a fábrica de energia da célula), estimulam a produção de hormônios adrenais e melhoram a transmissão da química cerebral, os chamados neurotransmissores, entre outras funções.

Na fitoterapia, todos os ginsengs são considerados "adaptogênicos". Cunhado por um cientista soviético em 1947, o termo se refere a uma classe de agentes que desenvolvem resistência ao estresse físico, aumentam o desempenho, expandem a resistência e estimulam a força de recuperação corporal após o exercício.

Para resumir as pesquisas já desenvolvidas, o Dr. Luke Bucci, em um artigo, notou que os suplementos de *Panax ginseng* podem melhorar o desempenho físico e mental se tomados por tempo e doses suficientes. Além disso, ele declarou que o ginseng é mais eficaz em pessoas não treinadas ou acima de 40 anos. Não há efeitos agudos nem imediatos com sua suplementação. Ele age após um período mínimo de 8 semanas.

Em outra pesquisa, quando as doses são de no mínimo 2 g do extrato padronizado, por mais de 8 semanas, uma melhora significativa no desempenho físico e psicomotor é quase sempre observada. O ginseng siberiano, diferente do *Panax*, não mostrou nenhuma influência no desempenho físico. Estudos aprofundados são necessários para ambos os tipos.

Há claramente um conflito na pesquisa sobre esse fitoterápico. Como se pode tirar conclusão dos dados? A explicação mais válida é a ampla variedade entre os produtos comercializados. Uma análise de 24 raízes e produtos (inclusive na forma de gelatina, comprimidos, cápsulas com extrato seco e chás) mostrou grandes variações nas concentrações de ginsenosídeos. Outro estudo revelou que os produtos com ginseng variam em conteúdo e até mesmo entre lotes da mesma marca, e que alguns não contêm nenhum ginsenosídeo. Além disso, a composição química dos produtos comerciais varia de acordo com a idade da raiz, seu cultivo, a parte da raiz utilizada e os métodos de fabricação.

Quando se fala em ginseng, pode ser difícil saber o que comprar, e consumi-lo é uma prática questionável. Há efeitos colaterais conhecidos em relação a grandes doses e uso de longo prazo: hipertensão, nervosismo, insônia, hipotensão, sedação, mamas doloridas, nódulos nas mamas e sangramento vaginal. Além disso, ele reage com muitos medicamentos. O ginseng é contraindicado para uso com estimulantes, inclusive uso excessivo de cafeína. É preciso consultar um médico ou farmacêutico sobre interações potenciais com quaisquer medicamentos utilizados.

Chá-verde

Derivado de folhas e brotos de uma planta perene nativa da Ásia, o chá-verde é de interesse para pessoas preocupadas em manter a forma, pois pode estimular a perda de peso. Certos componentes químicos naturais chamados catequinas são abundantes em sua composição; estudos em animais e humanos mostraram que eles parecem aumentar a queima de gordura e estimular a termogênese, o processo de queima de caloria que ocorre como resultado da digestão e da metabolização do alimento. O chá-verde é também um excelente anti-inflamatório.

Um estudo feito por pesquisadores japoneses em 2001 relatou que as catequinas do chá (600 mg/dia), consumidas com a dieta por 12 semanas em homens, promoveram perda de peso, diminuição no índice de massa corporal (IMC) e diminuição da circunferência abdominal, comparados aos participantes que consumiram placebo com uma pequena quantidade de catequinas.

O chá-verde usado em associação com a cafeína também tem sido bastante estudado. Em 2011, pesquisadores publicaram uma revisão dos mecanismos que contribuem para o efeito antiobesidade do chá-verde e relataram suas descobertas no *Journal of Nutritional Biochemistry*. Eles declararam que a hipótese predominante é que as catequinas do chá-verde influenciam no sistema nervoso simpático, aumentam o gasto de energia e promovem a oxidação da gordura. A cafeína também influencia na atividade do sistema nervoso simpático e age em sinergia para aumentar os efeitos antiobesidade. Os pesquisadores especulam que outros mecanismos potenciais estão envolvidos, inclusive supressão de apetite, aumento nas enzimas de queima de gordura e menor absorção de calorias.

O chá-verde ajuda a estimular o desempenho no exercício? Estudos sobre o assunto não encontraram nenhum efeito. Acredita-se que mais pesquisas nessa área sejam necessárias.

Até mesmo a quantidade que deve ser consumida para perder peso ainda não está clara. Um estudo de 1999, em Maryland, utilizou 6 ¼ xícaras (1,5 L) de chá por dia durante 4 dias. O estudo japonês mais recente realizado em homens, mencionado anteriormente, encontrou resultados bem-sucedidos a partir de 2 ½ xícaras (600 mL)/dia por 12 semanas. Indivíduos sensíveis à cafeína podem querer iniciar com doses mais baixas e definitivamente não beber o chá à noite antes de dormir.

Independentemente de o chá-verde evoluir como um verdadeiro agente antiobesidade, vale a pena bebê-lo por outras razões. Pesquisas descobriram que os componentes químicos naturais desse chá podem proteger contra periodontite, alguns tipos de câncer e doenças do coração. Exceto para os indivíduos sensíveis à cafeína, o chá ou o extrato que o contém são muito seguros e provavelmente benéficos para a saúde.

NÃO CORRESPONDEM AO ANUNCIADO PELA PROPAGANDA

Os produtos a seguir não possuem pesquisas suficientes para apoiar as reivindicações publicitárias. Não vale a pena desperdiçar dinheiro com eles. Em outro momento da história, essa categoria poderia ter sido chamada de "charlatanismo".

Bardana

Considerada parente do dente-de-leão, a bardana é normalmente conhecida por purificar o sangue, ter efeito diurético, ajudar no tratamento de doenças de pele, como acne e psoríase, e atuar como diaforético (produtor de suor). Nenhuma dessas declarações foi cientificamente verificada, e não existe evidência sólida de que a bardana tenha algum efeito terapêutico útil. Além disso, há relatos de intoxicação causada pelo chá de bardana contaminado com beladona, uma erva nociva.

Canaigre

Essa erva é enganosamente promovida como uma alternativa norte-americana mais barata para o ginseng verdadeiro, mas não está relacionada de forma alguma com o ginseng, nem botânica nem quimicamente. Nativo do sudoeste dos Estados Unidos e do México, o canaigre tem sido recomendado por fitoterapeutas entusiastas para uma variedade de problemas, desde falta de energia até lepra. O problema é que ele é potencialmente cancerígeno por conter muito tanino.

Laranja-amarga

É também conhecida como sinefrina (*citrus aurantium*), nome botânico da fruta chinesa *zhishi*. Um alcaloide chamado sinefrina é extraído dessa fruta e utilizado como ingrediente de vários suplementos para manter a forma. Essa substância é parente da efedrina (alcaloide encontrado na éfedra), mas possui poucos efeitos colaterais da efedrina. A sinefrina é tida como supressora do apetite, aumenta a taxa metabólica e ajuda a queimar gordura ao estimular a ação das enzimas que fazem esse papel dentro das células. Até o momento, entretanto, não há estudos publicados sobre essa ação.

Coleus forskohlii

Ele é um membro da família das hortelãs e tem sido extensamente utilizado para muitas aplicações na medicina indiana (ayurvédica). Seu princípio ativo, o diterpeno forskolin, ativa a adenilato ciclase, uma enzima que aumenta a adenosina monofosfato cíclico (AMPc) nas células. A síntese de AMPc influencia muitos sistemas biológicos, inclusive a quebra de gordura armazenada em células adiposas animais e humanas. Essa enzima também regula a resposta térmica do corpo ao alimento, aumenta a taxa metabólica e ativa a queima de gordura.

A teoria por trás do uso dessa erva é que, se for possível estimular o metabolismo de ácido graxo, é possível perder gordura corporal enquanto se poupa massa magra. Ainda assim, as pesquisas sobre essa erva não comprovam seu efeito, e ela não parece promover a perda de peso.

Cordyceps

É um cogumelo nativo das regiões montanhosas da China e do Tibete, e o inusitado é que ele cresce em larvas de lagarta. Está disponível como suplemento para o desempenho e supostamente abre a capacidade respiratória por deixar mais oxigênio circular. Com mais oxigênio disponível para as células, a resistência aumenta. No entanto, pesquisas falharam em confirmar esse efeito. Embora o *cordyceps* seja descrito como seguro e suave, pouca informação existe sobre sua segurança.

Damiana

Ela provém das folhas de um arbusto mexicano. Na virada do século, ficou famosa como um poderoso afrodisíaco. Uma análise científica mais meticulosa revelou que a damiana não possui propriedades afrodisíacas ou qualquer outra ação fisiológica benéfica.

Gotu kola

Um membro da família da salsa, ela é uma erva daninha comum, normalmente encontrada em valas de drenagem na Ásia e em pomares no Havaí. Um efeito conhecido dessa erva é que ela reduz a retenção de líquidos ao ajudar o corpo a eliminar o excesso de água. Ela é também um estimulante do sistema nervoso e acredita-se ser um lipotrópico, ou consumidor de gordura. A gotu kola é também um constituinte de vários suplementos que combatem a celulite. Entretanto, a *Physician's Desk Reference (PDR) for Herbal Medicines* não menciona pesquisa que sustente qualquer dessas propriedades da gotu kola.

Tendo em vista seu efeito estimulante, pessoas que sofrem de alguma doença crônica devem evitá-la. Os efeitos colaterais incluem insônia e nervosismo.

Hoodia

A hoodia (*Hoodia gordonii*) é uma suculenta espinhosa, que cresce no deserto do Kalahari, na fronteira da África do Sul com a Namíbia. Durante milhares de anos, ela tem sido usada pelos Khomani Bushmen, um povo indígena da região, contra dor, fome e sede durante viagens de longa distância pelo vasto deserto. Em 1960, pesquisadores da África do Sul começaram a estudar a planta depois que os

Khomani revelaram seus segredos para o exército sul-africano. Desde então, a hoodia tem sido estudada por suas diversas propriedades, inclusive a capacidade de reduzir peso ao suprimir o apetite. Apenas recentemente a hoodia foi introduzida como suplemento dietético natural para controle de peso. Mas não há nenhum estudo em humanos, assim não se sabe se as afirmações são válidas.

Palmeto (sabal)

Ela é uma das várias plantas aprovadas na Alemanha para ajudar homens com hiperplasia prostática benigna (HPB), que consiste em um aumento da próstata. Supostamente, ela aumenta o fluxo urinário, corta a frequência da micção e torna mais fácil a passagem da urina. O palmeto é utilizado por mais de 2 milhões de homens nos Estados Unidos para tratar HPB. Mas será que funciona? Uma pesquisa bem embasada mostra que a erva não alivia os sintomas de HPB, nem ajuda a melhorar a prostatite, ou síndrome pélvica crônica, que causa dor na virilha com ou sem sintomas urinários, como urgência ou frequência na necessidade de urinar.

Tribulus terrestris

Também conhecida como videira de punctura, é popular entre praticantes de treinamento de força. É considerada um esteroide natural que aumenta a testosterona, melhora a massa muscular e estimula a força. Infelizmente, não faz nada disso de acordo com uma pesquisa recente.

POTENCIALMENTE NOCIVOS

Os produtos desta categoria mostraram-se prejudiciais e não valem o risco. Embora alguns deles possam oferecer alguns benefícios, os riscos não compensam.

Éfedra (*ma huang*)

É a planta cujo cultivo é o mais antigo conhecido no mundo. Também conhecida como *ma huang*, éfedra chinesa, ou chá de mórmon, é um estimulante de ação rápida e um auxiliador eficaz na perda de peso; pode ainda ser encontrada em alguns medicamentos para resfriado. Nos suplementos dietéticos, ela foi proibida pela FDA há alguns anos em razão de problemas de segurança, inclusive efeitos prejudiciais no sistema cardiovascular. Em abril de 2005, no entanto, um juiz federal retirou a proibição, alegando que a FDA regulava a éfedra como medicamento e não como alimento. A decisão judicial permitiu que empresas de suplementos trouxessem a éfedra de volta, mas a maioria não o fez por causa da propaganda negativa. Na realidade, muitos fabricantes de suplementos agora divulgam com orgulho que seus produtos não contêm essa planta.

A éfedra tem muitos efeitos colaterais, por exemplo, nervosismo, agitação e taquicardia. Ela pode fazer o coração disparar e a pressão arterial subir, e pode ser letal para pessoas com problemas cardíacos, hipertensão ou diabetes.

Pau-d'arco (ipê-amarelo)

Como um princípio ativo vegetal, é encontrado na forma de chá ou em preparações cosméticas. O nome se refere à casca de várias espécies de árvores. É normalmente associado à cura de câncer. De fato, a casca contém uma pequena quantidade de lapachol, um princípio ativo que, segundo pesquisas, mostrou ter propriedades anticancerígenas, mas o pau-d'arco é potencialmente tóxico, o que torna o seu consumo não confiável.

Sassafrás

O sassafrás, normalmente encontrado como chá, é uma erva bem conhecida, cujo nome soa como uma panaceia. Tem sido indicado como estimulante, relaxante muscular, produtor de suor, purificador do sangue e como tratamento para o reumatismo, doenças de pele e tifo. Entretanto, nenhum desses benefícios foi comprovado ou mesmo documentado pela ciência médica. Além disso, ele contém um óleo chamado safrol, que é cancerígeno.

Yohimbe

É uma erva derivada da casca de uma planta perene da África Ocidental. É mais conhecida por suas propriedades afrodisíacas, pois estimula a ereção. Um extrato da erva, o yohimbine, está disponível como fármaco sob prescrição para tratamento de disfunção erétil.

ERVAS ANTI-INFLAMATÓRIAS

Grande parte deste livro inclui alimentos anti-inflamatórios na dieta. Uma forma de fazer isso é pelo uso de ervas que combatem a inflamação. A seguir, minhas principais escolhas de ervas anti-inflamatórias.

Gengibre

Esta raiz popular ajuda a aliviar os sintomas de dor muscular leve e funciona como os medicamentos anti-inflamatórios não esteroidais, mas sem efeitos colaterais negativos no trato digestivo. A dose recomendada é entre 2 e 7 g/dia. Ele também é útil para náusea leve; é recomendado para pessoas que ficam nervosas antes de competições em um evento ou em corridas. O gengibre também é vendido em cápsulas ou pastilhas.

ERVAS ESTIMULANTES DO HUMOR

Várias ervas influenciam o humor. Elas não são tipicamente tão poderosas como os medicamentos e demoram a fazer efeito. Embora os efeitos colaterais, que realmente existem, não sejam tão potentes como os dos medicamentos, as dosagens devem sempre estar de acordo com as orientações do rótulo. Segue um resumo desses estimulantes:

- Flor de maracujá: ajuda a acalmar, reduz a ansiedade e melhora o sono.
- Camomila: ajuda a acalmar, reduz a ansiedade e melhora o sono.
- *Ginkgo biloba*: melhora o fluxo sanguíneo para o cérebro e clareia a mente.
- Kava kava: eleva o humor e o bem-estar, induz ao relaxamento e pode diminuir a ansiedade (não é recomendado, entretanto, porque há sérios e perigosos efeitos colaterais, incluindo danos ao fígado).
- Erva-de-são-joão: alivia a depressão leve. (Atenção: essa erva pode interferir em outros medicamentos e deve ser utilizada somente com supervisão médica.)

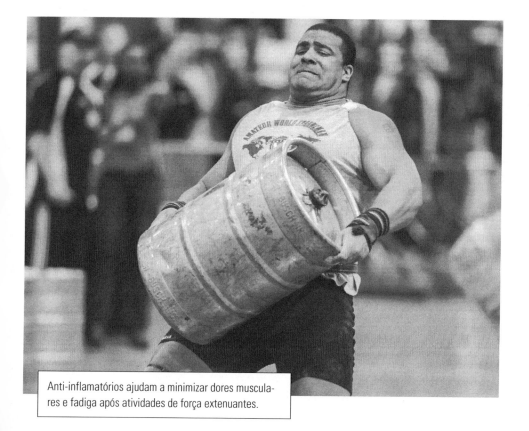

Anti-inflamatórios ajudam a minimizar dores musculares e fadiga após atividades de força extenuantes.

Cúrcuma

Especiaria amplamente utilizada na culinária indiana, a cúrcuma contém um potente anti-inflamatório e antioxidante chamado curcumina que funciona de várias formas bem-estabelecidas. Como antioxidante, ela estimula os níveis de glutationa, um dos principais antioxidantes do corpo. Também bloqueia a formação de prostaglandina E2, um composto que promove a inflamação dentro do corpo. É possível aproveitar os benefícios da curcumina pela ingestão de cúrcuma para temperar os alimentos.

Flavonóis

Estes fitoquímicos são fortes antioxidantes e anti-inflamatórios. Eles possuem quercetina, canferol, mirecitina, assim como bioflavonóis cítricos que incluem naringenina, esperetina e outros. O chá-verde também contém flavonóis. Esses compostos benéficos são fáceis de obter pela alimentação. Alimentos ricos em quercetina incluem alcaparras, hortaliças de folha verde (p. ex., salsa e cebolinha), maçãs e chá de camomila. O canferol é encontrado no chá, brócolis, repolho, couve, feijões, endívia, alho-poró, tomates, morangos, uvas e em suplementos à base de plantas, como *ginkgo biloba* e própolis. A mirecitina é encontrada em uvas, frutas vermelhas, cebolas, chá e nozes. Os flavonóis são encontrados com maior abundância nas frutas cítricas, chocolate amargo e todos os tipos de chás.

ERVAS QUE ELIMINAM O INCHAÇO

Você é um competidor físico ou alguém que deseja manter a forma? Se a resposta for sim, há ervas que podem ajudá-lo. Em suma, o inchaço é tipicamente o resultado de sal em demasia na dieta, falta de líquido ou dieta ioiô. Assim, a primeira coisa a fazer é cortar o sal ou simplesmente utilizar ervas e especiarias para temperar os alimentos. Então, certifique-se de beber água suficiente todos os dias para ajudar os rins a excretar os líquidos.

Alimentos e ervas que previnem inchaço e equilibram o líquido do corpo são ricos em eletrólitos. Veja os exemplos a seguir:

Frutas e hortaliças
Aspargo
Aipo
Suco de *cranberry*
Pepino
Dente-de-leão
Berinjela
Funcho

Ervas e chás
Chá de alfafa
Chá-preto
Cardamomo
Chá de camomila
Coentro
Dente-de-leão ou chá-verde
Salsinha

Atenção: cuidado para não consumir esses alimentos e ervas em demasia. A ideia não é se desidratar sem necessidade.

MITOS E VERDADES SOBRE NUTRIÇÃO ESPORTIVA

Os alimentos funcionais são a nova base alimentar para o treinamento?

Quem já comeu uma barra de cereais, ingeriu um copo de suco de laranja fortificado com cálcio ou tomou um caldo de carne com ervas, como erva-de-são-joão ou equinácea, já consumiu um alimento funcional.

Tecnicamente, o termo *alimento funcional* refere-se ao produto alimentar que melhora o desempenho ou é benéfico para a saúde. Em relação a esse papel dos alimentos funcionais, a Academy of Nutrition and Dietetics define esses produtos como "qualquer alimento ou ingrediente alimentar modificado que possa fornecer um benefício à saúde além dos nutrientes tradicionais que ele contém" (American Dietetic Association, 735-746).

Os produtos que se encaixam nessa definição incluem:

- **Alimentos nos quais o açúcar, a gordura, o sódio, ou o colesterol foram reduzidos ou eliminados.** Queijo sem gordura, geleia com pouco açúcar ou sopa com pouco sódio são exemplos. Alimentos funcionais como esses são benéficos para pessoas com dietas restritivas e podem ser úteis para prevenir ou controlar obesidade, doença cardiovascular, diabetes e hipertensão.
- **Alimentos nos quais os ingredientes naturais já existentes são aumentados.** Cereal de café da manhã e massas que tenham sido enriquecidos com fibra adicional ou vitaminas são bons exemplos. Alimentos modificados, neste caso, podem ter um papel importante na prevenção de doenças.
- **Alimentos enriquecidos com nutrientes normalmente não encontrados.** Pães e sopas enriquecidos com ácido fólico, ou bebidas com adição de ervas, são bons exemplos. Alimentos enriquecidos ajudam as pessoas a ingerir níveis maiores de nutrientes que protegem a saúde e podem ser importantes para manter o bem-estar geral.
- **Iogurte probiótico e outros laticínios nos quais foram acrescentadas bactérias saudáveis especiais como parte do processo de fermentação.** Acredita-se que

> esses alimentos aumentem o crescimento da flora intestinal saudável, o que melhora a digestão e evita doenças.
>
> - **Alimentos para esportistas direcionados às necessidades de nutrientes e energia dos atletas e praticantes de exercícios.** Esses alimentos incluem bebidas esportivas com adição de eletrólitos; proteína em pó formulada com creatina, aminoácidos e outros nutrientes; e barras de cereais repletas de vitaminas, minerais ou ervas. Alimentos funcionais como esses são produzidos para fornecer energia, aumentar o crescimento muscular e repor nutrientes gastos durante o exercício.
>
> Esses alimentos devem ser incorporados diariamente à dieta daqueles que ainda não o fazem? A resposta é sim, principalmente se a conveniência é importante e houver a intenção de aumentar a saúde, a força e o crescimento muscular. Alimentos para esportistas, em especial, podem ajudar a alcançar esses objetivos. Entretanto, deve-se pensar em alimentos funcionais como suplementos para a dieta em vez de considerá-los como substitutos dos alimentos em si. Definitivamente, a melhor forma de nutrir o corpo é sempre ter uma dieta variada, rica em nutrientes de proteína magra e laticínios, frutas, grãos integrais, hortaliças e os tipos certos de gordura.

Outras ervas importantes e potentes anti-inflamatórios e antioxidantes com boa evidência para apoiá-los incluem extrato de semente de uva, baga de sabugueiro, romã, urtiga, garra do diabo, olíbano, semente de linhaça, cardo mariano e casca de salgueiro branco.

PRECAUÇÕES

Aqueles que ainda estão curiosos e querem tentar um suplemento à base de plantas devem fazer isso com cuidado, conforme as seguintes precauções:

- Escolher suplementos de boa qualidade de fabricantes confiáveis.
- Ter em mente que o custo nem sempre é um indicador confiável de qualidade.
- Não exceder as doses recomendadas.
- Procurar conselho de um profissional da saúde experiente.
- Em geral, utilizar suplementos com fórmulas mais simples em vez das mais complicadas.
- A forma líquida pode ser mais fácil durante o tratamento ativo (mais fácil de ingerir e mais fácil de ser absorvida).
- Considerar o sabor e a facilidade de ingerir ao escolher a forma do suplemento.
- Informar qualquer uso de ervas e suplementos à base de plantas para a equipe de saúde.

Tabela 9.2 Classificação dos suplementos à base de plantas

Suplemento	Cumpre as promessas da propaganda	Possivelmente de acordo com a propaganda	Não corresponde ao anunciado pela propaganda	Potencialmente nocivo
Buchu	✔			
Fo-ti	✔			
Guaraná	✔			
Erva-mate	✔			
Suco de beterraba		✔		
Pimenta-de-caiena		✔		
Equinácea		✔		
Ginseng		✔		
Chá-verde		✔		
Bardana			✔	
Canaigre			✔	
Laranja-amarga			✔	
Coleus forskohlii			✔	
Cordyceps			✔	
Damiana			✔	
Gotu kola			✔	
Hoodia			✔	
Palmeto (sabal)			✔	
Tribulus terrestris			✔	
Éfedra (*ma huang*)				✔
Pau-d´arco				✔
Sassafrás				✔
Yohimbe				✔

Parte III — PLANOS E CARDÁPIOS

Nesta parte do livro você irá aplicar os conhecimentos, usando os fundamentos aprendidos, as informações e também a inspiração. É hora de colocar tudo em prática e elaborar um plano *Power Eating* personalizado. Para começar, determine seus objetivos: a intenção é manter o peso, desenvolver massa muscular, perder peso ou entrar em forma? Você está fora da temporada de treino e quer ganhar massa, ou se aproxima de um campeonato e quer atingir seu ponto máximo? É um praticante de treinamento de força iniciante ou treina há anos? No Capítulo 10 apresento as mesmas etapas que sigo quando elaboro um plano nutricional personalizado para um cliente. Com as informações contidas aqui, você poderá estimar as calorias e mapear suas necessidades de proteína, carboidrato e gordura com base em seus objetivos pessoais, da mesma forma que eu faria se você viesse ao meu consultório. Este capítulo também fornece informações para personalizar todos os esquemas de cardápios apresentados adiante. O Capítulo 11 ensina as melhores estratégias de alimentação para deixar o corpo preparado para o máximo rendimento em competição. Nenhum segredo de alto nível profissional foi guardado – eles estão todos neste livro.

Cada uma das cinco estratégias alimentares (manutenção de peso, desenvolvimento de massa muscular, treinamento cruzado, perda de peso e definição), dos Capítulos 12 a 16, oferece um plano alimentar elaborado especialmente para praticantes de treinamento de força iniciantes, ou para aqueles que treinam de 3 a 4 vezes por semana, e um para os praticantes de treinamento de força mais experientes que treinam 5 vezes ou mais por semana. Os planos também são divididos em propostas para mulheres e para homens. Eles começam com modelos matemáticos que elaborei para criar os cardápios. Com base em seu peso, cada pessoa pode criar seu próprio plano alimentar personalizado. Os cardápios dessa seção são exemplos baseados nas necessidades de um homem com 82 kg e uma mulher com 59 kg. Para indivíduos com pesos diferentes, basta ajustar as fórmulas para criar um plano personalizado.

Os cardápios são similares quanto às escolhas de alimentos, de forma que você pode facilmente mudar de uma estratégia para outra, conforme seus objetivos mudarem. Alguns planos incluem exercícios pela manhã, outros no final da tarde, o que permite customizar um cardápio para cada rotina de treino. É importante certificar-se sempre de fazer um lanche ou uma refeição pré-treino e pós-treino. Planejar cardápios exige algum tempo e esforço, mas os resultados valem a pena.

Uma vez elaborada a dieta, é possível divertir-se com as receitas do Capítulo 17, que inclui *power drinks* especiais que criei para meus clientes e os times com os quais trabalhei durante anos. Essas bebidas podem ser úteis no lugar dos suplementos líquidos. Acrescentar líquidos ou suplementos em pó a elas serve como estímulo extra. Eu e minha família gostamos especialmente de *smoothies*, preparados diariamente, pois são uma ótima forma de acrescentar porções de proteína, frutas e hortaliças na dieta. Também é importante não pular o café da manhã – essa refeição proporcionará um início de dia saboroso e carregado de energia. É com muito orgulho que incluímos receitas desenvolvidas por Shar Sault, a qual foi por duas vezes consecutivas campeã do título Miss Olympia Natural, do World Figure Championship, principal campeonato mundial de fisiculturismo, que testa o uso de fármacos. Além de ser uma amiga querida, Shar é um impressionante exemplo a ser seguido.

Agora é com você: treine com dedicação e embarque no plano *Power Eating*!

10 Elaboração de um plano *Power Eating*

Há diferentes escolas de pensamento em relação à forma ideal de ajudar as pessoas a modificarem seu comportamento alimentar. Uma delas tem abordagem menos definida, com diretrizes e estratégias para seleção de cardápio, mas sem planos específicos. Eu descobri que esse método funciona melhor com pessoas que não possuem objetivos altamente específicos ou para aquelas que fazem tudo certo, mas precisam de um empurrãozinho aqui e ali. Para a maioria das pessoas, essa abordagem dá muita margem ao erro e, como resultado, elas quase nunca atingem seus objetivos físicos e de desempenho. As pessoas com objetivos muito idealizados precisam de um plano direcionado para que façam escolhas estratégicas. É por isso que ofereço planos específicos que delineiam exatamente como se alimentar para alcançar as metas. Ao se submeter a um treinamento rigoroso, é necessário uma dieta que sirva de suporte.

O plano *Power Eating*, detalhado neste livro, começa com a determinação do nível de calorias apropriado e, em seguida, enfoca a distribuição correta de proteína, gordura e carboidrato para atender seu objetivo. A elaboração do plano alimentar se baseia em um esquema de alimentos distribuídos por grupos, com ligeira adaptação, com base nos conhecimentos mais modernos da ciência da nutrição. Os grupos de alimentos forçam o indivíduo a ter variedade na dieta e, ao mesmo tempo, permitem personalizar o programa por meio de escolhas de alimentos e trocas entre os grupos. Deve-se utilizar os modelos de dietas como ponto de partida e então adicionar ou retirar porções para atender às suas necessidades dos três macronutrientes.

Muitos exemplos de porções de gordura são fornecidos para dar liberdade de personalizar o plano. Leite semidesnatado e desnatado e fontes proteicas magras e muito magras são as escolhas principais nos cardápios. A única exceção é o ovo inteiro, que é uma proteína com médio teor de gordura. Há também espaço na dieta para a gordura mais saudável proveniente de óleos vegetais, azeite de oliva, oleaginosas e sementes, em vez de gordura animal, que é mais rica em gordura saturada. Quaisquer suplementos proteicos pobres em gordura ou isentos de gordura contam como porções muito magras de proteína.

Para utilizar mais fontes proteicas com médio teor de gordura, como produtos de soja, assim como, ocasionalmente, aquelas ricas em gordura, basta trocar 1 porção de proteína muito magra e 1 porção de gordura por 1 porção de proteína com médio teor de gordura. Ou trocar 1 porção de proteína magra e 1 porção de gordura por 1 porção de proteína rica em gordura. Consultando o quadro "Nutrientes por porção de grupo alimentar", na página ao lado, é possível aprender a fazer as substituições de itens dos grupos alimentares. É importante lembrar que é fácil determinar os gramas de gordura, uma vez que tenham sido calculados o total de calorias da dieta e as necessidades de proteína e de carboidrato. Todas as calorias restantes são calorias de gordura. Para obter a quantidade total de gramas de gordura por dia, basta dividir as calorias de gordura por 9.

Também será possível adicionar colheres de chá de açúcar na maioria das bebidas esportivas e aprender como utilizá-las para obter vantagem. Esses alimentos com elevado índice glicêmico podem ajudar na recuperação muscular, uma vez que funcionam melhor após o exercício.

Uma observação sobre o álcool: ele é metabolizado de forma mais parecida com a gordura do que com os outros macronutrientes. Se consumido em excesso e regularmente, ele irá desacelerar o treinamento, interromper a perda de gordura e até mesmo afetar a saúde e a segurança. Portanto, o álcool não faz parte do plano *Power Eating*.

PLANEJANDO A DIETA

Depois de calcular as necessidades nutricionais e calóricas diárias individuais, deve-se utilizar o quadro "Nutrientes por porção de grupo alimentar", da página ao lado, para planejar a dieta. Essa tabela mostra a quantidade de nutrientes por porção de cada grupo alimentar. É importante certificar-se de incluir escolhas de todos os grupos alimentares para obter uma dieta bem balanceada. Acrescente suplementos líquidos para atender às necessidades adicionais dos três nutrientes. Consulte as tabelas de tamanho de porção na próxima seção para entender como estimá-las em cada grupo alimentar.

CONHECENDO AS PORÇÕES

Uma porção é a quantidade de alimento utilizada para determinar os números de porções de cada grupo alimentar. Essa porção, porém, nem sempre corresponde à quantidade que você imagina ser uma porção. Por exemplo, 1 porção de massa cozida é somente ½ xícara (70 g). Mas, quando se come massa no jantar, uma pessoa provavelmente comeria no mínimo 1 xícara (140 g). Uma xícara de massa é igual a 2 porções do grupo dos pães e amidos.

Aprender sobre o tamanho da porção por refeição é a base para o sucesso. Esse é o método pelo qual o controle de calorias é feito no plano *Power Eating*. Se uma pessoa ingere porções que são grandes ou pequenas demais, o plano não funcionará. Os quadros a seguir listam os tamanhos de porções para cada grupo alimentar. No início, deve-se consultar frequentemente esses quadros, assim como pesar e medir os alimentos para obter domínio sobre os tamanhos das porções. Após algumas semanas, você conseguirá fazer isso por conta própria.

NUTRIENTES POR PORÇÃO DE GRUPO ALIMENTAR

Grupo alimentar	Carboidrato (g)	Proteína (g)	Gordura (g)	Calorias
Pão/amido	15	3	1 ou menos	72-81
Frutas	15	–	–	60
Leite desnatado	12	8	0-1	80-89
Leite semidesnatado	12	8	3	107
Açúcar (1 colher de chá, 4 g)	4	–	–	16
Hortaliças	5	2	–	25
Proteína muito magra	–	7	0-1	35
Proteína magra	–	7	3	55
Proteína com médio teor de gordura	–	7	5	75
Gordura	–	–	5	45

Adaptado da American Diabetes Association e da American Dietetic Association, 1995, *Exchange lists for meal planning* (Alexandria, VA: American Diabetes Association).

GRUPO DO LEITE E DO IOGURTE

Uma porção equivale a 90-110 calorias.

Alimento	Tamanho da porção
Leite semidesnatado ou desnatado	1 xícara (240 mL)
Leite desnatado evaporado	1 xícara (240 mL)
Leite em pó desnatado	⅓ de xícara (22 g)
Iogurte natural desnatado	1 xícara (230 g)
Leite de soja ou arroz desnatado ou semidesnatado, fortificado com cálcio e vitaminas A e D	1 xícara (240 mL)

GRUPO DAS HORTALIÇAS

Cada porção contém 25 calorias.

Alimento	Tamanho da porção
A maioria das hortaliças cozidas	½ xícara (81 g)
A maioria das hortaliças cruas	1 xícara (30-100 g)
Alface crua	2 xícaras (56 g)
Brotos	1 xícara (30 g)
Suco de hortaliças	180 mL
Sopa de legumes	1 xícara (240 mL)
Molho de tomate	½ xícara (120 mL)
Molho (preparado sem óleo)	3 colheres de sopa (45 g)

GRUPO DAS FRUTAS

Uma porção contém 60 calorias.

Alimento	Tamanho da porção
A maioria das frutas, inteiras	1 unidade média
A maioria das frutas, picadas ou enlatadas no próprio suco	½ xícara (120 g)
Melão fatiado	1 xícara (156 g)
Frutas vermelhas, cerejas, uvas (inteiras)	¾ de xícara (80 g)
Suco de fruta	½ xícara (120 mL)
Banana	1 unidade pequena
Toranja, manga	½ unidade
Ameixas	2 unidades
Damascos	4 unidades
Morangos (inteiros)	1 ¼ de xícara (180 g)
Kiwi	1 unidade
Ameixa seca	3 unidades
Figo	2 unidades
Uva-passa	2 colheres de sopa (28 g)
Suco – *cranberry*, uva, *mix* de frutas (100% suco)	⅓ de xícara (80 mL)
Coquetel de suco de *cranberry* (calorias reduzidas)	1 xícara (240 mL)

GRUPO DOS PÃES E AMIDOS

Cada porção contém 60-100 calorias.

Alimento	Tamanho da porção
Pão	1 fatia
Pita (pão sírio)	1 unidade pequena
Bagel, muffin inglês, pão doce	½ unidade pequena
Pãozinho francês	1 unidade pequena
Arroz cozido, massa cozida	½ xícara (97 g)
Tortilha	1 unidade redonda (15 cm)
Biscoitos, grandes	2 grandes ou 3-4 pequenos
Croûton	⅓ de xícara (13 g)
Pretzels, chips de batata	30 g
Biscoitos de arroz	2 unidades
Mingau de cereais	½ xícara (119 g)
Cereal frio, sem açúcar	½-1 xícara (15-30 g)
Granola	½ xícara (30 g)
Milho, ervilha fresca, purê de batata	½ xícara (105 g)
Espiga de milho	1 unidade média
Batata inglesa ou batata-doce assada com casca	1 unidade pequena

PROTEÍNA

Cada porção de proteína contém cerca de 35 a 75 calorias. Porções muito magras contêm 35 calorias e 0 a 1 g de gordura; porções magras, 55 calorias e 3 g de gordura; e porções médias, 75 calorias e 5 g de gordura.

Alimento	Tamanho da porção
Proteína muito magra	
Carne branca de aves sem pele	30 g
Peixe branco	30 g
Atum fresco ou enlatado em água	30 g
Todos os frutos do mar	30 g
Feijões, ervilhas e lentilhas*	100 g
Queijos e frios com 1 g de gordura	30 g
Clara de ovo	2 unidades
Proteína magra	
Selecionar ou escolher tipos de carne bovina, porco, carneiro ou vitela magra sem nenhuma gordura	30 g
Carne escura de aves sem pele ou carne branca de aves com pele	30 g
Ostras, salmão, bagre, sardinhas, atum enlatado em óleo	30 g
Queijos e frios especiais com 3 g de gordura	30 g
Queijo parmesão	30 g
Proteína média	
A maior parte das carnes bovinas, porco, carneiro, vitela sem gordura, carne escura de aves com pele	30 g
Carne de peru ou frango moída	30 g
Queijo com 5 g de gordura	30 g
Queijo *cottage* com 4,5% de gordura	¼ de xícara (56 g)
Ovo inteiro	1 unidade
Tempeh	½ xícara (120 g)
Tofu	½ xícara (120 g)

*Uma porção conta como 1 proteína muito magra e 1 de amido.

GORDURAS E ÓLEOS

Cada porção contém 45 calorias.

Alimento	Tamanho da porção
Manteiga, margarina	1 colher de chá (5 g)
Cream cheese, creme de leite, *sour cream* (creme de leite azedo)	1 colher de sopa (15 g)
Cream cheese, chantili, *sour cream* (semidesnatado ou desnatado)	1 colher de sopa (15 g)
Molho para salada (com gordura)	1 colher de sopa (15 g)
Molho para salada (com pouca gordura ou sem gordura)	1 colher de sopa (15 g)
Abacate	2 colheres de sopa (30 g)
Azeitonas pretas	8 grandes
Oleaginosas	6-10 unidades
Sementes	1 colher de sopa (9 g)
Pasta de amendoim e outras pastas de oleaginosas	½ colher de sopa (8 g)

AÇÚCAR ADICIONADO AOS ALIMENTOS

Não há forma de passar uma lista completa de todo o açúcar acrescentado aos alimentos. Nos EUA, nenhum fabricante de alimentos coloca essa informação na embalagem,[1] mas é possível calcular o teor de açúcar por meio destas diretrizes básicas. Cada colher de chá, ou porção, de açúcar contém 4 g de carboidrato e 16 calorias (sem proteína e gordura).

Cereais e grãos

Os grãos não contêm nenhum açúcar. Ao verificar os valores nutricionais na lateral da caixa de cereais como, por exemplo, a Shredded Wheat®, o valor será de 0 g de açúcar por porção. Portanto, o fabricante adiciona qualquer açúcar contido no cereal. A maioria dos cereais adoçados contém 8 g de açúcar por porção, que é o equivalente a 2 colheres de chá de açúcar, e alguns podem conter muito mais. A exceção é a dos cereais com adição de fruta. Um pouco do açúcar que contêm é proveniente da fruta. Verifique a lista de ingredientes. Se qualquer tipo de açúcar estiver listado depois da fruta, sabemos que a maior parte dele não é proveniente da fruta. O mesmo ocorre com pães, biscoitos e outros produtos à base de grãos. Qualquer açúcar mencionado na embalagem é adicionado no processamento.

Iogurte e leite

Uma xícara (240 mL) de leite contém 12 g de açúcar natural do leite, ou lactose. Ao observar a informação da embalagem, verifica-se que 1 porção (1 xícara) contém 12 g de açúcar. Qualquer quantidade acima disso é adição, como no caso dos achocolatados e outros leites aromatizados.

Os potes de iogurte têm geralmente 180 g. Uma embalagem de iogurte natural contém cerca de 12 g de açúcar natural do leite. Qualquer quantidade acima disso é adição. A maior parte dos iogurtes é adoçada com no mínimo 4 colheres de chá, e muitos adicionam 6 colheres de chá ou mais.

Frutas e sucos de frutas

Um pedaço de fruta de tamanho médio contém em torno de 15 g de carboidrato. Um pouco é fibra, geralmente 2 a 3 g, e o restante é seu açúcar natural. Ao comprar frutas e sucos enlatados ou congelados, deve-se ler a lista de ingredientes para verificar a existência de adição de açúcar. Qualquer quantidade acima de 15 g para ½ xícara (120 g) de fruta enlatada ou congelada, ou ½ xícara (120 mL) de suco de fruta é adição ao produto.

Hortaliças, sucos de hortaliças e sopas

Uma hortaliça de tamanho médio contém 5 g de carboidrato e não contém açúcar. Qualquer açúcar listado na embalagem é adição ao produto.

Bebidas

Obviamente, a água não contém nenhum açúcar natural. Ao verificar as informações nutricionais de uma lata de refrigerante, todo o açúcar é adicionado, e a quantidade geralmente é de 10 colheres de chá (50 g) para cada lata de 360 mL. As bebidas esportivas típicas contêm cerca de 12 g de açúcar por xícara, equivalentes a 3 colheres de chá (15 g) de adição por porção. Esse mesmo princípio pode ser aplicado à maioria das bebidas engarrafadas que não contêm leite nem suco de frutas. Quando sucos de frutas concentrados são adicionados como adoçante em bebidas e alimentos, o suco é altamente refinado no processamento e é pouco mais do que xarope de açúcar. Ingredientes como suco de uva branca concentrado são praticamente o mesmo que açúcar adicionado.

---

1 N.R.C.: No Brasil, é a Agência Nacional de Vigilância Sanitária (Anvisa) que fiscaliza e controla a composição nutricional dos produtos prontos para venda. O fabricante deve apresentar no rótulo das embalagens informações sobre adição de açúcar, presença de açúcar do próprio produto ou se não contém açúcar na porção. A resolução vigente é a RDC 54/2012. Essa é uma informação que deve ser extremamente confiável, já que muitas pessoas que apresentam diagnóstico de diabetes dependem dela para seu controle alimentar.

PERSONALIZANDO O SEU PLANO

Para alcançar os objetivos de ganho máximo em força e massa muscular, observe as diretrizes descritas a seguir na elaboração da sua dieta.

1. Avaliar as necessidades calóricas com base no peso corporal

Uma vez que o peso muda, deve-se recalcular a energia e os nutrientes. Os Capítulos 12 a 16 delineiam as necessidades calóricas para cada fase do plano para ajudar nesses cálculos.

Treino para manter a massa muscular

Homens que treinam 5 ou mais vezes por semana precisam de 42 cal/kg de peso corporal por dia (3.444 cal/dia para um homem de 82 kg). Mulheres com o mesmo perfil podem ser capazes de aumentar a massa muscular com 44 a 50 cal/kg de peso corporal por dia (2.950 calorias para uma mulher com 59 kg) e para manutenção do peso cerca de 38 a 40 cal/kg de peso corporal por dia (2.360 calorias). Quanto maior ou mais músculos a mulher possuir, mais calorias ela pode manejar para a manutenção.

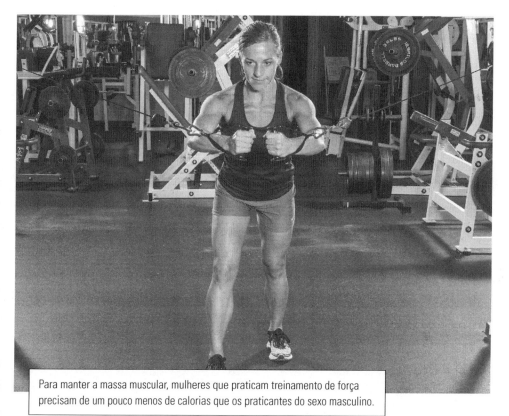

Para manter a massa muscular, mulheres que praticam treinamento de força precisam de um pouco menos de calorias que os praticantes do sexo masculino.

Mulheres menores podem precisar de menos do que 38 cal/kg de peso corporal por dia para manter o peso. Há muita tentativa e erro com as mulheres, porque todas as pesquisas são feitas com homens e os níveis de atividade variam bastante.

Para o resto das fases, as mulheres devem normalmente optar pelo limite inferior da necessidade de calorias. Essa dieta é ótima para fisiculturistas, levantadores de potência e halterofilistas, assim como para praticantes de treinamento de força recreacionais. Praticantes iniciantes devem seguir as orientações adequadas ao seu nível.

Desenvolvimento muscular

Este plano requer 44 a 52 ou mais cal/kg de peso corporal por dia, conforme a intensidade do treinamento (4.264 ou mais calorias para um homem com 82 kg; 2.596 a 2.950 calorias para uma mulher com 59 kg). Recomenda-se começar com pouco e acrescentar calorias conforme o necessário. Como já mencionado, as mulheres provavelmente são capazes de desenvolver a massa muscular com 44 cal/kg de peso corporal por dia. Mulheres menores devem tentar com um pouco menos no início do programa de desenvolvimento e trabalhar a partir daí. Essa dieta é boa para todos os praticantes de treinamento de força, tanto profissionais como recreacionais. Os iniciantes, porém, devem seguir as diretrizes apropriadas ao seu nível.

Perda de gordura

Para perder gordura e começar a definir o corpo (10 a 12 semanas de dieta pré-competição), são necessárias 35 a 38 cal/kg de peso corporal por dia (3.116 calorias para um homem de 82 kg; 2.065 calorias para uma mulher com 59 kg). Como as mulheres têm mais dificuldade para perder gordura do que os homens, elas devem escolher uma faixa mais baixa de calorias e aumentar o exercício aeróbio a fim de queimar 300 a 400 cal/dia. Novamente, mulheres menores podem precisar de menos calorias. Essa recomendação é válida principalmente para fisiculturistas. Praticantes iniciantes devem seguir orientações direcionadas para o seu nível.

Definição corporal

Este plano requer 29 cal/kg de peso corporal por dia (7 a 14 dias no máximo) para mulheres (1.711 calorias para uma mulher de 59 kg) e 32 cal/kg de peso corporal por dia para homens (2.624 calorias para um homem com 82 kg). No caso de uma mulher menor, que perde gordura com um nível menor de calorias, convém diminuir as calorias recomendadas aqui. Utilize essa abordagem somente quando for absolutamente necessário. Essa dieta é válida somente para fisiculturistas e outros atletas que pretendem classificar-se em uma categoria por peso – não para levantadores de potência ou halterofilistas olímpicos.

Levantadores de potência e halterofilistas que pretendem classificar-se em uma categoria de peso

Após a dieta para desenvolver massa muscular, aconselha-se retornar à dieta de manutenção por 2 semanas antes de atingir os objetivos e usar a meta de peso para realizar os cálculos. Essa medida permitirá a perda de gordura corporal sem a perda de massa muscular, força ou potência. Essa estratégia é também uma boa dieta básica para praticantes de treinamento de força com sobrepeso que querem perder gordura corporal.

2. Calcular as necessidades proteicas

As necessidades proteicas mudam tanto com a ingestão de energia como com os objetivos de treinamento. Certifique-se de abranger as necessidades de proteína durante todas as quatro estratégias de dieta. No caso dos veganos, adicionar 10% de proteína a todos os planos.

- Manutenção   1,4 g/kg de peso corporal por dia

- Desenvolvimento   Mulheres: 2 a 2,2 g/kg de peso corporal por dia
  Homens: 2,5 g/kg de peso corporal por dia

- Perda de gordura   2,2 g/kg de peso corporal por dia

- Definição corporal   2,3 g/kg de peso corporal por dia; 2,5 g/kg de peso corporal por dia para aqueles que seguem uma dieta basicamente vegetariana ou vegana

3. Calcular as necessidades de carboidrato

Calcule as necessidades de carboidrato por 5 a 7 g/kg de peso corporal por dia. Praticantes de treinamento de força precisam de aproximadamente 5 a 6 g/kg de peso corporal por dia para a manutenção e de 6,5 a 7 g/kg de peso corporal por dia para o desenvolvimento muscular. Para treinamento cruzado, aqueles que praticam esporte do tipo ultraintenso, como o evento Ironman, precisam se aproximar de 8 a 10 g/kg de peso corporal por dia. Atletas iniciantes precisam de menos carboidrato em todos os níveis de treinamento, mas a quantidade aumenta conforme a intensidade de treinamento.

Durante as fases de perda de gordura e definição corporal, mulheres e homens precisam de quantidades diferentes de carboidrato. A seguir, são descritas as quantidades de carboidrato necessárias por quilo de peso corporal por dia:

Parte III ■ Planos e cardápios

- Perda de gordura   Mulheres: 2,5 a 3,5 g/kg
  Homens: 3 a 4 g/kg

- Definição corporal   Mulheres: 1,8 a 2,9 g/kg
  Homens: 2,3 a 3 g/kg

4. Calcular as necessidades de gordura

O restante das calorias será entre 25 a 30% do total. Fontes de gordura devem ser predominantemente monoinsaturadas e poli-insaturadas, incluindo o ácido graxo ômega-3, com muito menos gordura saturada.

Para encontrar o número de gramas de gordura necessários no plano, primeiramente determine as calorias de proteína e carboidrato já calculadas (1 g de proteína = 4 calorias; 1 g de carboidrato = 4 calorias). Então subtraia essas calorias do total necessário para o peso e fase de treinamento individuais, e assim obterá o número de calorias de gordura necessário. A gordura contém 9 cal/g; assim, ao dividir as calorias de gordura por 9, você terá o número de gramas de gordura de que necessita.

A seguir, um exemplo de uma dieta de manutenção para um homem iniciante com 82 kg:

- Calorias: 33 cal/kg
  33 × 82 kg = 2.706 calorias

- Proteína: 1,4 g/kg
  1,4 × 82 kg = 115 g de proteína

- Carboidrato: 4,5 g/kg
  4,5 × 82 g = 369 g de carboidrato

- Gordura: As calorias restantes, ou cerca de 1 g/kg

Calcule as calorias nos gramas de proteína e carboidrato:

115 g de proteína × 4 cal/g = 460 calorias de proteína
369 g de carboidrato × 4 cal/g = 1.476 calorias de carboidrato
460 + 1.476 = 1.936 calorias de proteína e carboidrato

Então, calcule as calorias e os gramas de gordura:

2.706 calorias totais – 1.936 calorias de proteína e
carboidrato = 770 calorias de gordura
770 calorias de gordura ÷ 9 calorias = 86 g de gordura

Assim, a dieta consiste em 2.706 calorias, 115 g de proteína, 369 g de carboidrato e 86 g de gordura. Então, com o uso da tabela de informação nutricional dos grupos de alimentos, é possível elaborar sua própria dieta personalizada. Utilize os cardápios deste livro como guia. Uma solução fácil é adicionar ou subtrair porções dos cardápios apresentados. Por exemplo, se precisar subtrair gramas de carboidrato, remova algumas porções de açúcar; se precisar diminuir gramas de gordura, remova algumas porções de gordura, e assim por diante.

PERFIL DE FORÇA

Uma fórmula campeã

Um time do campeonato de futebol americano do ensino médio, na Pensilvânia, foi acusado pelo jornal local de tomar creatina – até mesmo fármacos para melhorar o desempenho – porque os jogadores apresentaram um grande aumento de massa muscular. No entanto, quando confrontados com essas acusações, o treinador respondeu: "Tudo o que estamos utilizando é a dieta *Power Eating* da Dra. Susan Kleiner. Essa é nossa fórmula campeã."

Esse colégio ganhou cinco campeonatos de futebol americano distritais e quatro estaduais no ano 2000. Em 2004, eles foram os campeões da Suburban One League American Conference. Eles acabaram de vencer o quarto campeonato consecutivo. Desde 1998, trabalho com o treinador de força desenvolvendo estratégias nutricionais para os jogadores, que agora têm mais energia, resistência, massa muscular e força durante treinos, práticas e jogos. O time está sempre entre os 20 melhores do país e entre os mais relevantes dos Estados Unidos.

ADAPTAÇÃO DO PLANO PARA FISICULTURISTAS PROFISSIONAIS E ATLETAS

Ao se preparar para uma competição, é importante iniciar a fase de perda de gordura cerca de 10 a 12 semanas antes do evento. Deve-se diminuir as calorias e aumentar o exercício aeróbio. Entretanto, se você simplesmente aumentar a intensidade e a duração de seu exercício aeróbio, perderá um pouco de massa muscular junto com a gordura. A solução é fazer o treinamento intervalado de alta intensidade (*high-intensity interval training* – HIIT). Esse treinamento capacita o atleta a alcançar excelente definição, sem queimar a preciosa massa muscular. O HIIT consiste em adotar intervalos de exercício de alta intensidade a uma frequência próxima de 90% da frequência cardíaca máxima (FCM), intercalado com intervalos de atividade mais lenta. É razoável fazer algum exercício aeróbio, mas deve-se intensificar o treinamento HIIT.

Se você não se sente tão definido como gostaria, siga o programa de definição corporal por 1 ou 2 semanas antes da competição. Recomenda-se consumir de 29 a 32 cal/kg de peso corporal por dia para essa fase. Essa medida vai permitir uma

Parte III ■ Planos e cardápios

perda final de 1,4 a 1,8 kg, desde que o HIIT seja mantido. É importante certificar-se de aumentar a ingestão de proteína para 2,3 g/kg de peso corporal por dia.

ADERINDO AO PLANO

Para que essas estratégias funcionem, é necessário aderir ao seu plano *Power Eating*. A dieta deve ser elaborada com os alimentos que você mais gosta. As dietas exemplificadas nos Capítulos 12 a 16 ajudarão na elaboração de um plano personalizado. Se os alimentos sugeridos em uma dieta não são apreciados, é provável que a pessoa não irá aderir ao plano. Quem utiliza suplementos líquidos deve tentar marcas e sabores diferentes para encontrar algum de que goste.

É importante prestar atenção ao corpo e planejar comer quando estiver com fome. É possível querer escolher horários específicos do dia para se alimentar em vez de depender do ritmo de cada dia. Mas deve-se ficar atento se estiver com fome ou com sede; algumas vezes confundimos sede com fome. É bom manter alimentos e bebidas sempre à mão. Os praticantes de treinamento de força mais bem-sucedidos sempre têm uma mochila repleta de alimentos e bebidas que os acompanha para todo o lado. Assim, eles podem manter seus horários de alimentação e, se ficarem com fome, não depender de máquinas automáticas de *snacks* ou outras opções ricas em gordura e sódio.

PERFIL DE FORÇA

Planeje, não entre em pânico

Eis uma história familiar: Melody B., executiva de 35 anos, vivia fazendo dietas do tipo ioiô, e nunca conseguia manter a perda de peso, apesar de seguir um programa regular de treinamento de força e exercício aeróbio. Com 1,68 m e 68 kg, ela tentou todo tipo de dieta da moda, produtos e medicamentos para dieta existentes, tudo em vão. Ela possuía massa muscular, mas o percentual de gordura corporal era muito alto.

Em apenas 6 semanas seguindo o plano *Power Eating*, Melody perdeu 1% de sua gordura corporal e diminuiu um número em seu manequim. Após essa experiência, ela ficou tão entusiasmada em manter a forma e a nutrição que abriu sua própria empresa de promoção de saúde e boa forma. Após submeter-se à dieta, ela disse: "Susan salvou minha vida. Antes, eu não conseguia seguir adiante e pensava em comida o tempo todo. Agora eu simplesmente sei o que fazer e faço porque me sinto bem."

Quando uma pessoa tenta perder gordura, pode achar difícil comer em restaurantes, e isso pode ser especialmente difícil ao viajar. Se for preciso, tente encontrar restaurantes especializados em alimentação saudável. Eles devem ser capazes de adaptar o cardápio com facilidade para atender às necessidades pessoais do cliente. Não se pode esquecer de perguntar o que há na receita. A descrição do cardápio pode ser enganosa. Pode-se até pedir alimentos que não estão no cardápio – os restaurantes muitas vezes conseguem adaptar os pratos conforme o pedido.

Lembre-se sempre de recalcular as necessidades, com base no peso atual. Se você tiver ganhado peso durante a fase de desenvolvimento muscular ou de aquisição de volume e agora deseja perder peso, deve utilizar o peso novo em vez daquele da fase anterior.

Ninguém pode fazer isso por você. Todos sabem que para ficar grande e forte, é necessário treinar muito o corpo. Também é sabido que deve-se abastecer o corpo para crescer, e esse é o melhor caminho. Planeje a dieta e fique firme nela. Você ficará empolgado com os ganhos em seu bem-estar, aparência e desempenho.

MITOS E VERDADES SOBRE NUTRIÇÃO ESPORTIVA

Nutrição *fast-food*

Para quem tem um estilo de vida agitado, muitas receitas rápidas e deliciosas que podem ser preparadas em menos de 10 minutos e levadas para viagem foram incluídas neste livro. Como alternativa, não há problema em comer em restaurantes *fast-food* uma vez ou outra. O importante é fazer as escolhas certas – as que são pobres em gordura e ricas em nutrientes. Felizmente, hoje, os restaurantes *fast-food* satisfazem as preferências mais saudáveis dos consumidores. Assim, uma pessoa que realmente leva a sério seu treinamento deve fazer o mesmo com a alimentação (consulte o Apêndice B para obter um guia de restaurantes e *fast-food* saudáveis).

Aqui estão algumas dicas para se manter na linha nos momentos em que não se tem o alimento adequado por perto:

- Pedir sempre sanduíches de tamanho normal (em vez dos grandes), pois eles possuem menos calorias e gorduras não saudáveis.
- Em vez de pedir um sanduíche maior, pedir uma salada e leite semidesnatado.
- Ficar longe das frituras.
- Nas saladas, dispensar os itens muito gordurosos.
- Pedir que o *sour cream* (creme de leite azedo) e os molhos secretos sejam excluídos do pedido.
- Cobrir a batata assada com *chili* em vez de molho de queijo gorduroso.
- Seja o que for que pedir, que seja somente um.

LISTA DE COMPRAS PARA O PLANO *POWER EATING*

Planejar refeições também inclui planejar as compras. Aconselho ir ao supermercado com a lista de alimentos do plano *Power Eating* de que vai precisar, semana a semana. Seguir estritamente a lista ajuda a manter-se disciplinado. A seguir, um exemplo de uma boa lista de compras.

Parte III ■ Planos e cardápios

Proteínas magras
- ☐ Peru
- ☐ Frango
- ☐ Salmão
- ☐ Atum
- ☐ Outro peixe
- ☐ Carne bovina magra, carneiro, porco
- ☐ Ovos enriquecidos com ômega-3
- ☐ Feijões variados
- ☐ Salsichas vegetarianas

Laticínios
- ☐ Leite semidesnatado ou desnatado
- ☐ Iogurte natural semidesnatado ou desnatado
- ☐ *Sour cream* (creme de leite azedo) semidesnatado
- ☐ Queijos magros

Frutas e hortaliças
- ☐ Frutas vermelhas mistas
- ☐ Frutas cítricas
- ☐ Outras frutas (maçã, banana, manga)
- ☐ Espinafre
- ☐ Cenoura
- ☐ Brócolis, couve-flor, repolho
- ☐ Tomate
- ☐ Alface, couve
- ☐ Cogumelos *in natura*
- ☐ Pepino
- ☐ Limão
- ☐ Vagem
- ☐ Cebola
- ☐ Alho fresco
- ☐ Pimentão verde e vermelho
- ☐ Outras hortaliças (quiabo, batata-doce)

Oleaginosas e sementes
- ☐ Pasta de amendoim ou de outras oleaginosas
- ☐ Oleaginosas cruas variadas (amêndoas, nozes-pecã)
- ☐ Semente de linhaça inteira ou moída

Grãos
- ☐ Pão integral
- ☐ Aveia em flocos
- ☐ Farelo de aveia
- ☐ Farelo de trigo
- ☐ Quinoa em grão
- ☐ Tortilhas de trigo integral
- ☐ Arroz integral
- ☐ Tacos
- ☐ Outros grãos

Gorduras e óleos
- ☐ Azeite de oliva extra-virgem
- ☐ Óleo de cozinha (canola ou oliva)
- ☐ Manteiga, óleo de coco ou margarina

Outros
- ☐ Sal marinho
- ☐ Pimenta-do-reino
- ☐ Alho em pó
- ☐ Canela
- ☐ Cominho
- ☐ Cúrcuma
- ☐ Páprica
- ☐ Molho para salada
- ☐ Estévia ou truvia
- ☐ Suco de limão
- ☐ Molho para salada sem gordura
- ☐ Cacau em pó não alcalino sem açúcar
- ☐ Salsinha
- ☐ Mostarda
- ☐ Vinagre balsâmico
- ☐ Vinagre de maçã

11 Planejamento para um desempenho máximo

Uma pessoa pode decidir aperfeiçoar seu físico para parecer mais saudável, em forma e musculosa. Talvez o desejo seja aumentar o grau de treinamento de força para competições de fisiculturismo, levantamento de peso ou halterofilismo. Ou talvez seja o caso de um praticante de força profissional que procura vantagem extra. Não importa qual é a ambição, a solução é a alimentação apropriada.

Pode ser difícil perceber, mas as mesmas técnicas nutricionais que funcionam para fisiculturistas e outros atletas também são aplicadas para praticantes recreacionais e praticantes de treinamento de força. Por essa razão, as metas são geralmente as mesmas: aumentar massa muscular (grau de massa muscular), ganhar definição (ausência de gordura corporal) e treinar para simetria (forma e tamanho de músculos proporcionais).

Se o objetivo for manter a forma para a temporada de verão, preparar-se para uma competição de fisiculturismo, praticar treino cruzado para apoiar outro esporte ou criar força para praticar seu esporte, luta-se para reduzir gordura corporal sem sacrificar massa muscular a fim de revelar o máximo possível de definição muscular. Ou talvez uma de suas principais metas seja desenvolver força e massa muscular, seja para beneficiar a aparência e a saúde ou porque você é um levantador de potência ou halterofilista profissional. Nesses casos, seu objetivo será levantar o máximo de peso possível ao treinar e competir.

No caso de um competidor, é necessário que o atleta mantenha o peso para qualificar-se em uma categoria de peso específica. Deve-se focar em ganhar e preservar peso muscular e perder gordura corporal para alcançar o peso da competição. Portanto, a dieta desempenha papel crucial na preparação de todos os praticantes de treinamento de força que desejam alcançar a melhor forma.

Até pouco tempo atrás, a maioria dos atletas de força dividia sua dieta em duas fases distintas: fase de desenvolvimento, na qual ele ingere grandes quantidades de alimento sem muita preocupação com práticas nutritivas ou com o tipo de calorias ingeridas a partir do alimento, e a fase de definição corporal, na qual medidas drásticas, como dietas extremamente restritivas e medicamentos, são utilizadas para perder peso rapidamente nas semanas anteriores à prova. Mesmo quem não é competidor, provavelmente já fez algo parecido: aumenta o volume corporal no inverno e então assume uma dieta radical para entrar em forma para o verão.

A menos que práticas nutricionais saudáveis sejam seguidas, a fase de definição corporal, muito semelhante à da dieta radical, pode ser nociva para a saúde, rígida, monótona e prejudicial para o desempenho. E a sobrecarga tende a acumular peso em gordura, que é muito mais difícil de perder quando chega a hora de ficar em forma ou se preparar para uma competição.

Atualmente, entretanto, a maioria dos atletas de força escolhe permanecer em forma para competições durante o ano todo. Assim, é mais fácil livrar-se da gordura corporal, porque há menos para se perder, e o processo de redução é muito mais seguro e mais bem-sucedido. E todos desejam ter a melhor aparência o tempo inteiro, afinal, nunca se sabe quando terá que posar para uma foto.

Este capítulo delineia uma estratégia dietética passo a passo, chamada polimento, que permite perder o máximo de gordura corporal, reter o músculo obtido com dificuldade e alcançar um desempenho máximo. Essa estratégia funciona para praticantes de exercício, fisiculturistas e atletas de força – qualquer pessoa que queira tornar-se magra e musculosa. O final do capítulo aborda assuntos importantes para fisiculturistas, levantadores de potência e halterofilistas.

1º PASSO: PLANEJAR A DATA DE INÍCIO

A duração de uma dieta depende do quanto uma pessoa está fora de forma ao iniciá-la. Se você deixou acumular gordura demais, então terá realmente que prolongar a dieta por vários meses.

Uma precaução para competidores de fisiculturismo: não iniciar a dieta se a competição estiver muito próxima. Haverá a tentação de recorrer às dietas radicais, que podem resultar em perda muscular, diminuição de força e potência, baixa energia, mau humor, irritabilidade e baixa imunidade. De qualquer forma, perder muita gordura em pouco tempo é quase impossível para a maioria das pessoas. Fisiologicamente, ninguém pode perder mais que 1,8 kg de gordura/semana, mesmo que em jejum completo. Em vez disso, deve-se fazer uma abordagem dietética gradual.

A dieta ou a preparação para a prova deve ser iniciada mais ou menos entre 10 e 12 semanas antes da competição. Durante esse período, deve-se fazer pequenos ajustes de ingestão de calorias e nutrientes, assim como no nível de exercício aeróbio. Além disso, deve-se fazer uso de suplementos de creatina e beber uma das fórmulas para desenvolvimento muscular que elaborei (ver Cap. 17).

2º PASSO: DETERMINAR UMA REDUÇÃO SEGURA DE CALORIAS

A fase de definição corporal é essencial para se alcançar a perfeição física, assim como para atingir o sucesso competitivo em esportes como o fisiculturismo. Uma das maneiras de começar esse processo é reduzir ligeiramente a ingestão calórica. Utilizo essa estratégia com qualquer um de meus clientes atletas que precisam reduzir gordura corporal para aumentar o desempenho. O consumo reduzido de calorias diminui gradualmente a gordura corporal. Entretanto, não é desejável cortar calorias demais. Uma redução drástica de calorias diminuirá a taxa metabólica em repouso (TMR) por duas razões. A primeira tem a ver com o efeito térmico do alimento (ETA), que é o aumento da TMR após a ingestão de uma refeição conforme o alimento é digerido e metabolizado. Comer mais calorias aumenta o efeito térmico do alimento e, consequentemente, sua TMR. De forma similar, cortar calorias diminui o ETA, bem como a TMR. Sem calorias suficientes para acionar os processos metabólicos, o corpo sofre para queimar calorias e perder gordura corporal.

Em segundo lugar, períodos longos de privação calórica – isto é, dietas abaixo de 1.200 cal/dia – diminuem a TMR como resultado da resposta à adaptação à extrema restrição calórica. Essa resposta significa simplesmente que o metabolismo é desacelerado para se adaptar à ingestão calórica mais baixa. O corpo acumula a gordura dos alimentos e as calorias em vez de queimá-las para gerar energia. É possível, na verdade, ganhar gordura corporal em uma dieta com menos de 1.200 cal/dia.

A resposta de adaptação à extrema restrição calórica é observada com frequência em atletas de *endurance* subnutridos. Em um estudo com triatletas, pesquisadores descobriram que eles não consumiam calorias suficientes que os alimentassem para treinamento e competição. Quando as calorias eram aumentadas, o peso desses atletas permanecia o mesmo. Isso ocorria porque suas TMR retornavam ao normal com a introdução de muitas calorias. Para manter o metabolismo em funcionamento acelerado, deve-se ingerir calorias suficientes para adequar-se aos requerimentos energéticos.

Ao restringir calorias de forma radical, também é reduzida a ingestão de gordura. E isso é um problema, pois o cérebro é privado da gordura de que precisa para a nutrição. Como consequência, o cérebro envia mensagens para o corpo economizar gordura em vez de queimá-la. Em homens, a baixa ingestão de gordura também diminui a produção de hormônios anabólicos. Portanto, não há uma boa razão para reduzir sua ingestão de gordura.

Durante a dieta, as calorias devem ser reduzidas em até 300/dia para mulheres e 400/dia para homens. Essa é a janela metabólica ideal para queima de gordura e não afetará a TMR de forma adversa. (Consulte o Cap. 5 sobre a janela metabólica.) Ao mesmo tempo, deve-se aumentar o exercício aeróbio para queimar 300 a 400 cal/dia. Esse tipo de manipulação calórica ajudará de forma eficiente. Mais gordura será queimada nas primeiras semanas, e depois será necessário aumentar os exercícios e provavelmente diminuir calorias para continuar a perder peso. Os planos *Power Eating* para perda de gordura (Cap. 15) e para definição corporal (Cap. 16) foram elaborados exatamente com esses conceitos científicos em mente.

Uma pessoa pode se perguntar: "Por que não posso somente fazer uma dieta radical por algumas semanas para ficar em forma? Afinal, eu treino muito com pesos. O treinamento de força não deveria me proteger contra a perda de músculos?"

Apesar de este ser um argumento que parece lógico, os estudos científicos provam o contrário. Veja o exemplo a seguir. Em um estudo, mulheres com sobrepeso foram divididas em dois grupos: um grupo que somente fez dieta e um grupo que fez dieta e realizou treinamento de força. A dieta forneceu apenas 800 cal/dia, e o estudo durou 4 semanas. Os resultados revelaram que ambos os grupos perderam a mesma quantidade de peso (5 kg). Até a composição do peso perdido foi a mesma. Todas elas perderam 3,6 kg de gordura e 1,4 kg de músculos. O resultado é que treinamento de força não preserva massa muscular em condições de dieta tão hipocalórica, mas o faz quando a restrição calórica não é tão severa.

As implicações são claras: em um curto prazo de apenas 4 semanas, é possível perder uma massa muscular preciosa com uma dieta radical. Deve-se ficar atento no quanto a ingestão calórica foi reduzida. Uma pesquisa com fisiculturistas confirma que é possível perder massa muscular em somente 7 dias com até 18 cal/kg de peso corporal/dia.

3º PASSO: AUMENTAR OS EXERCÍCIOS AERÓBIOS

Para esculpir o físico, deve-se aumentar a intensidade e a duração do exercício aeróbio. Esse tipo de exercício estimula a atividade da enzima queimadora de gordura chamada *lipase hormônio-sensível*, que decompõe a gordura armazenada e a coloca em circulação para ser queimada e fornecer energia. Exercício aeróbio também aumenta o $\dot{V}O_{2máx}$ – a capacidade de utilizar oxigênio e transportá-lo para os tecidos corporais. A gordura é queimada com maior eficácia quando oxigênio suficiente está disponível.

Quem se esforça bastante em exercícios aeróbios pode não ter que reduzir as calorias. Essa é a conclusão de um estudo recente da West Virginia University. Mulheres com peso adequado foram capazes de diminuir a gordura corporal em 3 meses apenas com exercício aeróbio por 4 dias/semana, em torno de 45 minutos de cada vez, a uma frequência cardíaca máxima de 80 e 90%. Elas não precisaram cortar calorias, e mesmo assim perderam muita gordura corporal. Mas treinaram muito.

Mais notícias boas: quanto mais exercício aeróbio você pratica – e mais massa magra você tiver – melhor seu corpo transforma gordura em energia. Ao aumentar o $\dot{V}O_{2máx}$, e consequentemente o oxigênio disponível para os tecidos, o exercício aeróbio aumenta a capacidade dos músculos de utilizar gordura como combustível. Em nível celular, a decomposição de gordura acelera e ela é liberada de forma mais rápida dos locais de armazenamento e do tecido muscular.

Além disso, dedique-se ao treinamento intervalado de alta intensidade (HIIT), que alterna períodos curtos (1 ou 2 minutos) de exercício de alta intensidade com períodos curtos (1 ou 2 minutos) de intensidade mais baixa. Segundo pesquisas, essa forma de exercício mantém a taxa metabólica elevada por muitas horas após o treino, tornando-se assim uma estratégia eficaz de queima de gordura; o HIIT também otimiza o tempo gasto na academia e proporciona um excelente treino para o corpo todo.

As mulheres conseguem queimar muita gordura com exercício aeróbio regular, incluindo o HIIT, o que lhes proporciona uma ótima manutenção da massa magra. Homens, no entanto, queimam mais carboidrato com esse tipo de prática, mais do que o fazem com a gordura. Exercício aeróbio em excesso pode ser prejudicial para a capacidade masculina de queimar gordura; na realidade, essa conduta pode causar perda muscular. Recomendo que os homens se dediquem ao HIIT 3 ou 4 vezes/semana, no máximo, para preservar sua massa muscular.

Não resta dúvida: exercício aeróbio, principalmente quando feito com o HIIT, é milagroso para se queimar gordura. Ao manter um bom condicionamento aeróbio durante o ano inteiro, você não terá problemas em reduzir os quilos a mais.

4º PASSO: COMER MAIS PROTEÍNA

Para reduzir gordura corporal, o ideal seria ingerir diariamente no mínimo 2,2 g de proteína/kg de peso corporal. Esse nível ajudará a manter a massa muscular. Aumentar o consumo de proteína durante a fase de redução calórica ajuda a proteger contra a perda muscular; a proteína adicional pode ser usada como fonte reserva de energia caso o corpo necessite dela.

5º PASSO: PLANEJAR O CAFÉ DA MANHÃ

Alimentar-se com a maior refeição do dia é a primeira tarefa pela manhã. Isso mesmo: estamos falando do café da manhã. Praticantes de treinamento de força e outras pessoas conscientes acerca da saúde precisam levar a sério essa refeição da mesma forma que o fazem com as outras refeições do dia e os lanches.

Desjejum significa literalmente "quebrar o jejum", fornecendo nutrientes de que o corpo faminto necessita. Além disso, essa refeição pode, na verdade, impulsionar o metabolismo. Em contrapartida, há provas de que pular o café da manhã de fato diminui a taxa metabólica. O efeito térmico do alimento – quantas calorias são utilizadas para digeri-lo – é mais alto pela manhã e diminui ligeiramente durante o dia.

O que deve compor um bom café da manhã? Carboidratos complexos, como os encontrados em cereais integrais ou no pão integral, frutas frescas e um pouco de proteína magra, talvez um pouco de gordura, integram uma excelente seleção para a primeira refeição do dia. O carboidrato, em particular, ajuda no controle do apetite e estimula a queima de gordura o dia todo. Não é necessário limitar-se aos alimentos considerados típicos do desjejum. Pode-se desfrutar de um pouco de pão com grãos integrais e queijo *light*, ou um pouco de frango ou peixe, se desejar.

6º PASSO: PROGRAMAR AS REFEIÇÕES E OS EXERCÍCIOS

Quando um pessoa está bem alimentada durante o dia, consegue treinar mais intensamente e queimar mais calorias. Antes, durante e logo após o exercício deve-se colocar os carboidratos simples e de alto índice glicêmico para trabalhar a favor do corpo. Conforme a meta individual, algumas vezes pode ser melhor consumi--los durante e após o exercício. É quando o corpo consegue transformá-los melhor na energia necessária para desenvolver músculos firmes. No resto do dia, priorize fontes de carboidrato lentas, como hortaliças e feijões.

Após o treino, certifique-se de ingerir proteína, carboidrato e gordura para repor os estoques de glicogênio e criar um ambiente hormonal no corpo, que é a condição para o desenvolvimento muscular.

Ao programar as refeições, seja cuidadoso em relação à restrição exagerada de alimentos. Isso pode ser uma armadilha e fazer você perder o controle com consumo excessivo. É melhor se permitir comer alimentos considerados "regalias" do que tentar restringi-los por completo. Pesquisas apoiam a ideia de permitir-se uma "guloseima" controlada para ajudar a permanecer no comando. Deve-se apreciar um pouco de seus alimentos favoritos de vez em quando, e procurar comê-los quando eles podem ser mais bem metabolizados – ou seja, no café da manhã ou após o treino. Dessa forma, esses alimentos se tornam "recompensas". Essa atitude otimista em relação às guloseimas o manterá no rumo certo para atingir seus objetivos.

7º PASSO: NÃO NEGLIGENCIAR OS CARBOIDRATOS

Assim como recomendado para os demais nutrientes da dieta, não convém restringir demais os carboidratos, o que deixa o atleta realmente fraco e de mau humor. A falta de carboidrato afetará adversamente seus níveis de energia e humor. É fundamental ter um pouco desse nutriente na dieta durante a fase de polimento. As melhores escolhas são carboidratos lentos como hortaliças, grãos integrais, feijões e laticínios semidesnatados.

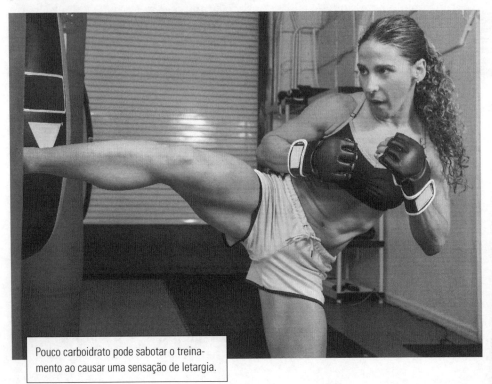

Pouco carboidrato pode sabotar o treinamento ao causar uma sensação de letargia.

Entretanto, recomendo cortar os açúcares adicionados – doces, refrigerantes não dietéticos e o açúcar adicionado ao café ou chá. Como mencionado anteriormente, esses aditivos são benéficos no programa de exercícios somente quando queimados com eficácia para gerar energia.

Com a recomendação de maior ingestão de proteína, na estratégia de polimento o total de calorias pode ficar em 30 a 35% de proteína; 40% de carboidrato e 25 a 30% de gordura. Desde que não se corte drasticamente as calorias, haverá carboidrato suficiente para atender às exigências do treinamento. Pode-se até mesmo adicionar um mínimo de açúcar (para aqueles que realmente não conseguem viver sem ele) e ainda atender à necessidade de 40% de carboidrato, embora seja preferível que as calorias dos carboidratos sejam consumidas por meio de alimentos ricos do ponto de vista nutricional, como leite, hortaliças e frutas.

Algumas dietas muito pobres em carboidrato podem prejudicar o treinamento. Veja o caso a seguir. Um estudo publicado no *Journal of International Society of Sports Nutrition* apontou que a dieta Atkins diminuiu a capacidade de exercício em nove praticantes. Sim, eles perderam peso; entretanto, tiveram queda significativa dos níveis de glicose no sangue, o que lhes causou uma fadiga muito precoce durante os treinos. Esse tipo de dieta e outras do gênero não são apropriadas nem necessárias para pessoas ativas.

COMO SOLUCIONAR O PROBLEMA DOS AÇÚCARES ADICIONADOS NO QUE SE REFERE A DESEMPENHO E RECUPERAÇÃO

Ao reabastecer para o exercício e a recuperação, os carboidratos de elevado índice glicêmico (rápidos) são excelentes. Isso significa alguma combinação de açúcar adicionado ou ingredientes similares. Estes incluem de sacarose, glicose e frutose a maltodextrina e isomaltose.

De forma ideal, se uma pessoa pratica exercício de longa duração, deveria planejar a ingestão desses tipos de açúcares. Mas fica aqui o alerta vermelho: a ingestão exagerada de açúcar adicionado pode causar desconforto estomacal e gastrintestinal – uma sensação desagradável para quem participa de maratonas ou triátlon e quer permanecer com força na linha de chegada.

Não levanto bandeira para uma marca específica, a menos que ela se destaque em qualidade e evidência nas pesquisas, e esse é o caso. Uma nova solução promissora para essa questão é uma fração de amilopectina (amido) patenteada, utilizada no produto baseado em amido Vitargo S2®. Apoiado por vários estudos de revisão de pesquisa do mesmo laboratório que realmente trabalhou com sobrecarga de carboidrato, creatina e beta-alanina, assim como com outros laboratórios, essa fração única de amido é esvaziada do estômago e é repassada para as células musculares quase duas vezes tão rápido quanto qualquer outro carboidrato disponível. Isso é verdadeiro mesmo quando comparado com o carboidrato mais rápido, utilizado nas melhores bebidas esportivas, a maltodextrina. Um estudo de desempenho publicado mostrou um aumento do trabalho e desempenho de *endurance* durante teste de tempo de pedalada em participantes suplementados com Vitargo S2® e naqueles que ingeriram 98% de maltodextrina e 2% de suplemento de carboidrato de açúcar ou água.

Embasada nessa pesquisa, comecei a sugerir Vitargo S2® aos meus clientes. Ele não é somente muito bem tolerado como suplemento esportivo, mas também tem permitido a criação de planos alimentares mais saudáveis. Por conta de sua rapidez em ser esvaziado do estômago, atletas podem carregar carboidrato antes do exercício melhor do que faziam anteriormente. Portanto, eles podem ingerir a maior parte do amido presente na dieta antes, durante e após o exercício para um suporte maior no desempenho e na recuperação. Tendo em vista que os atletas podem minimizar, ou até eliminar o açúcar adicionado, é possível aumentar o consumo de hortaliças ao longo do dia. Eles não precisam de tantas porções de amido e açúcar para obter os níveis de carboidrato que precisavam antes, especialmente nas dietas de desenvolvimento muscular e de treinamento cruzado.

Se você deseja tentar o que pratico atualmente com frequência, substitua por gramas de carboidrato de amido de Vitargo S2® os gramas de açúcar adicionado em bebidas esportivas. Na realidade, será possível se abastecer muito mais e talvez minimizar algumas das porções de amido na sua dieta pelo resto do dia. Quanto à gordura e perda de peso, esse produto oferece a vantagem necessária. Mas deve-se estar atento ao fato de que ele funciona melhor para servir de suporte a exercício intenso. Isso é indicado até mesmo na embalagem.

8º PASSO: FOCAR EM GORDURA DE ALTO DESEMPENHO

Quando o objetivo é desenvolver massa magra (a dieta de desenvolvimento muscular), há bastante espaço no plano para os tipos certos de gordura. Entretanto, quando se tenta obter o máximo desempenho na perda de gordura ou na dieta para definição corporal, não há lugar para tipos errados de gordura. A gordura é fundamental para seu sucesso e deve ser ingerida nas proporções adequadas com proteína e tipos certos de carboidrato.

O importante é priorizar gordura monoinsaturada saudável, como óleos vegetais, azeitonas, oleaginosas e abacate. As gorduras ômega-3 devem ser obtidas a partir de peixe gordo e um pouco de semente de linhaça. É importante consumir suplementos de ômega-3 (DHA e EPA).

Sempre evite as gorduras saturadas e trans de *snacks* processados, produtos de confeitaria industrializados e frituras, pois eles sabotam seu progresso.

9º PASSO: PROMOVER INTERVALOS ENTRE AS REFEIÇÕES

O corpo utilizará melhor suas calorias para a produção de energia, em vez de armazená-las como gordura, se várias refeições pequenas forem ingeridas durante o dia. A maioria dos fisiculturistas e outros atletas de força ingerem cinco, seis ou mais refeições ao dia. Promover intervalos entre elas dessa forma mantém o atleta recarregado o tempo todo. Além disso, quanto mais refeições realizamos, mais alto permanece nosso metabolismo em razão do efeito térmico do alimento. Em outras palavras, cada vez que uma pessoa se alimenta, seu metabolismo acelera. Fazer várias refeições durante o dia é uma boa prática alimentar mesmo quando não se está fazendo dieta para uma competição.

10º PASSO: INCLUIR ALIMENTOS ANTI-INFLAMATÓRIOS

O exercício pode aumentar a produção de radicais livres e a inflamação no corpo. Entretanto, é possível minimizar esses processos pela escolha de alimentos anti-inflamatórios e estimulantes da imunidade, todos repletos de antioxidantes. É fundamental escolher hortaliças e frutas brilhantes e coloridas, do verde espinafre às doces laranjas. Vários desses nutrientes benéficos para a saúde também podem ser obtidos a partir de laticínios, ovos e peixes. Este último é especialmente rico em ácidos graxos ômega-3, que possuem propriedades anti-inflamatórias eficazes.

Segue uma lista de alimentos benéficos para a saúde que devem ser considerados:

Frutas cítricas	Brócolis	Tomate
Cenoura	Abacaxi	Maçã
Laranja	Banana	Carambola
Mamão	Manga	Kiwi
Laranja vermelha	Maracujá	Figo-da-índia
Morango	Cereja	*Cranberries*
Amora	Mirtilo	Uva
Cassis	Chá-verde	

Ao mesmo tempo, deve-se evitar ou restringir o consumo de "alimentos pró-inflamatórios". Esses alimentos ativam a inflamação no corpo. O maior vilão aqui é o açúcar adicionado; mas ao rejeitar doces e alimentos processados, automaticamente a inflamação prejudicial ao organismo é reduzida. Alimentos pró-inflamatórios incluem fontes de gordura ômega-6, como óleo de cártamo, de girassol, de soja e de milho.

11º PASSO: SUPLEMENTAR COM CUIDADO

Há algumas histórias reais terríveis entre pessoas que fazem dieta radical ou restritiva para competições. Elas tendem a sofrer deficiência de cálcio, magnésio, zinco, vitamina D e outros nutrientes. De modo geral, essas deficiências ocorrem porque elas, assim como os fisiculturistas, eliminam laticínios e carne vermelha durante a dieta. Ouço com frequência falar de pessoas que, ao fazer dieta para participar de competições, consomem somente peito de frango e atum enlatado, e nada mais. Entretanto, não é necessário se afastar de nenhum alimento saudável. Carne vermelha pode estar presente na dieta desde que seja magra e preparada de forma apropriada. Os laticínios desnatados, que constituem uma fonte importante de minerais fortalecedores e proteína do soro do leite (*whey*) para queimar gordu-

Parte III ■ Planos e cardápios

ra, também podem ser incluídos. Nenhum desses alimentos promoverá o ganho de gordura, desde que sejam ingeridos com moderação.

Uma vez que as calorias são cortadas durante as dietas, é importante suplementar com uma fórmula vitamínica e mineral antioxidante que contenha no mínimo 100% da DRI para todos os nutrientes essenciais. Esse tipo de suplemento ajudará a preencher as bases nutricionais. Consulte os Capítulos 7 a 9 para recomendações adicionais.

12º PASSO: ATENTAR PARA A INGESTÃO DE ÁGUA

Pessoas conscientes da boa forma vivem com medo da retenção de líquidos, conhecida no âmbito médico como edema. A retenção de água pode não fazer uma pessoa parecer magra, ainda que tenha alcançado a perfeição física. Ela provoca inchaço em algumas áreas, e o atleta parece ter gordura corporal mesmo se for somente peso em água.

Como prevenir a retenção líquida? Ironicamente, a melhor defesa é beber bastante água durante o período de polimento. Isso significa ingerir no mínimo 2 litros de água ou mais por dia. Com bastante líquido, o corpo automaticamente excreta o excesso de água. Não beber o suficiente faz com que seu corpo retenha tanto líquido quanto possível, deixando-o assim inchado. A desidratação pode minar a energia, e dessa forma você não conseguirá treinar com intensidade.

Além de beber bastante água, deve-se seguir estas estratégias para evitar a retenção de líquido:

- **Cuidado com a ingestão de sódio.** O sódio ganhou má reputação, mas é um elemento essencial da dieta. O corpo precisa de um mínimo de 500 mg/dia e regula com rigidez os níveis de eletrólito, inclusive o de sódio. A diminuição dos níveis de sódio não tem muito efeito; o corpo retém a quantidade que precisa, mesmo que a ingestão seja reduzida. É essencial consumir a necessidade mínima para manter o equilíbrio hidroeletrolítico. Caso contrário, a função nervosa e muscular será prejudicada, e o desempenho de exercício diminuirá definitivamente. Alguns fisiculturistas chegam a desmaiar antes da competição por causa de desidratação e do possível desequilíbrio eletrolítico.

Indivíduos sensíveis ao sódio – ou seja, que sofrem retenção de líquido provocada pelo sódio – provavelmente devem reduzir um pouco a ingestão. Mas não se deve agir de forma extrema. Basta evitar alimentos ricos em sódio, como *snacks*, enlatados, salgados, conservas, defumados e embutidos. Não acrescente sal em excesso aos alimentos. Eliminar alimentos naturais (não processados) por seu teor de sódio é, em geral, desnecessário. Concentre as escolhas em grãos integrais, frutas e hortaliças frescas, laticínios desnatados e carnes não processadas.
- **Coma hortaliças naturalmente diuréticas.** Alguns alimentos ajudam o corpo a eliminar água de forma natural, como aspargo, pepino e agrião. Pode-se tentar ingeri-los durante a dieta, em especial se a retenção de líquidos for preocupante.

Acrescente 1 ou 2 porções desses alimentos à dieta diária. Evite fármacos diuréticos a todo custo. Eles excretam sódio e outros eletrólitos do corpo, o que causa desequilíbrios ameaçadores à vida.

- **Continue com os exercícios aeróbios.** Eles melhoram a elasticidade e o tônus dos vasos sanguíneos. A menos que esses últimos sejam elásticos, a água pode infiltrar-se neles e acumular-se nos tecidos, resultando na sua retenção. Um programa aeróbio regular ajuda a prevenir esse problema.

SOMENTE PARA LEVANTADORES DE POTÊNCIA E HALTEROFILISTAS

Levantadores de potência e halterofilistas provavelmente não se preocupam muito em ficarem torneados. Ao contrário, desejam ficar tão fortes e potentes quanto possível na sua categoria de peso. A seguir, algumas instruções sobre o que essas pessoas devem fazer para ficarem fortes para treinamento e competição.

- **Abasteça os seus músculos com fontes energéticas.** Carboidrato e creatina são as melhores escolhas. Mantenha uma dieta rica em carboidrato, suplementada com creatina. Consuma ambos, como recomendado no Capítulo 8, para superabastecer os músculos com energia. Vários estudos sobre a creatina mostram que seu suplemento é uma escolha segura para impulsionar a força e a potência.

Não é necessário realizar dieta de sobrecarga de carboidrato. Não há evidência científica de que esse método tenha algum benefício no aumento de desempenho de atletas de força. Basta manter uma dieta rica em carboidrato durante o treinamento e a preparação para competição. É fundamental entrar em competição bem abastecido.

- **Manipule os exercícios aeróbios e a ingestão de carboidrato.** Aumente os treinos aeróbios e diminua ligeiramente a ingestão de carboidrato se precisar melhorar o peso. Isso ajudará a perder gordura para qualificar a categoria de peso. Pode ser necessário diminuir um pouco as calorias, e isso é possível ao cortar carboidrato. Entretanto, tente baixar no máximo 40% das calorias totais. Dessa forma, pode-se reduzir peso, mas manter a força.

É importante dar a si mesmo tempo suficiente para acertar o peso – no mínimo 10 a 12 semanas. Se a competição estiver próxima, pode-se reduzir calorias em 30 cal/kg de peso corporal por dia. Isso resultará em uma perda de 1,4 a 1,8 kg/semana. Mas deve-se ter em mente que pode haver perda de um pouco de massa muscular também.

Se realmente cortar 30 cal/kg de peso corporal por dia, mantenha o regime por no máximo 7 dias. Dieta restritiva prolongada desacelera a TMR e a capacidade de queimar gordura.

- **Evite práticas perigosas para alcançar o peso ideal.** Antes de uma luta, é bem comum para alguns levantadores de peso exercitar-se com roupas emborrachadas ou permanecer na sauna por períodos prolongados – tudo isso sem beber muita água. Essa prática pode levar a uma desidratação tão severa que pode prejudicar

Parte III ■ Planos e cardápios

os rins e o coração. Levantadores de potência desidratados geralmente também apresentam desempenho baixo em competições.

O jejum não é uma boa ideia, nem mesmo por 1 ou 2 dias. Haverá uma rápida perda de água e, com isso, um ganho de problemas de saúde causados pela desidratação. A depleção de glicogênio também se instala, o que torna praticamente impossível um bom desempenho no dia da competição.

MITOS E VERDADES SOBRE NUTRIÇÃO ESPORTIVA

Alimentação noturna – um segredo anabólico

Comer à noite costumava ser considerado proibido para aqueles que quisessem permanecer magros e musculosos. Isso é um mito e pretendo descartá-lo. Ele existe provavelmente porque se acredita de maneira errônea que, quando uma pessoa está na cama e inativa, não queima todas as calorias e gordura provenientes da refeição ingerida. A verdade, entretanto, não é tão simples. Pelo contrário, acontece que comer durante a noite é outra forma de ganhar massa muscular, de acordo com estudos recentes. Eis o motivo: o corpo, na realidade, permanece em estado anabólico a noite toda. A razão é que, no período noturno, a testosterona (hormônio de desenvolvimento muscular) está naturalmente elevada. Assim, o lanche noturno correto pode maximizar seus efeitos. O alimento também corta o cortisol (hormônio produtor de gordura) e impulsiona a disponibilidade dos elementos responsáveis pelo desenvolvimento de massa muscular, como os aminoácidos de cadeia ramificada e a glutamina.

O segredo é realizar o lanche noturno adequado. Ele deve conter carboidrato com índice glicêmico baixo ou moderado e não causar muita liberação de insulina, o que pode aumentar o acúmulo de gordura. Evite gordura, açúcar e doces processados. O lanche deve focar em proteína magra como *whey*, iogurte ou oleaginosas. Recomendo um pequeno *shake* proteico com leite semidesnatado, *whey* em pó e frutas vermelhas (frutose com baixa glicemia). Lembre-se: comer à noite é um ganho certo para o desenvolvimento muscular – e melhor ainda é que isso acontece enquanto se dorme!

12 Cardápios para manutenção do físico

A dieta de manutenção *Power Eating* detalhada neste capítulo destina-se a praticantes de atividade física, fisiculturistas, praticantes de treinamento de força iniciantes e recreacionais, levantadores de potência e halterofilistas. Frequentemente, durante o treinamento, pode ser que o objetivo não seja ganhar nem perder peso. Algumas vezes, o problema pode ser a falta de tempo para frequentar a academia. Outras vezes, ainda, a dieta de manutenção faz parte da programação de treinamento, como às vezes ocorre após a temporada de competição. Qualquer que seja a razão, este planejamento alimentar ajudará a manter o foco.

Atenção: para todas as listas de adição de açúcar de cada planejamento alimentar, é permitido substituir por amido. Consulte o quadro da p. 259, no Capítulo 11, antes de fazer a substituição.

DIETA *POWER EATING* DE MANUTENÇÃO

	Mulheres		Homens	
Treinos por semana	Três ou quatro (iniciantes)	Cinco ou mais (experientes)	Três ou quatro (iniciantes)	Cinco ou mais (experientes)
Cal/kg	29-33	38-40	33	42
Proteína (g/kg)	1,4	1,4	1,4	1,4
Carboidrato (g/kg)	3,5	5,5	4,5	6,0
Gordura* (g/kg)	~ 0,85-1,0	~ 1,0-1,3	~ 1,0	~ 1,4

*O total de gordura varia com base no total de calorias. Para descobrir os gramas em gordura, determine o total de calorias, os gramas de proteína e os gramas de carboidrato. Some as calorias de proteína e carboidrato (1 g de proteína = 4 calorias, 1 g de carboidrato = 4 calorias), subtraia esse total das calorias totais e divida por 9 (1 g de gordura = 9 calorias). Consulte o Capítulo 10 para mais informações.

EXEMPLOS DE PLANO ALIMENTAR DA DIETA
POWER EATING DE MANUTENÇÃO

MULHER INICIANTE COM 59 KG
(TRÊS OU QUATRO TREINOS POR SEMANA)

*1.690 calorias (29 cal/kg); 83 g de proteína;
228 g de carboidrato; 50 g de gordura.*

Grupo alimentar	Número de porções
Pão/amido	4
Frutas	5
Leite desnatado	3
Colheres de chá de açúcar	3
Hortaliças	8
Proteína:	
Muito magra	4
Magra	3
Com médio teor de gordura	1
Gordura	6

Porções por grupo alimentar	Cardápio
Café da manhã	
1 de pão/amido	1 xícara (25 g) de cereal com grãos integrais
1 de leite	1 xícara (240 mL) de leite desnatado
2 de frutas	½ xícara (120 mL) de suco de laranja ¾ xícara (110 g) de mirtilo para o cereal
2 de hortaliças	1 xícara de hortaliças salteadas adicionadas ao ovo mexido
1 de proteína com médio teor de gordura	1 ovo inteiro, mexido em frigideira antiaderente
2 de gordura	1 colher de sopa de linhaça moída, polvilhada sobre o cereal 1 colher de chá de óleo para a frigideira
	Água
Lanche	
1 de frutas	4 damascos secos

Capítulo 12 ■ Cardápios para manutenção do físico **267**

Porções por grupo alimentar	Cardápio
Lanche *(continuação)*	
1 de hortaliças	1 xícara (128 g) de minicenouras
1 de gordura	6 amêndoas
	Chá-verde (ou outro chá)
Almoço	
2 de pão/amido	2 fatias de pão integral (de preferência com multigrãos)
2 de hortaliças	Rechear o sanduíche com as hortaliças Fatias de hortaliças
2 de proteína muito magra	60 g de peru
1 de gordura	2 colheres de sopa (30 g) de abacate
	Água
Lanche pré-treino	
1 de leite	1 xícara (230 g) de iogurte natural desnatado
1 de frutas	1 banana pequena
	Água
Treino	
	Água
Smoothie pós-treino	
1 de frutas	1 ¼ de xícara (180 g) de morangos *in natura*
1 de leite	1 xícara (240 mL) de leite desnatado
3 colheres de chá de açúcar	3 colheres de chá de mel
2 de proteína muito magra	14 g de *whey protein* isolada
Jantar	
1 de pão/amido	½ batata-doce assada
3 de hortaliças	1 xícara (180 g) de aspargos cozidos no vapor 2 xícaras (56 g) de *mix* de folhas verdes
3 de proteína magra	90 g de salmão selvagem, grelhado
2 de gordura	1 colher de chá de azeite de oliva para o salmão 1 colher de chá de manteiga ou margarina para a batata-doce 2 colheres de sopa de molho para salada com teor reduzido de gordura
	Chá-verde (ou outro chá)

MULHER EXPERIENTE COM 59 KG
(CINCO OU MAIS TREINOS POR SEMANA)

2.340 calorias (40 cal/kg); 83 g de proteína; 325 g de carboidrato; 79 g de gordura.

Grupo alimentar	Número de porções
Pão/amido	7
Frutas	7
Leite desnatado	3
Colheres de chá de açúcar	8
Hortaliças	10
Proteína:	
Muito magra	4
Magra	3
Com médio teor de gordura	1
Gordura	11

Porções por grupo alimentar	Cardápio
Café da manhã	
2 de pão/amido	2 fatias de pão integral (de preferência com multigrãos)
1 de leite	1 xícara (240 mL) de leite desnatado
3 de frutas	1 xícara (240 mL) de suco de laranja 3 colheres de sopa de purê de maçã sem adição de açúcar, para o pão
1 de proteína com médio teor de gordura	1 ovo inteiro, mexido
2 de gordura	2 colheres de sopa (30 g) de abacate, fatiado, para consumir com os ovos 1 colher de chá de margarina enriquecida com ômegas 3 e 6 para preparar os ovos
	Água
Lanche	
1 de frutas	4 damascos secos
3 de gordura	18 amêndoas
	Chá-verde (ou outro chá)

Porções por grupo alimentar	Cardápio
Almoço	
3 de pão/amido	Sanduíche do Subway® de 15 cm (escolher o que contenha 6 g ou menos de gordura)
2 de hortaliças	Rechear o sanduíche com as hortaliças
2 de proteína muito magra	Incluída no sanduíche
2 de gordura	2 colheres de chá de azeite de oliva ou 2 colheres de sopa de molho para salada
	Água
Lanche pré-treino	
1 de leite	1 xícara (230 g) de iogurte natural
1 de frutas	¾ de xícara (110 g) de mirtilo
3 colheres de chá de açúcar	3 colheres de chá de mel
1 de hortaliças	Tiras de pimentão vermelho
	Água
Treino	
	Água
Smoothie pós-treino	
1 de frutas	1 ¼ de xícara (180 g) de morangos congelados
1 de leite	1 xícara (240 mL) de leite desnatado
4 colheres de chá de açúcar	4 colheres de chá de açúcar
2 de proteína muito magra	14 g de *whey protein* isolada
Jantar	
2 de pão/amido	1 batata-doce assada
1 de frutas	85 g de uvas (cerca de 15 unidades)
4 de hortaliças	1 xícara (180 g) de aspargos cozidos no vapor 4 xícaras (112 g) de *mix* de folhas verdes
3 de proteína magra	90 g de salmão selvagem, grelhado
4 de gordura	1 colher de chá de azeite de oliva para o salmão 1 colher de chá de manteiga ou margarina para a batata-doce 4 colheres de sopa de molho para salada com teor reduzido de gordura
	Chá-verde (ou outro chá)

HOMEM INICIANTE COM 82 KG
(TRÊS OU QUATRO TREINOS POR SEMANA)

2.700 calorias; 115 g de proteína; 360 g de carboidrato; 89 g de gordura.

Grupo alimentar	Número de porções
Pão/amido	8
Frutas	7
Leite desnatado	3
Colheres de chá de açúcar	16
Hortaliças	9
Proteína:	
Muito magra	6
Magra	4
Com médio teor de gordura	1
Gordura	11

Porções por grupo alimentar	Cardápio
Lanche pré-treino	
1 de leite	1 xícara (230 g) de iogurte natural
1 de frutas	¾ de xícara (110 g) de mirtilo
3 colheres de chá de açúcar	3 colheres de chá de mel
	Água
Treino	
8 colheres de chá de açúcar	480 mL de bebida esportiva
	Água
Café da manhã	
1 de pão/amido	1 fatia de pão integral
1 de leite	1 xícara (240 mL) de leite desnatado
2 de hortaliças	1 xícara de hortaliças salteadas em margarina, adicionadas ao ovo
2 de frutas	1 xícara (240 mL) de suco de laranja
3 colheres de chá de açúcar	1 colher de sopa de geleia 100% de fruta, para o pão
1 de proteína com médio teor de gordura	1 ovo inteiro, mexido em frigideira antiaderente

Capítulo 12 ■ Cardápios para manutenção do físico   271

Porções por grupo alimentar	Cardápio
Café da manhã *(continuação)*	
2 de proteína muito magra	4 claras de ovo, cozidas com o ovo inteiro
2 de gordura	2 colheres de sopa (30 g) de abacate, fatiado, para consumir com os ovos 1 colher de chá de margarina enriquecida com ômegas 3 e 6 para cozinhar os ovos
	Água
Lanche	
2 de hortaliças	2 xícaras (125 g) de cenoura e aipo em tiras (ou outros)
3 de gordura	1 ½ colher de sopa de pasta de amendoim natural
Almoço	
5 de pão/amido	Sanduíche do Subway® de 30 cm (escolher o que contenha 6 g ou menos de gordura)
2 de hortaliças	Rechear o sanduíche com as hortaliças
1 de frutas	Banana
4 de proteína muito magra	Incluída no sanduíche
2 de gordura	2 colheres de chá de azeite de oliva ou 2 colheres de sopa de molho para salada
Lanche	
2 de frutas	8 damascos secos
1 de leite	1 café com leite desnatado, grande
1 colher de chá de açúcar	1 colher de chá de açúcar
2 de gordura	12 amêndoas
Jantar	
2 de pão/amido	1 batata-doce assada
1 de frutas	85 g de uvas (cerca de 15 unidades)
1 colher de chá de açúcar	1 colher de chá de açúcar ou mel para o chá
3 de hortaliças	½ xícara (90 g) de aspargos cozidos no vapor 4 xícaras (112 g) de *mix* de folhas verdes
4 de proteína magra	120 g de salmão selvagem, grelhado
3 de gordura	1 colher de chá de azeite de oliva para o salmão 2 colheres de sopa de molho para salada com teor reduzido de gordura
	Chá-verde (ou outro chá)

HOMEM EXPERIENTE COM 82 KG
(CINCO OU MAIS TREINOS POR SEMANA)

3.420 calorias; 115 g de proteína; 486 g de carboidrato; 113 g de gordura.

Grupo alimentar	Número de porções
Pão/amido	10
Frutas	9
Leite desnatado	3
Colheres de chá de açúcar	27
Hortaliças	11

Proteína:
    Muito magra
    Magra
    Com médio teor de gordura
	
	6
	4
	1

Gordura	18

Porções por grupo alimentar	Cardápio
Lanche pré-treino	
1 de leite	1 xícara (230 g) de iogurte natural
1 de frutas	¾ de xícara (110 g) de mirtilo
3 colheres de chá de açúcar	3 colheres de chá de mel
	Água
Treino	
16 colheres de chá de açúcar	950 mL de bebida esportiva
	Água
Café da manhã	
2 de pão/amido	2 fatias de pão integral
1 de leite	1 xícara (240 mL) de leite desnatado
3 de hortaliças	1 ½ xícara de hortaliças, adicionadas aos ovos
3 de frutas	1 xícara (240 mL) de suco de laranja 1 xícara (170 g) de cubos de melão
6 colheres de chá de açúcar	2 colheres de sopa de geleia 100% de fruta, para o pão
2 colheres de chá de açúcar	2 colheres de chá de açúcar (para chá ou café)

Capítulo 12 ■ Cardápios para manutenção do físico **273**

Porções por grupo alimentar	Cardápio
Café da manhã *(continuação)*	
1 de proteína com médio teor de gordura	1 ovo inteiro, mexido em frigideira antiaderente
2 de proteína muito magra	4 claras de ovos, cozidas com o ovo inteiro
5 de gordura	4 colheres de sopa (60 g) de abacate, fatiado, para consumir com os ovos 3 colheres de chá de margarina enriquecida com ômegas 3 e 6 para cozinhar os ovos e as hortaliças
	Chá ou café
	Água
Lanche	
2 de pão/amido	8 biscoitos de farinha integral
2 de hortaliças	2 xícaras (125 g) de cenoura ou aipo em tiras (ou outros)
6 de gordura	3 colheres de sopa de pasta de amendoim natural
Almoço	
5 de pão/amido	Sanduíche do Subway® de 30 cm (escolher o que contenha 6 g ou menos de gordura)
2 de hortaliças	Rechear o sanduíche com as hortaliças
1 de frutas	Banana
4 de proteína muito magra	Incluída no sanduíche
2 de gordura	2 colheres de chá de azeite de oliva ou 2 colheres de sopa de molho para salada
Lanche	
2 de frutas	8 damascos secos
1 de leite	1 café com leite desnatado, grande
2 de gordura	12 amêndoas
Jantar	
1 de pão/amido	½ batata-doce assada
2 de frutas	170 gramas de uvas (cerca de 30 unidades)
4 de hortaliças	1 xícara (180 g) de aspargos cozidos no vapor 4 xícaras (112 g) de *mix* de folhas verdes
4 de proteína magra	120 g de salmão selvagem, grelhado
3 de gordura	1 colher de chá de azeite de oliva para o salmão 4 colheres de sopa de molho para salada com teor reduzido de gordura
	Chá-verde (ou outro chá)

13 | Cardápios para desenvolvimento muscular

A dieta *Power Eating* para desenvolvimento muscular destina-se aos praticantes de atividade física iniciantes ou experientes, fisiculturistas, levantadores de potência, halterofilistas e outros praticantes de treinamento de força interessados em desenvolver massa muscular de qualidade. Quanto maior o atleta e quanto mais massa magra ele tiver, mais calorias serão necessárias para desenvolver massa muscular. Se até o momento não houver ganhos evidentes, as calorias devem ser elevadas em 300 a 400 por dia, primeiramente com aumento dos carboidratos (75% do aumento de calorias) e, em segundo lugar, das gorduras (25% do aumento). No caso dos praticantes de treino cruzado com exercício aeróbio intenso, recomenda-se aumentar a ingestão de carboidrato de 1 a 2 g/kg de peso corporal por dia.

DIETA *POWER EATING* PARA DESENVOLVIMENTO MUSCULAR

	Mulheres		Homens	
Treinos por semana	Três ou quatro (iniciantes)	Cinco ou mais (experientes)	Três ou quatro (iniciantes)	Cinco ou mais (experientes)
Cal/kg	35-38	44-50	42	+ 52
Proteína (g/kg)	2,0	2,2	2,2	2,5
Carboidrato (g/kg)	4,5	6,5	5,5	7,0
Gordura* (g/kg)	~ 1,0-1,3	~ 1,0-1,77	~ 1,33	1,77

*O total de gordura varia com base no total de calorias. Para descobrir os gramas em gordura, determine o total de calorias, os gramas de proteína e os gramas de carboidrato. Some as calorias de proteína e carboidrato (1 g de proteína = 4 calorias, 1 g de carboidrato = 4 calorias), subtraia esse total das calorias totais e divida por 9 (1 g de gordura = 9 calorias). Consulte o Capítulo 10 para mais informações.

EXEMPLOS DE PLANO ALIMENTAR DA DIETA *POWER EATING* PARA DESENVOLVIMENTO MUSCULAR

MULHER INICIANTE COM 59 KG (TRÊS OU QUATRO TREINOS POR SEMANA)

2.080 calorias (35 cal/kg); 118 g de proteína; 266 g de carboidrato; 60 g de gordura.

Grupo alimentar	Número de porções
Pão/amido	6
Frutas	5
Leite desnatado	3
Colheres de chá de açúcar	3
Hortaliças	8
Proteína:	
Muito magra	5
Magra	3
Com médio teor de gordura	1
Gordura	9

Porções por grupo alimentar	Cardápio
Café da manhã	
2 de pão/amido	1 xícara de aveia cozida ou outro cereal cozido
1 de leite	1 xícara (240 mL) de leite desnatado
2 de frutas	½ xícara (120 mL) de suco de laranja ¾ xícara (110 g) de frutas vermelhas para o cereal
1 de proteína com médio teor de gordura	1 ovo inteiro, mexido em frigideira antiaderente
Óleo vegetal em *spray*	1-2 jatos para o preparo do ovo
1 de gordura	1 colher de sopa de semente de linhaça moída polvilhada sobre o cereal
	Água
Lanche	
1 de frutas	4 damascos secos
2 de hortaliças	1 xícara (128 g) de minicenouras 1 xícara (128 g) de tomates-cereja

Porções por grupo alimentar	Cardápio
Lanche *(continuação)*	
2 de gordura	12 amêndoas
	Chá-verde (ou outro chá)
Almoço	
2 de pão/amido	2 fatias de pão integral (de preferência com multigrãos)
3 de hortaliças	Rechear o sanduíche com as hortaliças 2 xícaras (56 g) de *mix* de folhas verdes
3 de proteína muito magra	60 g de peru 30 g de queijo
3 de gordura	1 porção presente no queijo 2 colheres de sopa (30 g) de abacate 1 colher de sopa de molho para salada ou 2 colheres de sopa de molho para salada com teor reduzido de gordura
	Mostarda para o sanduíche
	Água
Lanche pré-treino	
1 de leite	1 xícara (230 g) de iogurte natural
1 de frutas	1 banana pequena
	Água
Treino	
	Água
***Smoothie* pós-treino**	
1 de frutas	1 ¼ de xícara (180 g) de morangos *in natura*
1 de leite	1 xícara (240 mL) de leite desnatado
3 colheres de chá de açúcar	3 colheres de chá de mel
2 de proteína muito magra	14 g de *whey protein* isolada
Jantar	
2 de pão/amido	1 batata-doce assada
3 de hortaliças	1 xícara (180 g) de aspargos cozidos no vapor 4 xícaras (112 g) de *mix* de folhas verdes
3 de proteína magra	90 g de salmão selvagem, grelhado

Porções por grupo alimentar	Cardápio
Jantar *(continuação)*	
3 de gordura	1 colher de chá de azeite de oliva para o salmão
	1 colher de chá de manteiga ou margarina para a batata-doce
	4 colheres de sopa de molho para salada com teor reduzido de gordura
	Chá-verde (ou outro chá)

MULHER EXPERIENTE COM 59 KG
(CINCO OU MAIS TREINOS POR SEMANA)

2.950 calorias (50 cal/kg); 130 g de proteína; 384 g de carboidrato; 99 g de gordura.

Grupo alimentar	Número de porções
Pão/amido	8
Frutas	8
Leite desnatado	3
Colheres de chá de açúcar	18
Hortaliças	7
Proteína:	
Muito magra	6
Magra	4
Com médio teor de gordura	1
Gordura	16

Porções por grupo alimentar	Cardápio
Café da manhã	
2 de pão/amido	2 fatias de pão integral
1 de leite	1 xícara (240 mL) de leite desnatado
2 de frutas	1 xícara (240 mL) de suco de laranja
4 colheres de chá de açúcar	4 colheres de chá de geleia 100% de fruta, para o pão
1 de hortaliças	½ xícara (28 g) de cogumelos salteados, adicionados ao ovo
1 proteína com médio teor de gordura	1 ovo inteiro, mexido

Porções por grupo alimentar	Cardápio
Café da manhã *(continuação)*	
4 de gordura	4 colheres de sopa (60 g) de abacate, fatiado, para consumir com o ovo 2 colheres de chá de margarina enriquecida com ômegas 3 e 6 para cozinhar os cogumelos e os ovos
	Água
Lanche	
2 de frutas	8 damascos secos
3 de gordura	18 amêndoas
	Chá-verde (ou outro chá)
Almoço	
3 de pão/amido	Sanduíche do *Subway*® de 15 cm (escolher o que contenha 6 g ou menos de gordura)
2 de hortaliças	Rechear o sanduíche com as hortaliças
3 de proteína muito magra	60 g de carne incluída no sanduíche 30 g de queijo
3 de gordura	1 porção presente no queijo 2 colheres de chá de azeite de oliva ou 2 colheres de sopa de molho para salada
	Água
Lanche pré-treino	
1 de leite	1 xícara (230 g) de iogurte natural
1 de frutas	¾ de xícara (110 g) de mirtilo
3 colheres de chá de açúcar	3 colheres de chá de mel
	Água
Treino	
8 colheres de chá de açúcar	480 mL de bebida esportiva
	Água
***Smoothie* pós-treino**	
1 de frutas	1 ¼ de xícara (180 g) de morangos *in natura*
1 de leite	1 xícara (240 mL) de leite desnatado
3 colheres de chá de açúcar	3 colheres de chá de mel
3 de proteína muito magra	21 g de *whey protein* isolada

Porções por grupo alimentar	Cardápio
Smoothie pós-treino *(continuação)*	
1 de gordura	2 colheres de sopa (30 g) de abacate
Jantar	
3 de pão/amido	1 batata-doce assada ½ xícara (98 g) de arroz integral
2 de frutas	170 g de uvas (cerca de 30 unidades)
4 de hortaliças	1 xícara (180 g) de aspargos cozidos no vapor 4 xícaras (112 g) de *mix* de folhas verdes
4 de proteína magra	120 g de salmão selvagem, grelhado
5 de gordura	1 colher de chá de azeite de oliva para o salmão 4 colheres de sopa de molho para salada
	Chá-verde (ou outro chá)

HOMEM INICIANTE COM 82 KG
(TRÊS OU QUATRO TREINOS POR SEMANA)

3.420 calorias; 180 g de proteína; 450 g de carboidrato; 100 g de gordura.

Grupo alimentar	Número de porções
Pão/amido	10
Frutas	8
Leite desnatado	3
Colheres de chá de açúcar	24
Hortaliças	9

Proteína:
  Muito magra
  Magra
  Com médio teor de gordura
	
	10
	6
	1

Gordura	14

Porções por grupo alimentar	Cardápio
Lanche pré-treino	
1 de leite	1 xícara (230 g) de iogurte natural

Parte III ■ Planos e cardápios

Porções por grupo alimentar	Cardápio
Lanche pré-treino *(continuação)*	
1 de frutas	¾ de xícara (110 g) de mirtilo
3 colheres de chá de açúcar	3 colheres de chá de mel
2 de proteína muito magra	14 g de *whey protein* isolada batida com iogurte
	Água
Treino	
16 colheres de chá de açúcar	950 mL de bebida esportiva
	Água
Café da manhã	
2 de pão/amido	2 fatias de pão integral
1 de leite	1 xícara (240 mL) de leite desnatado
2 de frutas	1 xícara (240 mL) de suco de laranja
4 colheres de chá de açúcar	4 colheres de chá de geleia 100% de fruta, para o pão
2 de hortaliças	1 xícara de hortaliças salteadas, adicionadas aos ovos
1 de proteína com médio teor de gordura	1 ovo inteiro, mexido
2 de proteína muito magra	4 claras de ovos, cozidas com o ovo inteiro
4 de gordura	4 colheres de sopa (60 g) de abacate, fatiado, para consumir com os ovos 1 colher de chá de margarina enriquecida com ômegas 3 e 6 1 colher de chá de azeite de oliva para cozinhar as hortaliças e os ovos
	Água
Lanche	
2 de pão/amido	8 biscoitos de farinha integral
1 de proteína magra	30 g de queijo
1 de hortaliças	1 xícara (124 g) de aipo em tiras
3 de gordura	1 ½ colher de sopa de pasta de amendoim natural
Almoço	
5 de pão/amido	Sanduíche do *Subway®* de 30 cm (escolher o que contenha 6 g ou menos de gordura)
2 de hortaliças	Rechear o sanduíche com as hortaliças

Porções por grupo alimentar	Cardápio
Almoço *(continuação)*	
1 de frutas	Banana
6 de proteína muito magra	120 g de carne incluída no sanduíche 60 g de queijo
3 de gordura	2 porções presentes no queijo 1 colher de chá de azeite de oliva ou 1 colher de sopa de molho para salada
Lanche	
2 de frutas	8 damascos secos
1 de leite	1 café com leite desnatado, grande
1 colher de chá de açúcar	1 colher de chá de açúcar
2 de gordura	12 amêndoas
Jantar	
1 de pão/amido	½ batata-doce assada
2 de frutas	170 g de uvas (cerca de 30 unidades)
4 de hortaliças	1 xícara (180 g) de aspargos cozidos no vapor 4 xícaras (112 g) de *mix* de folhas verdes
5 de proteína magra	150 g de salmão selvagem, grelhado
2 de gordura	1 colher de chá de azeite de oliva para o salmão 4 colheres de sopa de molho de salada com teor reduzido de gordura
	Chá-verde (ou outro chá)

HOMEM EXPERIENTE COM 82 KG
(CINCO OU MAIS TREINOS POR SEMANA)

4.245 calorias; 205 g de proteína; 576 g de carboidrato; 125 g de gordura.

Grupo alimentar	Número de porções
Pão/amido	13
Frutas	12
Leite desnatado	3
Colheres de chá de açúcar	30
Hortaliças	9

Proteína:	
Muito magra	13
Magra	5
Com médio teor de gordura	1
Gordura	24

Porções por grupo alimentar	Cardápio
Lanche pré-treino	
1 de leite	1 xícara (230 g) de iogurte natural
1 de frutas	¾ de xícara (110 g) de mirtilo
3 colheres de chá de açúcar	3 colheres de chá de mel
3 de proteína muito magra	21 g de *whey protein* isolada batida com iogurte
	Água
Treino	
16 colheres de chá de açúcar	950 mL de bebida esportiva
	Água
Café da manhã	
2 de pão/amido	2 fatias de pão integral
1 de leite	1 xícara (240 mL) de leite desnatado (fazer um *smoothie* com leite, suco de fruta e *whey protein*)
3 de frutas	½ xícara (120 mL) de suco de laranja 1 ½ xícara de fruta congelada
6 colheres de chá de açúcar	2 colheres de sopa de geleia 100% de fruta, para o pão
2 de hortaliças	1 xícara de cogumelos e pimentões vermelhos salteados
1 de proteína com médio teor de gordura	1 ovo inteiro, mexido
4 de proteína muito magra	4 claras de ovos, cozidas com o ovo inteiro 14 g de *whey protein* isolada, para o *smoothie*
6 de gordura	½ abacate, fatiado, para consumir com os ovos 2 colheres de chá de margarina enriquecida com ômegas 3 e 6 para cozinhar os ovos e as hortaliças
	Água
Lanche	
2 de pão/amido	8 biscoitos de farinha integral

Porções por grupo alimentar	Cardápio
Lanche *(continuação)*	
2 de frutas	160 mL de suco de uva (combinar com água gaseificada)
1 de hortaliças	1 xícara (124 g) de aipo em tiras
6 de gordura	3 colheres de sopa de pasta de amendoim natural
Almoço	
5 de pão/amido	Sanduíche do *Subway*® de 30 cm (escolher o que contenha 6 g ou menos de gordura)
2 de hortaliças	Rechear o sanduíche com as hortaliças
1 de frutas	Banana
6 de proteína muito magra	120 g de carne incluída no sanduíche 60 g de queijo
4 de gordura	2 porções presentes no queijo; 2 colheres de chá de azeite de oliva ou 2 colheres de sopa de molho para salada
Lanche	
2 de frutas	8 damascos secos
1 de leite	1 café com leite desnatado, grande
2 colheres de chá de açúcar	2 colheres de chá de açúcar
2 de gordura	12 amêndoas
Jantar	
4 de pão/amido	1 batata-doce assada 1 xícara de quinoa cozida
3 de frutas	1 xícara (124 g) de framboesas e 1 xícara (165 g) de manga em cubos; colocar sobre o sorvete
3 colheres de chá de açúcar	½ xícara de sorvete *light*
4 de hortaliças	1 xícara (180 g) de aspargos cozidos no vapor 4 xícaras (112 g) de *mix* de folhas verdes
5 de proteína magra	150 g de salmão selvagem, grelhado
6 de gordura	1 porção presente no sorvete 1 colher de chá de azeite de oliva para o salmão 4 colheres de sopa de molho para salada
	1 colher de sopa de creme de leite batido para colocar sobre a fruta e o sorvete

Muito importante: estes níveis de calorias refletem as necessidades de pessoas que treinam com muita intensidade e constância. Se não for o seu caso, esses níveis de calorias são altos demais. Neste caso, utilize o planejamento alimentar para aqueles que treinam menos vezes por semana, utilize os níveis de calorias indicados para mulheres (no caso dos homens), ou utilize um plano de manutenção do Capítulo 12. Se houver necessidade de diminuir algumas calorias, corte a adição de açúcar de todos os cardápios, exceto perto dos treinos. Atenção: para todas as listas de açúcar de cada plano alimentar, é permitido substituir por amido. Consulte o quadro da p. 259, no Capítulo 11, antes de fazer a substituição.

PERFIL DE FORÇA

Ganho de peso

Às vezes, ganhar peso e massa muscular significativa pode ser bem difícil, por mais que se treine.

Este era o caso de Scott E., executivo de 44 anos, com 1,91 m e 80 kg, que não tinha conseguido ganhar peso em 20 anos. Para piorar, ele não tinha apetite e sofria de problemas estomacais causados por estresse, infecções e tratamento excessivo com antibióticos. Ele foi colocado na dieta *Power Eating* para desenvolvimento muscular.

Antes de iniciar a dieta, Scott consumia em torno de 2.800 cal/dia e não ingeria vitaminas, minerais nem líquidos suficientes. Sua ingestão calórica diária foi aumentada para 3.560 calorias, com adição de proteína (113 g/dia) e carboidrato (570 g/dia). Ele iniciou a suplementação com um bom antioxidante, passou a fazer várias refeições durante o dia e consumir gorduras mais saudáveis, provenientes de peixes e hortaliças. Ele também diminuiu o consumo de álcool.

Além disso, foi recomendado que Scott suplementasse com a "Fórmula simples de Kleiner para desenvolvimento muscular", com a ingestão de 400 mg de vitamina E e que continuasse a tomar acidófilos, um suplemento que restaura a flora intestinal após o tratamento com antibióticos. Também foi sugerido que ele tentasse um suplemento natural, Prelief®,[1] para ajudar a reduzir a irritação estomacal.

Em apenas 6 semanas, seus níveis energéticos dispararam, e ele sentiu energia suficiente para iniciar um programa regular de exercício. Ele ganhou 7 kg de pura massa muscular – sem aumento das medidas abdominais. Scott sentiu que o Prelief® o ajudou a ingerir calorias extras sem irritação estomacal.

Como ele mesmo diz: "Nas primeiras 3 semanas, ganhei 6 kg, fui de 82 kg para 88 kg. Em 20 anos, nunca pesei mais que 83 kg, e tenho tentado ganhar peso há 2 ou 3 anos".

Além disso, a maioria de seus problemas estomacais foi resolvida.

---

1 N.R.C.: Prelief® é um suplemento alimentar que ajuda a neutralizar a acidez dos alimentos e bebidas; é composto de glicerofosfato de cálcio e estearato de magnésio.

14 Cardápios para treinamento cruzado

Pessoas realmente interessadas em desempenho, ou mesmo em alcançar uma boa forma de alto nível, provavelmente praticam treinamento cruzado com uma variedade de atividades de preparo físico. Este capítulo é para aqueles que praticam o treinamento de força para aumentar a potência em um esporte de *endurance*. Diferente dos outros planos, que estão focados basicamente no desenvolvimento de força e potência e na redução de gordura, estes cardápios ajudarão a ajustar a dieta para desenvolver ainda mais força, além de aumentar a resistência.

Tendo em vista que o foco está no desenvolvimento de força e resistência, mais carboidrato será utilizado para abastecer os exercícios cardiorrespiratórios. Já que atletas que correm não querem adicionar tamanho e peso às suas estruturas, não será preciso obter a quantidade de proteína necessária para o desenvolvimento de tamanho muscular. Deseja-se somente aumentar a força e recuperar-se por completo. Logicamente, a quantidade certa de gordura será necessária como combustível para a resistência e para obter amortecimento e lubrificação das articulações, equilíbrio hormonal, recuperação celular, funções anti-inflamatórias e suporte para o cérebro; para isso, a gordura é um fator importante.

ADAPTAÇÃO DE GORDURA

Ao se exercitar para um evento de *endurance*, o corpo inicia com a queima de carboidrato, seguida pela queima da gordura durante a maior parte do evento, e ao se cansar, volta a queimar carboidrato para a reta final. Quanto mais bem condicionado o indivíduo estiver, melhor seu corpo trocará de carboidrato para gordura no início da corrida, e por mais tempo usará gordura como combustível antes de começar a se cansar e retornar ao carboidrato. Essa última troca, na verdade, determina quanta resistência o atleta realmente possui, e quanta potência terá para a última volta ou reta final até a linha de chegada. Se for possível fazer o corpo passar para o metabolismo de gordura com maior rapidez, permanecer nesse estado por mais tempo e preservar mais carboidrato para o final da corrida, definitivamente o atleta terá uma vantagem competitiva. Essa é a teoria por trás da adaptação de gordura.

Embora os cientistas da nutrição esportiva concordem plenamente sobre a faixa de carboidrato e gordura nas dietas de atletas de força, a ciência ainda não possui uma opinião definida sobre dietas de atletas de *endurance* – especialmente aqueles que dependem tanto de potência como de resistência. A questão é se atletas bem condicionados poderiam utilizar a adaptação de gordura em seu benefício e prolongar o tempo de resistência antes de atingir picos de exaustão.

Até o momento, sabe-se que a adaptação de gordura realmente acontece. Algumas pessoas adaptam-se melhor a dietas do que outras, mas naquelas que respondem melhor, uma dieta com alto teor de gordura e baixo teor de carboidrato, seguida de 5 dias a 2 semanas, combinada com exercício de alta intensidade e longa duração, pode forçar a capacidade do corpo para queimar gordura em vez de carboidrato. A natureza da dieta, somente 15% de calorias de carboidrato e 70% de calorias de gordura, deixa o corpo com estoques de carboidrato muito baixos. Para remediar a situação de perda, os cientistas criaram um modelo de "periodização dietética", que faz o indivíduo seguir um protocolo rico em gordura com 1 a 3 dias de restauração de carboidrato. Neste ponto, as taxas de carboidrato-gordura invertem-se para 70:15, e o exercício é diminuído. A capacidade de oxidar gordura em combustível cai ligeiramente, mas ainda é bem mais elevada do que seria sem a estratégia dietética de adaptação de gordura, e ganha-se novamente, de forma parcial, a capacidade de queimar carboidrato quando isso é preciso.

Embora isso tudo realmente aconteça em pessoas que respondem bem a essa estratégia, as medidas de desempenho são desapontadoras. Não está claro, de forma nenhuma, se os perfis metabólicos de modificação realmente aumentam o desempenho. Alguns estudos mostraram uma pequena melhoria, outros não mostraram mudança, e alguns registraram diminuição no desempenho em ciclistas.

O conceito de adaptação de gordura ainda está em fase de teste. Cada pessoa pode testar e ver se é responsivo e se pode tolerar a dieta, assim como as mudanças metabólicas. Falando honestamente: não é uma dieta fácil de seguir, especialmente se suas necessidades calóricas forem altas. Tendo em vista que não existem dados para apoiar a teoria da adaptação de gordura para o aumento do desempenho, estes cardápios priorizam a dieta mais rica em carboidrato para atletas de *endurance*, a qual é bem estabelecida e apoiada pela ciência.

PROTEÍNA DURANTE O TREINAMENTO E EVENTOS

Quase todos já ouviram falar que o corpo reabastece, recupera, reconstrói e se desenvolve muito melhor se carboidrato e proteína forem consumidos logo após o exercício. Dados mais recentes começaram a apoiar a ideia de que a combinação carboidrato-proteína antes do exercício também aumenta a recuperação e o desenvolvimento muscular. Mas a questão relativa à proteína ser útil durante o exercício quando consumida junto com carboidrato tem estado em alta por no mínimo uma década. Os primeiros estudos sobre o uso da proteína, ou aminoácidos, durante o exercício se concentraram na atividade de *endurance* e na questão de a proteína afetar positivamente o cérebro e o prolongamento de tempo para a exaustão durante o exercício. Essa questão ainda não foi respondida. Mas assim como têm sido aperfeiçoados os testes de laboratório em relação à síntese e quebra de proteína muscular, a pesquisa sobre o consumo de proteína com carboidrato durante o exercício de *endurance* também tem seguido nessa direção. Desde que os atletas começaram a praticar o treinamento cruzado para apoiar suas atividades de *endurance*, cresceu o interesse sobre o consumo de proteína-carboidrato nessa área, abrindo oportunidade para mais pesquisa, a fim de oferecer suporte ao desenvolvimento de produtos.

A evidência mais recente parece tender aos efeitos positivos do uso de um pouco de proteína com carboidrato durante o exercício; entretanto, ela ainda não está clara. Um estudo sofisticado de revisão por pares investigou o impacto da ingestão conjunta desses dois nutrientes durante exercício de *endurance* no equilíbrio e na síntese da proteína muscular. Durante o exercício em bicicleta ergométrica, os participantes receberam uma bebida somente com carboidrato (1 g/kg de peso corporal por hora) ou uma bebida com carboidrato (0,8 g/kg de peso corporal por hora) e proteína hidrolisada de caseína (0,2 g/kg de peso corporal por hora) idêntica em termos calóricos. O estudo demonstrou que a taxa de síntese da proteína muscular aumentou com as duas bebidas após um estado de jejum, mas que a adição de proteína não provocou aumento nas taxas de síntese de proteína muscular.

Um outro estudo examinou a influência da ingestão conjunta de carboidrato e proteína na capacidade de corrida ao final de um protocolo de exercício intermitente específico de futebol. Os participantes correram três vezes enquanto consumiam, de forma aleatória, um placebo, uma bebida com 6,9% de carboidrato, ou uma bebida que continha 4,8% de carboidrato e 2,1% de proteína. Todas as bebidas foram padronizadas quanto à cor e ao sabor. A bebida que combinava os nutrientes resultou em tempos de corrida maiores até a fadiga comparada àquelas dos outros dois testes. Os participantes se recuperaram mais rapidamente entre as séries de exercício intermitente para melhor capacidade de resistência e verificaram menor esforço durante o exercício quando ingeriram a bebida que continha os dois nutrientes.

Um terceiro estudo testou o efeito de uma bebida combinada de carboidrato-proteína durante o exercício de *endurance* de competição no calor. Vinte e oito ciclistas em corrida de *mountain bike Transalp* por 8 dias foram os participantes do estudo; eles receberam uma bebida placebo que continha somente carboidrato (76 g/L) ou uma bebida combinada (72 g/L de carboidrato e 18 g/L de proteína). A suplementação com a combinação dos nutrientes evitou a perda de massa corporal de forma significativa, aumentou a regulação da temperatura corporal e melhorou o desempenho de exercício competitivo quando comparada com o placebo. A combinação não teve efeito no dano nem na dor muscular. A falha nesse estudo foi que o placebo e a bebida de teste não continham o mesmo valor calórico. A bebida com os dois nutrientes continha mais calorias, ou mais energia. Por isso é difícil analisar se o que realmente fez a diferença nos resultados foi a energia total ou a presença de proteína.

Há uma consideração prática em relação à suplementação de proteína durante o exercício: muitas pessoas não conseguem tolerar proteína ou aminoácidos como reposição de líquidos ou bebidas esportivas, pois geralmente causam desconforto estomacal e náuseas. Nesse caso, com certeza, elas não aumentarão o desempenho. Para os que toleram a proteína na bebida durante o exercício, vale a pena tentar. Se nenhum benefício for observado após algumas semanas, então melhor deixá-la de lado. Não adianta nada desperdiçar dinheiro em algo que não funciona.

AÇÃO DA CAFEÍNA

A cafeína tem sido utilizada antes do exercício há décadas, mas uma novidade foi apresentada por um estudo que investigou o efeito da adição de cafeína a uma bebida pós-treino com carboidrato, ingerida após uma corrida intervalada de alta intensidade. Nesse estudo, os seis participantes primeiro exercitaram-se até a exaustão para esgotar o glicogênio muscular (carboidrato estocado). Imediatamente após o treino e em 1, 2 e 3 horas pós-exercício, eles consumiram água, uma bebida somente com carboidrato (1,2 g/kg de peso corporal) ou uma bebida de carboidrato similar com 8 mg/kg de peso corporal de cafeína adicionada. Todas as bebidas pareciam iguais e tinham o mesmo sabor. Após 4 horas de recuperação, os participantes desempenharam um teste de ida e volta (teste de capacidade de corrida de alta intensidade) até a exaustão. Os seis aumentaram o desempenho no teste que utilizou carboidrato-cafeína, em comparação com os outros dois. Embora há anos a palavra de ordem seja que esta é uma estratégia vitoriosa para os que conseguem tolerar a cafeína, é muito bom ter dados para apoiar o entendimento comum. E, tendo em vista que a meia-vida da cafeína seja de 5 a 7 horas, não é realmente de todo surpreendente que uma dose eficaz de cafeína, um comprovado recurso auxiliar na melhora do desempenho, possa ajudar no segundo *round* de desempenho.

DIETA *POWER EATING* PARA TREINAMENTO CRUZADO*

	Mulheres		Homens	
Treinos por semana	Três ou quatro (iniciantes)	Cinco ou mais (experientes)	Três ou quatro (iniciantes)	Cinco ou mais (experientes)
Cal/kg	+35-37	+44-51	+37-41	+50-58
Proteína (g/kg)	1,5	1,8	1,5	1,8
Carboidrato (g/kg)	5-7	+6-10	5-7	+6-10
Gordura** (g/kg)	~1,2	~1,8	~0,7	~1,0

* A distribuição de calorias e nutrientes para o plano de treinamento cruzado irá variar com base no volume e intensidade de treino no total e a cada dia. Deve-se ajustar o total da ingestão de calorias e carboidrato para atender às suas necessidades diárias, tanto nos dias de descanso, quanto nos dias de treino de longa distância, alta intensidade e de múltiplos treinos, bem como nos dias que antecedem a corrida. Essa é uma recomendação de dieta para treinamento diário. A preparação específica para competição e a nutrição para o dia da corrida são altamente individualizadas e variáveis. Deve-se procurar orientação especializada de nutricionista esportivo para o planejamento personalizado.

** O total de gordura varia com base no total de calorias. Para encontrar os gramas em gordura, determine o total de calorias, os gramas de proteína e os gramas de carboidrato. Some os dois valores (1 g de proteína = 4 calorias, 1 g de carboidrato = 4 calorias), subtraia esse total das calorias totais e divida por 9 (1 g de gordura = 9 calorias). Consulte o Capítulo 10 para mais informações.

EXEMPLOS DE PLANO ALIMENTAR DA DIETA *POWER EATING* PARA TREINAMENTO CRUZADO

MULHER INICIANTE COM 59 KG (TRÊS OU QUATRO TREINOS POR SEMANA)

2.128 calorias (36 cal/kg); 89 g de proteína; 355 g de carboidrato; 40 g de gordura.

Grupo alimentar	Número de porções
Pão/amido	7
Frutas	6
Leite desnatado	3
Colheres de chá de açúcar	20
Hortaliças	9
Proteína:	
Muito magra	4
Magra	3
Com médio teor de gordura	1
Gordura	5

Porções por grupo alimentar	Cardápio
Café da manhã	
2 de pão/amido	1 xícara de aveia cozida ou outro cereal cozido
1 de leite	1 xícara (240 mL) de leite desnatado
2 de frutas	½ xícara (120 mL) de suco de laranja ¾ de xícara (110 g) de frutas vermelhas para o cereal
1 de proteína com médio teor de gordura	1 ovo inteiro, mexido em frigideira antiaderente
Óleo vegetal em *spray*	1-2 jatos para preparo do ovo
1 de gordura	1 colher de sopa de semente de linhaça moída polvilhada sobre o cereal
	Água
Lanche	
1 de pão/amido	23 g de *pretzels*
1 de frutas	4 damascos secos
2 de hortaliças	1 xícara (128 g) de minicenouras 1 xícara (128 g) de tomates-cereja
1 de gordura	6 amêndoas
	Chá-verde (ou outro chá)
Almoço	
2 de pão/amido	2 fatias de pão integral (de preferência com multigrãos)
1 de frutas	Maçã
3 de hortaliças	Rechear o sanduíche com as hortaliças 2 xícaras (112 g) de *mix* de folhas verdes
2 de proteína muito magra	60 g de peru
1 de gordura	2 colheres de sopa (30 g) de abacate Mostarda para o sanduíche
	Água
Lanche pré-treino	
1 de leite	1 xícara (230 g) de iogurte natural
1 de frutas	1 banana pequena
	Água
Treino	
12 colheres de chá de açúcar	950 mL de bebida esportiva convencional

Porções por grupo alimentar	Cardápio
Smoothie pós-treino	
1 de frutas	1 ¼ de xícara (180 g) de morangos *in natura*
1 de leite	1 xícara (240 mL) de leite desnatado
8 colheres de chá de açúcar	6 colheres de chá de açúcar e 2 colheres de chá de mel
2 de proteína muito magra	14 g de *whey protein* isolada
Jantar	
2 de pão/amido	1 batata-doce assada
3 de hortaliças	1 xícara (180 g) de aspargos cozidos no vapor 4 xícaras (112 g) de *mix* de folhas verdes
3 de proteína magra	90 g de salmão selvagem, grelhado
2 de gordura	1 colher de chá de azeite de oliva para o salmão 2 colheres de sopa de molho para salada com teor reduzido de gordura
	Chá-verde (ou outro chá)

MULHER EXPERIENTE COM 59 KG
(CINCO OU MAIS TREINOS POR SEMANA)

2.837 calorias (48 cal/kg); 106 g de proteína; 473 g de carboidrato; 60 g de gordura. Mais: 0,2 g/kg/h de proteína combinada com carboidrato (açúcar adicionado) em bebida DURANTE o exercício. Neste caso: 11 g de proteína/h. Se houver preferência por experimentar aminoácidos essenciais (EAA) em vez de whey protein isolada, a fórmula é 0,2 g de EAA para 1 g de proteína total.

Grupo alimentar	Número de porções
Pão/amido	9
Frutas	9
Leite desnatado	3
Colheres de chá de açúcar	32
Hortaliças	8
Proteína:	
Muito magra	5
Magra	4
Com médio teor de gordura	1
Gordura	9

Parte III ■ Planos e cardápios

Porções por grupo alimentar	Cardápio
Café da manhã	
2 de pão/amido	2 fatias de pão integral
1 de leite	1 xícara (240 mL) de leite desnatado
2 de frutas	1 xícara (240 mL) de suco de laranja
4 colheres de chá de açúcar	4 colheres de chá de geleia 100% de fruta, no pão
2 de hortaliças	1 xícara de cogumelos e cebolas salteados, adicionados ao ovo
1 de proteína com médio teor de gordura	1 ovo inteiro, mexido
2 de gordura	2 colheres de sopa (30 g) de abacate, passado no pão 1 colher de chá de óleo de canola para cozinhar as hortaliças e os ovos
	Água
Lanche	
2 de frutas	8 damascos secos
3 de gordura	18 amêndoas
	Chá-verde (ou outro chá)
Almoço	
3 de pão/amido	Sanduíche do *Subway*® de 15 cm (escolher o que contenha 6 g ou menos de gordura)
2 de hortaliças	Rechear o sanduíche com as hortaliças
2 de proteína muito magra	60 g de carne incluída no sanduíche
1 de gordura	1 colher de chá de azeite de oliva ou 1 colher de sopa de molho para salada
	Água
Lanche pré-treino	
1 de pão/amido	21 g de *pretzels*
1 de leite	1 xícara (230 g) de iogurte natural desnatado
1 de frutas	¾ de xícara (110 g) de mirtilo
3 colheres de chá de açúcar	3 colheres de chá de mel
	Água

Porções por grupo alimentar	Cardápio
Treino	
16 colheres de chá de açúcar	950 mL de bebida esportiva
11 g de proteína isolada/h	Caseína ou *whey protein* isolada (½ porção padrão)
	Água
Smoothie pós-treino	
2 de frutas	1 ¼ de xícara (180 g) de morangos congelados 1 banana média congelada
1 de leite	1 xícara (240 mL) de leite desnatado
9 colheres de chá de açúcar	6 colheres de chá de açúcar e 3 colheres de chá de mel
3 de proteína muito magra	21 g de *whey protein* isolada
Jantar	
3 de pão/amido	1 batata-doce assada ½ xícara de arroz integral
2 de frutas	170 g de uvas (cerca de 30 unidades)
4 de hortaliças	1 xícara (180 g) de aspargos cozidos no vapor 4 xícaras (112 g) de *mix* de folhas verdes
4 de proteína magra	120 g de salmão selvagem, grelhado
3 de gordura	1 colher de chá de azeite de oliva para o salmão 4 colheres de sopa de molho de salada com teor reduzido de gordura
	Chá-verde (ou outro chá)

HOMEM INICIANTE COM 82 KG
(TRÊS OU QUATRO TREINOS POR SEMANA)

3.272 calorias (40 cal/kg); 123 g de proteína; 491 g de carboidrato; 91 g de gordura.

Grupo alimentar	Número de porções
Pão/amido	12
Frutas	9
Leite desnatado	3
Colheres de chá de açúcar	24
Hortaliças	9
Proteína:	
Muito magra	7
Magra	5
Com médio teor de gordura	1
Gordura	8

Porções por grupo alimentar	Cardápio
Lanche pré-treino	
1 de leite	1 xícara (230 g) de iogurte natural
1 de frutas	¾ de xícara (110 g) de mirtilo
2 colheres de sopa de açúcar	2 colheres de sopa de mel
2 de proteína muito magra	14 g de *whey protein* isolada batida com o iogurte
	Água
Treino	
16 colheres de chá de açúcar	950 mL de bebida esportiva
	Água
Café da manhã	
2 de pão/amido	2 fatias de pão integral
1 de leite	1 xícara (240 mL) de leite desnatado
2 de frutas	1 xícara (240 mL) de suco de laranja
4 colheres de chá de açúcar	4 colheres de chá de geleia 100% de fruta, para o pão

Capítulo 14 ■ Cardápios para treinamento cruzado — 295

Porções por grupo alimentar	Cardápio
Café da manhã *(continuação)*	
2 de hortaliças	1 xícara de hortaliças salteadas, adicionadas aos ovos
1 de proteína com médio teor de gordura	1 ovo inteiro, mexido
1 de proteína muito magra	2 claras de ovos, cozidas com o ovo inteiro
2 de gordura	4 colheres de sopa (60 g) de abacate, passado no pão 1 colher de chá de azeite de oliva para cozinhar as hortaliças e os ovos
	Água
Lanche	
2 de pão/amido	8 biscoitos de farinha integral
1 de frutas	3 colheres de sopa de geleia de maçã sem adição de açúcar
1 de hortaliças	1 xícara (124 g) de aipo em tiras
3 de gordura	1 ½ colher de sopa de pasta de amendoim natural
Almoço	
5 de pão/amido	Sanduíche do *Subway*® de 30 cm (escolher o que contenha 6 g ou menos de gordura)
2 de hortaliças	Rechear o sanduíche com as hortaliças
1 de frutas	Banana
4 de proteína muito magra	120 g de carne incluída no sanduíche
1 de gordura	1 colher de chá de azeite de oliva ou 1 colher de sopa de molho para salada
Lanche	
2 de frutas	8 damascos secos
1 de leite	1 café com leite desnatado, grande
1 colher de chá de açúcar	1 colher de chá de açúcar
Jantar	
3 de pão/amido	1 batata-doce assada ½ xícara de arroz integral
2 de frutas	170 g de uvas (cerca de 30 unidades)
4 de hortaliças	1 xícara (180 g) de aspargos cozidos no vapor 4 xícaras (112 g) de *mix* de folhas verdes

Parte III ■ Planos e cardápios

Porções por grupo alimentar	Cardápio
Jantar *(continuação)*	
5 de proteína magra	150 g de salmão selvagem, grelhado
2 de gordura	1 colher de chá de azeite de oliva para o salmão 4 colheres de sopa de molho para salada com teor reduzido de gordura
	Chá-verde (ou outro chá)

HOMEM EXPERIENTE COM 82 KG
(CINCO OU MAIS TREINOS POR SEMANA)

4.500 calorias (55 cal/kg); 147 g de proteína; 654 g de carboidrato; 144 g de gordura. Mais: 0,2 g/kg/h de proteína combinada com carboidrato (açúcar adicionado) em bebida DURANTE o exercício. Neste caso: 16 g de proteína/h. Se preferir experimentar aminoácidos essenciais (EAA) em vez de whey protein isolada, a fórmula é 0,2 g de EAA/1 g de proteína total.

Grupo alimentar	Número de porções
Pão/amido	15
Frutas	13
Leite desnatado	3
Colheres de chá de açúcar	39
Hortaliças	9
Proteína:	
Muito magra	9
Magra	6
Com médio teor de gordura	1
Gordura	14

Porções por grupo alimentar	Cardápio
Lanche pré-treino	
1 de leite	1 xícara (230 g) de iogurte natural
1 de frutas	¾ de xícara (110 g) de mirtilo
6 colheres de chá de açúcar	6 colheres de chá de mel
3 de proteína muito magra	21 g de *whey protein* isolada batida com o iogurte
	Água

Capítulo 14 ■ Cardápios para treinamento cruzado **297**

Porções por grupo alimentar	Cardápio
Treino	
16 colheres de chá de açúcar	950 mL de bebida esportiva
16 g de proteína isolada/h	Caseína ou *whey protein* isolada
	Água
Café da manhã	
4 de pão/amido	2 fatias de pão integral 1 xícara de aveia cozida
1 de leite	1 xícara (240 mL) de leite desnatado (fazer um *smoothie* com leite, suco de fruta, açúcar e *whey protein*)
4 de frutas	½ xícara (120 mL) de suco de laranja 1 ½ xícara de fruta congelada 2 colheres de sopa de uvas-passas ou ½ xícara de fruta fresca, para a aveia
12 colheres de chá de açúcar	2 colheres de sopa de geleia 100% de fruta, para o pão 2 colheres de sopa de açúcar para o *smoothie*
2 de hortaliças	1 xícara de cogumelos e pimentões vermelhos salteados
1 de proteína com médio teor de gordura	1 ovo inteiro, mexido
2 de proteína muito magra	4 claras de ovos, cozidas com o ovo inteiro 14 g de *whey protein* isolada, para o *smoothie*
4 de gordura	4 colheres de sopa (60 g) de abacate, fatiado, para consumir com os ovos 1 colher de chá de margarina enriquecida com ômegas 3 e 6 para preparar os ovos e as hortaliças
	Água
Lanche	
2 de pão/amido	8 biscoitos de farinha integral
2 de frutas	160 mL de suco de uva (combinar com água gaseificada)
1 de hortaliças	1 xícara (124 g) de aipo em tiras
4 de gordura	2 colheres de sopa de pasta de amendoim natural
Almoço	
5 de pão/amido	Sanduíche do *Subway*® de 30 cm (escolher o que contenha 6 g ou menos de gordura)
2 de hortaliças	Rechear o sanduíche com as hortaliças
1 de frutas	Banana

Porções por grupo alimentar	Cardápio
Almoço *(continuação)*	
4 de proteína muito magra	120 g de carne incluída no sanduíche
1 de gordura	1 colher de chá de azeite de oliva ou 1 colher de sopa de molho para salada
Lanche	
2 de frutas	8 damascos secos
1 de leite	1 café com leite desnatado, grande
2 colheres de chá de açúcar	2 colheres de chá de açúcar
Jantar	
4 de pão/amido	½ batata-doce assada 1 xícara de quinoa cozida
3 de frutas	1 xícara (124 g) de framboesa e 1 xícara (165 g) de manga em cubos; colocar sobre o sorvete
3 colheres de chá de açúcar	½ xícara de sorvete *light*
4 de hortaliças	1 xícara (180 g) de aspargos cozidos no vapor 4 xícaras (112 g) de *mix* de folhas verdes
6 de proteína magra	180 g de salmão selvagem, grelhado
5 de gordura	1 gordura presente no sorvete 1 colher de chá de azeite de oliva para o salmão 3 colheres de sopa de molho para salada
	1 colher de sopa de creme de leite batido para colocar sobre a fruta e o sorvete

15   Cardápios para perda de gordura

A dieta *Power Eating* para perda de gordura destina-se a praticantes de atividade física, iniciantes ou experientes, fisiculturistas e atletas, e praticamente para qualquer um que deseja perder gordura corporal de forma segura e controlada – sem sacrificar seus preciosos músculos. Os níveis calóricos diferem para homens e mulheres, uma vez que para elas a perda de gordura costuma ser mais difícil.

DIETA *POWER EATING* PARA PERDA DE GORDURA

Treinos por semana	Mulheres		Homens	
	Três ou quatro (iniciantes)	Cinco ou mais (experientes)	Três ou quatro (iniciantes)	Cinco ou mais (experientes)
Cal/kg	25	35	28	38
Proteína (g/kg)	2,2	2,2	2,2	2,2
Carboidrato (g/kg)	2,5	3,5	3,0	4,0
Gordura* (g/kg)	~0,7	~1,4	~0,8	~1,5

*O total de gordura varia com base no total de calorias. Para encontrar os gramas em gordura, determine o total de calorias, os gramas de proteína e os gramas de carboidrato. Some os dois valores (1 g de proteína = 4 calorias, 1 g de carboidrato = 4 calorias), subtraia esse total das calorias totais e divida por 9 (1 g de gordura = 9 calorias). Consulte o Capítulo 10 para mais informações.

EXEMPLOS DE PLANO ALIMENTAR DA DIETA *POWER EATING* PARA PERDA DE GORDURA

MULHER INICIANTE COM 59 KG
(TRÊS OU QUATRO TREINOS POR SEMANA)

1.475 calorias; 130 g de proteína; 148 g de carboidrato; 40 g de gordura.

Grupo alimentar	Número de porções
Pão/amido	3
Frutas	3
Leite desnatado	3
Colheres de chá de açúcar	0
Hortaliças	4
Proteína:	
Muito magra	7
Magra	5
Com médio teor de gordura	1
Gordura	4

Porções por grupo alimentar	Cardápio
Café da manhã	
1 de pão/amido	1 xícara (25 g) de cereal
1 de leite	1 xícara (240 mL) de leite desnatado
1 de frutas	¾ de xícara (110 g) de mirtilo para o cereal
1 de proteína com médio teor de gordura	1 ovo inteiro, mexido em frigideira antiaderente
1 de proteína muito magra	2 claras de ovos, mexidas com o ovo inteiro
1 de gordura	1 colher de sopa de semente de linhaça moída, polvilhada sobre o cereal
	Água
Lanche	
1 de hortaliças	1 xícara (128 g) de minicenouras
1 de gordura	6 amêndoas
	Chá-verde (ou outro chá)

Capítulo 15 ■ Cardápios para perda de gordura 301

Porções por grupo alimentar	Cardápio
Almoço	
1 de pão/amido	*Wrap* de peito de peru
2 de hortaliças	Rechear o sanduíche com as hortaliças
4 de proteína muito magra	90 g de peru 30 g de queijo
1 de gordura	1 gordura presente no queijo
	Mostarda Dijon
	Água
Lanche pré-treino	
1 de leite	1 xícara (230 g) de iogurte natural
1 de frutas	1 banana pequena
	Água
Treino	
	Água
Smoothie pós-treino	
1 de frutas	¾ de xícara (112 g) de morangos congelados ¼ de xícara (60 mL) de suco de laranja
1 de leite	1 xícara (240 mL) de leite desnatado
2 de proteína muito magra	14 g de *whey protein* isolada
Jantar	
1 de pão/amido	½ batata-doce assada
1 de hortaliças	½ xícara (90 g) de aspargos cozidos no vapor
5 de proteína magra	150 g de salmão selvagem, grelhado
1 de gordura	1 colher de chá de azeite de oliva para o salmão
	Chá-verde (ou outro chá)

MULHER EXPERIENTE COM 59 KG
(CINCO OU MAIS TREINOS POR SEMANA)

2.065 calorias; 130 g de proteína; 207 g de carboidrato; 80 g de gordura.

Grupo alimentar	Número de porções
Pão/amido	5
Frutas	4
Leite desnatado	3
Colheres de chá de açúcar	0
Hortaliças	8
Proteína:	
Muito magra	6
Magra	4
Com médio teor de gordura	1
Gordura	11

Porções por grupo alimentar	Cardápio
Café da manhã	
2 de pão/amido	2 fatias de pão integral
1 de leite	1 xícara (240 mL) de leite desnatado
1 de frutas	½ xícara (120 mL) de suco de laranja
2 de hortaliças	1 xícara de hortaliças salteadas, adicionadas aos ovos
1 de proteína com médio teor de gordura	1 ovo inteiro, mexido
3 de gordura	2 colheres de sopa (30 g) de abacate, passado no pão 1 colher de chá de margarina enriquecida com ômegas 3 e 6 1 colher de chá de azeite de oliva para cozinhar as hortaliças e os ovos
	Água
Lanche	
1 de frutas	4 damascos secos
3 de gordura	18 amêndoas
	Chá-verde (ou outro chá)

Porções por grupo alimentar	Cardápio
Almoço	
1 de pão/amido	*Wrap* de peito de peru
2 de hortaliças	Rechear o sanduíche com as hortaliças
4 de proteína muito magra	90 g de peru 30 g de queijo
2 de gordura	1 gordura presente no queijo 1 colher de chá de azeite de oliva ou 1 colher de sopa de molho para salada
	Água
Lanche pré-treino	
1 de pão/amido	23 g de *pretzels* com farinha integral
1 de leite	1 xícara (230 g) de iogurte natural
1 de frutas	¾ de xícara (110 g) de mirtilo
	Água
Treino	
	Água
***Smoothie* pós-treino**	
1 de frutas	1 ¼ de xícara (180 g) de morangos *in natura*
1 de leite	1 xícara (240 mL) de leite desnatado
2 de proteína muito magra	14 g de *whey protein* isolada
Jantar	
1 de pão/amido	½ batata-doce assada
4 de hortaliças	1 xícara (180 g) de aspargos cozidos no vapor 4 xícaras (112 g) de *mix* de folhas verdes
4 de proteína magra	120 g de salmão selvagem, grelhado
3 de gordura	1 colher de chá de azeite de oliva para o salmão 4 colheres de sopa de molho de salada com teor reduzido de gordura
	Chá-verde (ou outro chá)

HOMEM INICIANTE COM 82 KG
(TRÊS OU QUATRO TREINOS POR SEMANA)

2.290 calorias; 180 g de proteína; 245 g de carboidrato; 66 g de gordura.

Grupo alimentar	Número de porções
Pão/amido	6
Frutas	5
Leite desnatado	3
Colheres de chá de açúcar	0
Hortaliças	9
Proteína:	
Muito magra	11
Magra	6
Com médio teor de gordura	1
Gordura	8

Porções por grupo alimentar	Cardápio
Lanche pré-treino	
1 de leite	1 xícara (230 g) de iogurte natural
1 de frutas	¾ de xícara (110 g) de mirtilo
	Água
Treino	
	Água
Café da manhã	
1 de pão/amido	1 fatia de pão integral
1 de leite	1 xícara (240 mL) de leite desnatado
2 de frutas	½ xícara (120 mL) de suco de laranja ½ xícara de manga ou outra fruta congelada
2 de hortaliças	1 xícara de hortaliças salteadas, adicionadas aos ovos
1 de proteína com médio teor de gordura	1 ovo inteiro, mexido em frigideira antiaderente
5 de proteína muito magra	4 claras de ovo, cozidas com o ovo inteiro 21 g de *whey protein* isolada, adicionada ao leite e suco de laranja batidos

Capítulo 15 ■ Cardápios para perda de gordura **305**

Porções por grupo alimentar	Cardápio
Café da manhã *(continuação)*	
1 de gordura	2 colheres de sopa (30 g) de abacate, passado no pão
Óleo vegetal em *spray*	1-2 jatos para saltear as hortaliças e os ovos
	Água
Lanche	
1 de pão/amido	Presente no *edamame* ou biscoitos de soja
1 de hortaliças	1 xícara (124 g) de aipo em tiras
1 de proteína muito magra	½ xícara (90 g) de *edamame* ou 1 porção (aproximadamente ⅓ da embalagem) de biscoitos de soja
2 de gordura	1 colher de sopa de pasta de amendoim natural
Almoço	
3 de pão/amido	Sanduíche do Subway® de 15 cm (escolher opção com 6 g ou menos de gordura)
2 de hortaliças	Rechear o sanduíche com as hortaliças
1 de frutas	Banana
5 de proteína muito magra	60 g de carne incluída no sanduíche; pedir carne em dobro 30 g de queijo
1 de gordura	1 gordura presente no queijo
	Mostarda Dijon
Lanche	
1 de frutas	4 damascos secos
1 de leite	1 café com leite desnatado, grande
2 de gordura	12 amêndoas
Jantar	
1 de pão/amido	½ batata-doce assada
1 de frutas	85 g de uvas (cerca de 15 unidades)
4 de hortaliças	1 xícara (180 g) de aspargos cozidos no vapor 4 xícaras (112 g) de *mix* de folhas verdes
6 de proteína magra	180 g de salmão selvagem, grelhado
2 de gordura	1 colher de chá de azeite de oliva para o salmão 2 colheres de sopa de molho de salada com teor reduzido de gordura
	Chá-verde (ou outro chá)

HOMEM EXPERIENTE COM 82 KG
(CINCO OU MAIS TREINOS POR SEMANA)

3.108 calorias; 180 g de proteína; 327 g de carboidrato; 120 g de gordura.

Grupo alimentar	Número de porções
Pão/amido	8
Frutas	8
Leite desnatado	3
Colheres de chá de açúcar	0
Hortaliças	9

Proteína:
    Muito magra
    Magra
    Com médio teor de gordura
	
	10
	6
	1

Gordura	21

Porções por grupo alimentar	Cardápio
Lanche pré-treino	
1 de leite	1 xícara (230 g) de iogurte natural
1 de frutas	¾ de xícara (110 g) de mirtilo
	Água
Treino	
	Água
Café da manhã	
2 de pão/amido	2 fatias de pão integral
1 de leite	1 xícara (240 mL) de leite desnatado
3 de frutas	1 xícara (240 mL) de suco de laranja ¾ de xícara de frutas vermelhas, congeladas ½ banana média, congelada
2 de hortaliças	1 xícara de hortaliças salteadas, adicionadas aos ovos
1 de proteína com médio teor de gordura	1 ovo inteiro, mexido
4 de proteína muito magra	4 claras de ovos, cozidas com o ovo inteiro 14 g de *whey protein* isolada, adicionada ao leite, suco de laranja e fruta batidos

Capítulo 15 ■ Cardápios para perda de gordura **307**

Porções por grupo alimentar	Cardápio
Café da manhã *(continuação)*	
4 de gordura	4 colheres de sopa (60 g) de abacate, passado no pão 1 colher de chá de margarina enriquecida com ômegas 3 e 6 e 1 colher de chá de azeite para cozinhar os ovos e as hortaliças
	Água
Lanche	
2 de pão/amido	Incluído no *edamame* ou biscoitos de soja
1 de hortaliças	1 xícara (124 g) de aipo em tiras
2 de proteína muito magra	1 xícara de *edamame* (180 g) ou 2 porções (aproximadamente ⅔ da embalagem) de biscoitos de soja
6 de gordura	3 colheres de sopa de pasta de amendoim natural
Almoço	
3 de pão/amido	Sanduíche do Subway® de 15 cm (escolher opção com 6 g ou menos de gordura)
2 de hortaliças	Rechear o sanduíche com as hortaliças
1 de frutas	Banana
4 de proteína muito magra	60 g de carne incluída no sanduíche; pedir carne em dobro
2 de gordura	2 colheres de chá de azeite de oliva ou 2 colheres de sopa de molho para salada
Lanche	
2 de frutas	8 damascos secos
1 de leite	1 café com leite desnatado, grande
3 de gordura	18 amêndoas
Jantar	
1 de pão/amido	½ batata-doce assada
1 de frutas	85 g de uvas (cerca de 15 unidades)
4 de hortaliças	1 xícara (180 g) de aspargos cozidos no vapor 4 xícaras (112 g) de *mix* de folhas verdes
6 de proteína magra	180 g de salmão selvagem, grelhado
6 de gordura	8 azeitonas pretas grandes 1 colher de chá de azeite de oliva para o salmão e para regar os aspargos 4 colheres de sopa de molho para salada
	Chá-verde (ou outro chá)

PERFIL DE FORÇA

Perda de gordura

Há vários anos, fui convidada para trabalhar com um jogador de basquete de 28 anos, após seu condicionamento físico e desempenho terem diminuído consideravelmente no decorrer de 1 ano.

No primeiro encontro, o jogador de 2,11 m, estava com 125 kg e 23% de gordura corporal. Seriamente preocupado com sua condição e desempenho, ele relatou que tentava desesperadamente perder peso, principalmente porque seu contrato exigia que ele mantivesse certo peso e gordura corporal; sua meta final seria 116,5 kg ou 13% de gordura corporal.

Sua dieta consistia em 1.700 calorias, com 30% de proteína, 27% de carboidrato, 32% de gordura e 11% de álcool. Estes realmente não são percentuais ideais para um atleta, principalmente para aquele que tenta perder peso e manter massa muscular.

Por conta de sua dieta hipocalórica, ele estava exausto e até incapaz de comer quando chegava em casa após o treino. Além disso, ele estava com medo de comer, e temia que o alimento acarretasse um aumento na balança no dia seguinte. Ele estava, na verdade, nos estágios iniciais de um distúrbio alimentar. E quanto menos comia, mais alto ficava seu percentual de gordura corporal.

Dentro de um prazo de 5 semanas para atingir sua primeira meta, prescrevi a ele a dieta *Power Eating* para perda de gordura. No início, a dieta incluiu 4.019 calorias (33 cal/kg), 222 g de proteína, 603 g de carboidrato, e 80 g de gordura. Além disso, ele bebia 4 L de líquido por dia e suplementava com 500 mg de vitamina E. Durante o treino, ele bebia aos poucos 1,4 L de uma bebida com eletrólitos e glicose; após o treino consumia 1 porção da "Fórmula essencial de Kleiner para desenvolvimento muscular para homens", ou a "Fórmula de Kleiner para desenvolvimento muscular".

Após várias semanas e certo sucesso, a bebida com eletrólitos e glicose ingerida durante os treinos aeróbios foi interrompida para aumentar a queima de gordura durante o exercício, porque ele precisava reduzir o peso no prazo estabelecido em contrato. Esta foi a única grande mudança feita. Também reduzi de seu plano 100 calorias diárias para ativar mais perda de peso.

Em 5 semanas, ele fez um progresso surpreendente, ao atingir 119,5 kg e 12,75% de gordura corporal. Poucas semanas mais tarde, ele pesava 118 kg, com 12,9% de gordura corporal. Tanto o time como o atleta ficaram bastante entusiasmados com o resultado, e ele retornou à quadra com sucesso.

16 Cardápios para definição corporal

Para reduzir medidas – tanto para diminuir gordura corporal extra como para participar de uma competição de fisiculturismo –, ajuste seu cardápio com o uso da dieta *Power Eating* de 7 dias para definição corporal. (Ela é especialmente útil para fisiculturistas que devem diminuir medidas na semana que antecede uma competição.) A distribuição de nutrientes é baseada em proteína e gordura suficientes dentro de um número restrito de calorias, permitindo uma quantidade limitada de carboidrato, o que resulta em uma perda de peso rápida. Deve-se utilizar esta abordagem somente quando for absolutamente necessário. Considerando que as mulheres têm mais dificuldade em perder gordura do que os homens, os níveis de caloria são diferentes para elas. Esta dieta não deve ser seguida por mais de 14 dias.

DIETA *POWER EATING* DE 7 DIAS PARA DEFINIÇÃO CORPORAL

	Mulheres		Homens	
Treinos por semana	Três ou quatro (iniciantes)	Cinco ou mais (experientes)	Três ou quatro (iniciantes)	Cinco ou mais (experientes)
Cal/kg	22	29	25	32
Proteína (g/kg)	2,3	2,3	2,3	2,3
Carboidrato (g/kg)	1,8	2,9	2,3	3,0
Gordura* (g/kg)	~0,6	~0,9	~0,7	~1,2

*O total de gordura varia com base no total de calorias. Para encontrar os gramas em gordura, determine o total de calorias, os gramas de proteína e os gramas de carboidrato. Some os dois valores (1 g de proteína = 4 calorias, 1 g de carboidrato = 4 calorias), subtraia esse total das calorias totais e divida por 9 (1 g de gordura = 9 calorias). Consulte o Capítulo 10 para mais informações.

EXEMPLOS DE PLANO ALIMENTAR DA DIETA *POWER EATING* PARA DEFINIÇÃO CORPORAL

MULHER INICIANTE COM 59 KG (TRÊS OU QUATRO TREINOS POR SEMANA)

1.300 calorias; 136 g de proteína; 106 g de carboidrato; 37 g de gordura.

Grupo alimentar	Número de porções
Pão/amido	1
Frutas	2
Leite desnatado	3
Colheres de chá de açúcar	0
Hortaliças	5
Proteína:	
Muito magra	10
Magra	4
Com médio teor de gordura	1
Gordura	4

Porções por grupo alimentar	Cardápio
Café da manhã	
1 de pão/amido	1 xícara (25 g) de cereal
1 de leite	1 xícara (240 mL) de leite desnatado
1 de frutas	¾ de xícara (110 g) de mirtilo para o cereal
1 de proteína com médio teor de gordura	1 ovo inteiro, mexido em frigideira antiaderente
2 de proteína muito magra	4 claras de ovos, mexidas com o ovo inteiro
1 de gordura	1 colher de sopa (12 g) de semente de linhaça moída polvilhada sobre o cereal
	Água
Lanche	
1 de hortaliças	1 xícara (128 g) de minicenouras
1 de gordura	6 amêndoas
	Chá-verde (ou outro chá)

Porções por grupo alimentar	Cardápio
Almoço	
2 de hortaliças	Salada de peito de frango grelhado e espinafre
6 de proteína muito magra	90 g de peito de frango incluído na salada
1 de gordura	2 colheres de sopa (30 mL) de molho para salada com teor reduzido de gordura
	Água
Lanche pré-treino	
1 de leite	1 xícara (230 g) de iogurte natural
1 de frutas	1 banana pequena
	Água
Treino	
	Água
***Smoothie* pós-treino**	
1 de leite	1 xícara (240 mL) de leite desnatado
2 de proteína muito magra	14 g de *whey protein* isolada, batida com leite e 3 ou 4 cubos de gelo
Jantar	
2 de hortaliças	½ xícara (90 g) de aspargos cozidos no vapor 2 xícaras (56 g) de *mix* de folhas verdes
4 de proteína magra	120 g de salmão selvagem, grelhado
1 de gordura	1 colher de chá de azeite de oliva para o salmão
	2 colheres de sopa (30 mL) de molho italiano para salada sem gordura
	Chá-verde (ou outro chá)

MULHER EXPERIENTE COM 59 KG
(CINCO OU MAIS TREINOS POR SEMANA)

1.711 calorias; 136 g de proteína; 171 g de carboidrato; 54 g de gordura.

Grupo alimentar	Número de porções
Pão/amido	3
Frutas	4
Leite desnatado	3
Colheres de chá de açúcar	0
Hortaliças	6
Proteína:	
Muito magra	8
Magra	5
Com médio teor de gordura	1
Gordura	7

Porções por grupo alimentar	Cardápio
Café da manhã	
1 de pão/amido	1 fatia de pão integral
1 de leite	1 xícara (240 mL) de leite desnatado
1 de frutas	½ xícara (120 mL) de suco de laranja
1 de proteína com médio teor de gordura	1 ovo inteiro, mexido em frigideira antiaderente
2 de proteína muito magra	4 claras de ovos, cozidas com o ovo inteiro
1 de gordura	2 colheres de sopa (30 g) de abacate, passado no pão
	Água
Lanche	
1 de frutas	4 damascos secos
1 de hortaliças	1 xícara (128 g) de minicenouras
2 de gordura	12 amêndoas
	Chá-verde (ou outro chá)

Capítulo 16 ■ Cardápios para definição corporal **313**

Porções por grupo alimentar	Cardápio
Almoço	
1 de pão/amido	*Wrap* de peito de peru
2 de hortaliças	Rechear o *wrap* com as hortaliças
4 de proteína muito magra	90 g de peru incluído no *wrap* 30 g de queijo incluído no *wrap*
2 de gordura	1 gordura presente no queijo 1 colher de chá (5 mL) de azeite de oliva ou 1 colher de sopa (15 mL) de molho para salada
	Água
Lanche pré-treino	
1 de leite	1 xícara (230 g) de iogurte natural
1 de frutas	¾ de xícara (110 g) de mirtilo
	Água
Treino	
	Água
***Smoothie* pós-treino**	
1 de frutas	¾ de xícara (112 g) de morangos congelados
1 de leite	1 xícara (240 mL) de leite desnatado
2 de proteína muito magra	14 g de *whey protein* isolada
Jantar	
1 de pão/amido	½ batata-doce assada
3 de hortaliças	½ xícara (90 g) de aspargos cozidos no vapor 4 xícaras (112 g) de *mix* de folhas verdes
5 de proteína magra	150 g de salmão selvagem, grelhado
2 de gordura	1 colher de chá (5 mL) de azeite de oliva para o salmão 2 colheres de sopa (30 mL) de molho de salada com teor reduzido de gordura
	Chá-verde (ou outro chá)

HOMEM INICIANTE COM 82 KG
(TRÊS OU QUATRO TREINOS POR SEMANA)

2.045 calorias; 188 g de proteína; 188 g de carboidrato; 60 g de gordura.

Grupo alimentar	Número de porções
Pão/amido	5
Frutas	3
Leite desnatado	3
Colheres de chá de açúcar	0
Hortaliças	6
Proteína:	
Muito magra	11
Magra	8
Com médio teor de gordura	1
Gordura	8

Porções por grupo alimentar	Cardápio
Lanche pré-treino	
1 de leite	1 xícara (230 g) de iogurte natural
1 de frutas	¾ de xícara (110 g) de mirtilo
	Água
Treino	
	Água
Café da manhã	
1 de pão/amido	1 fatia de pão integral
1 de leite	1 xícara (240 mL) de leite desnatado
1 de frutas	½ xícara (120 mL) de suco de laranja
1 de proteína com médio teor de gordura	1 ovo inteiro, mexido em frigideira antiaderente
5 de proteína muito magra	4 claras de ovo, cozidas com o ovo inteiro 21 g de *whey protein* isolada, adicionada ao leite e suco de laranja batidos com 3 ou 4 cubos de gelo
1 de gordura	2 colheres de sopa (30 g) de abacate, fatiado, para consumir com os ovos
	Água

Porções por grupo alimentar	Cardápio
Lanche	
2 de pão/amido	Presentes no *edamame* ou nos biscoitos de soja
1 de hortaliças	1 xícara (124 g) de aipo em tiras
2 de proteína muito magra	1 xícara (180 g) de *edamame* ou 2 porções (aproximadamente $2/3$ de embalagem) de biscoitos de soja
2 de gordura	1 colher de sopa (16 g) de pasta de amendoim natural
Almoço	
1 de pão/amido	*Wrap* de peito de peru
2 de hortaliças	Rechear o *wrap* com as hortaliças
4 de proteína muito magra	90 g de peru incluído no *wrap* 30 g de queijo incluído no *wrap*
1 de gordura	1 gordura presente no queijo
	Mostarda Dijon
Lanche	
1 de frutas	4 damascos secos
1 de leite	1 café com leite desnatado, grande
2 de gordura	12 amêndoas
Jantar	
1 de pão/amido	½ batata-doce assada
3 de hortaliças	½ xícara (90 g) de aspargos cozidos no vapor 4 xícaras (112 g) de *mix* de folhas verdes
8 de proteína magra	240 g de salmão selvagem, grelhado
2 de gordura	1 colher de chá (5 mL) de azeite de oliva para o salmão 2 colheres de sopa (30 mL) de molho de salada com teor reduzido de gordura
	Chá-verde (ou outro chá)

HOMEM EXPERIENTE COM 82 KG
(CINCO OU MAIS TREINOS POR SEMANA)

2.618 calorias; 188 g de proteína; 245 g de carboidrato; 98 g de gordura.

Grupo alimentar	Número de porções
Pão/amido	5
Frutas	6
Leite desnatado	3
Colheres de chá de açúcar	0
Hortaliças	9
Proteína:	
Muito magra	10
Magra	8
Com médio teor de gordura	1
Gordura	14

Porções por grupo alimentar	Cardápio
Lanche pré-treino	
1 de leite	1 xícara (230 g) de iogurte natural
1 de frutas	¾ de xícara (110 g) de mirtilo
	Água
Treino	
	Água
Café da manhã	
1 de pão/amido	1 fatia de pão integral
1 de leite	1 xícara (240 mL) de leite desnatado para o *smoothie*
2 de frutas	½ xícara (120 mL) de suco de laranja para o *smoothie* ½ xícara de manga ou outra fruta congelada para o *smoothie*
2 de hortaliças	1 xícara de hortaliças salteadas, adicionadas aos ovos
1 de proteína com médio teor de gordura	1 ovo inteiro, mexido
4 de proteína muito magra	4 claras de ovos, cozidas com o ovo inteiro 14 g de *whey protein* isolada, adicionada ao leite, suco de laranja e fruta batidos com cubos de gelo

Capítulo 16 ■ Cardápios para definição corporal **317**

Porções por grupo alimentar	Cardápio
Café da manhã *(continuação)*	
4 de gordura	4 colheres de sopa (60 g) de abacate, passado no pão 1 colher de chá (4 g) de margarina enriquecida com ômegas 3 e 6 e 1 colher de chá (5 mL) de azeite de oliva para preparar as hortaliças e os ovos
	Água
Lanche	
2 de pão/amido	Incluído no *edamame* ou nos biscoitos de soja
1 de hortaliças	1 xícara (124 g) de aipo em tiras
2 de proteína muito magra	1 xícara de *edamame* (180 g) ou 2 porções (aproximadamente ⅔ da embalagem) de biscoitos de soja
4 de gordura	2 colheres de sopa (32 g) de pasta de amendoim natural
Almoço	
1 de pão/amido	*Wrap* de peito de peru
2 de hortaliças	Rechear o sanduíche com as hortaliças
4 de proteína muito magra	90 g de peru incluído no *wrap* 30 g de queijo incluído no *wrap*
1 de gordura	1 gordura presente no queijo
	Mostarda Dijon
Lanche	
2 de frutas	8 damascos secos
1 de leite	1 café com leite desnatado, grande
2 de gordura	12 amêndoas
Jantar	
1 de pão/amido	½ batata-doce assada
1 de frutas	85 g de uvas (cerca de 15 unidades)
4 de hortaliças	1 xícara (180 g) de aspargos cozidos no vapor 4 xícaras (112 g) de *mix* de folhas verdes
8 de proteína magra	240 g de salmão selvagem, grelhado
3 de gordura	8 azeitonas pretas grandes 1 colher de chá (5 mL) de azeite de oliva para o salmão 2 colheres de sopa (30 mL) de molho italiano para salada com teor reduzido de gordura
	Chá-verde (ou outro chá)

CONSELHO ESPECIAL PARA COMPETIDORES

Muitos praticantes de treinamento de força receiam estar de estômago muito cheio quando vão participar de uma competição. Entretanto, é fundamental ter líquidos, calorias e nutrientes suficientes para sentir-se forte e energizado. Provavelmente, a melhor forma de fazer isso é suplementar a dieta com substitutos líquidos da refeição. Eles proporcionam saciedade, mas passam pelo sistema digestivo com mais rapidez do que os alimentos sólidos.

Qualquer que seja a marca do substituto da refeição e do produto escolhido, deve-se ter certeza de que é testado e certificado com relação à pureza. A empresa deve garantir que é absolutamente isento de substâncias proibidas. Não é o momento de ser pego com uma leitura positiva em um teste de *doping*. Os suplementos proteicos e substitutos de refeições são notórios por serem intencionalmente ou não fortificados com auxiliares de aumento de desempenho.

Tendo em vista que a porção de um substituto da refeição tem aproximadamente a mesma quantidade de calorias que uma pequena refeição ou lanche, deve-se ingeri-lo de 90 minutos a 2 horas antes da competição para obter o máximo benefício durante a prova. Se você se sentir confortável, pode adicionar alguns alimentos com pouca fibra durante o dia para aumentar sua ingestão alimentar e evitar o tédio de consumir apenas o alimento líquido. É importante consumir uma grande variedade de alimentos após a competição, para completar as necessidades nutricionais do dia.

17 Receitas *Power Eating*

Embora existam muitos suplementos no mercado, é preferível utilizar ingredientes frescos sempre que possível. As receitas a seguir foram desenvolvidas para meus clientes que praticam treinamento de força e para as equipes com as quais trabalhei durante muitos anos. Vale a pena experimentar todas e escolher as favoritas. Elas foram elaboradas para pessoas ocupadas; portanto, cada uma deve levar cerca de 5 minutos de preparo e 5 minutos de cozimento. Quem já leu as edições anteriores de *Nutrição para o treinamento de força* notará que algumas receitas foram atualizadas, com novas formulações e ingredientes. E há algumas receitas novas maravilhosas, que tenho certeza que farão sucesso.

POWER DRINKS

FÓRMULA ESSENCIAL DE KLEINER PARA DESENVOLVIMENTO MUSCULAR PARA MULHERES

– 1 xícara (240 mL) de leite desnatado
– ¼ de xícara (60 mL) de suco de laranja enriquecido com cálcio
– ¼ de xícara (37 g) de morangos congelados
– 14 g de *whey protein* isolada

Bata bem até ficar homogêneo.

Uma porção contém:

Nutrientes	Porções por grupo alimentar
224 calorias	1 porção de fruta
29 g de carboidrato	3 porções de proteína muito magra
27 g de proteína	1 porção de leite desnatado
0 g de gordura	
< 1 g de fibra alimentar	

Parte III ■ Planos e cardápios

FÓRMULA ESSENCIAL DE KLEINER PARA DESENVOLVIMENTO MUSCULAR PARA HOMENS

– 1 xícara (240 mL) de leite desnatado
– ½ xícara (120 mL) de suco de laranja fortificado com cálcio
– 1 colher de sopa (21 g) de mel
– ¼ de xícara (37 g) de morangos congelados
– 21 g de *whey protein* isolada

Bata bem até ficar homogêneo.

Uma porção contém:

Nutrientes
360 calorias
54 g de carboidrato
36 g de proteína
0 g de gordura
1 g de fibra alimentar

Porções por grupo alimentar
1 ½ porção de fruta
4 porções de proteína muito magra
1 porção de leite desnatado
4 colheres de chá (20 g) de açúcar adicionado

FÓRMULA SIMPLES DE KLEINER PARA DESENVOLVIMENTO MUSCULAR

– 1 xícara (240 mL) de leite desnatado
– 1 porção de Instant Breakfast® ou outro pó similar para preparo de bebida
– 1 banana
– 1 colher de sopa (16 g) de pasta de amendoim

(Opcional: adicionar 25 g de *whey protein* isolada e 100 calorias)
Bata bem até ficar homogêneo.

Uma porção contém:

Nutrientes
438 calorias
70 g de carboidrato
17 g de proteína
10 g de gordura
6 g de fibra alimentar

Porções por grupo alimentar
1 porção de leite desnatado
2 porções de frutas
1 porção de proteína muito magra
2 porções de gordura
6 colheres de chá (30 g) de açúcar adicionado

FÓRMULA DE KLEINER PARA DESENVOLVIMENTO MUSCULAR

– 1 xícara (150 g) de morangos congelados
– 1 xícara (230 g) de iogurte desnatado de morango
– 15 g de *whey protein* isolada
– 1 colher de sopa (21 g) de mel
– 1 xícara (240 mL) de leite desnatado
– 1 xícara (240 mL) de suco de laranja enriquecido com cálcio

Bata bem até ficar homogêneo.

Uma porção contém:

Nutrientes
529 calorias
100 g de carboidrato
31 g de proteína
1 g de gordura
4 g de fibra alimentar

Porções por grupo alimentar
3 porções de frutas
2 porções de proteína muito magra
2 porções de leite desnatado
6 colheres de chá (30 g) de açúcar adicionado

FÓRMULA MUSCULAR *PLUS* DE KLEINER

– 24 g de colostro bovino ou *whey protein* isolada
– 1 xícara (150 g) de morangos congelados não adoçados
– 1 banana média
– 1 xícara (240 mL) de leite de soja sem gordura sabor baunilha enriquecido com cálcio e
  vitaminas A e D
– 1 xícara (240 mL) de suco de laranja enriquecido com cálcio e vitamina C

Bata bem até ficar homogêneo.

Uma porção contém:

Nutrientes
436 calorias
86 g de carboidrato
27 g de proteína
0 g de gordura
8 g de fibra alimentar

Porções por grupo alimentar
4 porções de frutas
3 porções de proteína muito magra
1 porção de leite desnatado
3 colheres de chá (15 g) de açúcar adicionado

FÓRMULA MUSCULAR *PLUS LIGHT* DE KLEINER

– 21 g de colostro bovino ou *whey protein* isolada
– 1 xícara (150 g) de morangos congelados não adoçados
– ½ banana média
– 1 xícara (240 mL) de leite de soja sem gordura sabor baunilha enriquecido com cálcio e vitaminas A e D
– ½ xícara (120 mL) de suco de laranja enriquecido com cálcio e vitamina C

Bata bem até ficar homogêneo.

Uma porção contém:

Nutrientes
316 calorias
58 g de carboidrato
26 g de proteína
0 g de gordura
6 g de fibra alimentar

Porções por grupo alimentar
2 ½ porções de frutas
3 porções de proteína muito magra
1 porção de leite desnatado
3 colheres de chá (15 g) de açúcar

SMOOTHIE PARA FORTALECIMENTO ÓSSEO

– 1 xícara (240 mL) de leite desnatado
– ½ xícara (120 mL) de suco de laranja enriquecido com cálcio
– ½ xícara (115 g) de iogurte desnatado sabor baunilha
– 1 xícara (150 g) de frutas congeladas (manga, mirtilos e morangos)
– 1 colher de sopa (15 g) de leite desnatado em pó
– 14 g de *whey protein* isolada

Bata bem até ficar homogêneo.

Uma porção contém:

Nutrientes
440 calorias
80 g de carboidrato
30 g de proteína
0 g de gordura
5 g de fibra alimentar

Porções por grupo alimentar
3 porções de frutas
2 porções de proteína muito magra
2 porções de leite desnatado
3 colheres de chá (15 g) de açúcar

SMOOTHIE MOCHA PARA CAFÉ DA MANHÃ

– 1 xícara (240 mL) de leite desnatado
– ½ xícara (120 mL) de café coado forte
– 2 colheres de sopa (32 g) de pasta de amendoim natural
– ½ banana grande
– 1 colher de sopa cheia (20 g) de Instant Breakfast® sabor chocolate, ou cacau em pó
– 10 cubos de gelo

Bata bem até ficar homogêneo.

Uma porção contém:

Nutrientes	Porções por grupo alimentar
485 calorias	1 porção de fruta
62 g de carboidrato	3 porções de proteína muito magra
21 g de proteína	2 porções de leite desnatado
17 g de gordura	3 porções de gordura
5 g de fibra alimentar	4 colheres de chá (20 g) de açúcar

SMOOTHIE DE SOJA (SEM LACTOSE)

– 150 g de tofu (150 g)
– ¾ de xícara (112 g) de morangos congelados
– ½ banana média
– ½ xícara (120 mL) de leite de soja sem gordura sabor baunilha enriquecido com vitaminas A e D
  e cálcio
– ½ xícara (120 mL) de suco de laranja enriquecido com cálcio
– 2 colheres de chá (14 g) de mel

Bata o tofu no liquidificador até formar um creme. Adicione os outros ingredientes e bata bem até ficar homogêneo.

Uma porção contém:

Nutrientes	Porções por grupo alimentar
321 calorias	3 porções de frutas
61 g de carboidrato	1 porção de proteína com médio teor de gordura
11 g de proteína	
5 g de gordura	½ porção de leite desnatado
4 g de fibra alimentar	2 colheres de chá (10 g) de açúcar

FENÔMENO FITOQUÍMICO II

– 1 xícara (150 g) de frutas congeladas (manga e mamão)
– ½ kiwi médio, sem casca e cortado em quatro
– ½ xícara (115 g) de iogurte natural desnatado
– ⅓ de xícara (80 mL) de suco de romã
– ⅔ de xícara (160 mL) de suco de abacaxi
– 1 xícara (240 mL) de leite desnatado ou leite de soja sem sabor

Bata bem até ficar homogêneo.

Uma porção contém:

Nutrientes	Porções por grupo alimentar
383 calorias	5 porções de frutas
83 g de carboidrato	3 porções de proteína muito magra
16 g de proteína	1 ½ porção de leite desnatado
1 g de gordura	
4 g de fibra alimentar	

SMOOTHIE CÍTRICO COM RASPAS DE LIMÃO

Este *smoothie* ajudará a repor líquidos e eletrólitos, especialmente em dias quentes.

— Um pedaço de gengibre fresco (6 cm)
— 1 xícara (150 g) de *sorbet* de limão
— 2 xícaras (480 mL) de água gaseificada gelada, sem aromatizante
— 2 colheres de sopa (30 mL) de suco de limão-siciliano fresco
— 1 colher de sopa (15 mL) de suco de limão-taiti
— ⅛ de colher de chá de sal
— 2 colheres de sopa (30 g) de açúcar*
— 15 cubos de gelo
— Raspas de um limão-siciliano grande (cerca de 2 colheres de sopa, ou 30 g)

*Se preferir uma bebida mais doce, acrescente mais açúcar, xarope de agave ou estévia.

Rale o gengibre e esprema seu sumo. Bata o suco do gengibre com os demais ingredientes no liquidificador até que a mistura atinja a consistência de um *drink Frozen margarita*. Para uma bebida menos calórica, faça uma receita para 2 porções.

Uma porção contém:

Nutrientes
150 calorias
38 g de carboidrato
1 g de proteína
0 g de gordura
1 g de fibra alimentar

Porções por grupo alimentar
9 ½ colheres de chá (48 g) de açúcar

SMOOTHIE PIÑA COLADA

– 1 xícara (240 mL) de leite desnatado
– 1 porção de Instant Breakfast® ou outro pó similar para preparo de bebida, sabor baunilha
– 170 g de iogurte de *piña colada light* (ou outro iogurte de coco e abacaxi)
– ½ xícara de abacaxi triturado em suco natural
– 2 colheres de sopa (30 mL) de leite de coco *light*
– ½ colher de chá (3 mL) de extrato de rum
– 4 cubos de gelo

Bata bem até ficar homogêneo.

Uma porção contém:

Nutrientes	Porções por grupo alimentar
455 calorias	1 porção de fruta
82 g de carboidrato	3 porções de leite desnatado
21 g de proteína	1 porção de gordura
5 g de gordura	6 colheres de chá (30 g) de açúcar
1 g de fibra alimentar	

BENEFÍCIO ANTIOXIDANTE

– 1 xícara (240 mL) de leite desnatado
– ⅓ de xícara (80 mL) de suco de uva integral
– 1 colher de sopa (15 mL) de suco de limão-taiti
– ½ xícara (115 g) de iogurte natural desnatado
– ½ xícara (75 g) de morangos congelados
– ¼ de xícara (35 g) de mirtilos congelados
– 5 g de creatina monoidratada

Bata bem até ficar homogêneo.

Uma porção contém:

Nutrientes	Porções por grupo alimentar
255 calorias	2 porções de frutas
50 g de carboidrato	1 porção de proteína muito magra
18 g de proteína	1 ½ porção de leite desnatado
0 g de gordura	
3 g de fibra alimentar	

DESPERTADOR

— 2 colheres de chá (10 g) de folhas de chá *chai*
— 2 xícaras (480 mL) de leite desnatado
— ⅓ de xícara (40 g) de leite desnatado em pó
— 1 ½ colher de sopa (32 g) de mel
— ⅛ de colher de chá (0,5 g) de noz-moscada
— 4 cubos de gelo

Ferva o chá com o leite por 5 a 8 minutos. Leve à geladeira para esfriar. Despeje o leite no liquidificador, retirando as folhas de chá. Adicione os demais ingredientes. Bata bem até ficar homogêneo.

Uma porção contém:

Nutrientes
350 calorias
62 g de carboidrato
25 g de proteína
1 g de gordura
0 g de fibra alimentar

Porções por grupo alimentar
3 porções de leite desnatado
6 colheres de chá (30 g) de açúcar

VITAMINA CARIBENHA

— 340 mL (1 lata) de suco de mamão
— ⅓ de xícara de abacaxi triturado em suco natural
— ½ banana
— 21 g de *whey protein* isolada
— 6 cubos de gelo

Bata bem até ficar homogêneo.

Uma porção contém:

Nutrientes
364 calorias
69 g de carboidrato
23 g de proteína
1 g de gordura
4 g de fibra alimentar

Porções por grupo alimentar
4 ½ porções de frutas
3 porções de proteína muito magra

SMOOTHIE APPLE PIE

– 1 xícara (240 mL) de suco de maçã não coado
– ½ xícara (115 g) de purê de maçã não adoçado
– ⅓ de xícara (50 g) de *frozen yogurt* desnatado sabor baunilha
– 2 colheres de sopa (30 g) de gérmen de trigo tostado
– ⅓ de xícara (40 g) de leite em pó desnatado
– 10 g de *whey protein* isolada

Bata bem até ficar homogêneo.

Uma porção contém:

Nutrientes
399 calorias
74 g de carboidrato
25 g de proteína
2 g de gordura
4 g de fibra alimentar

Porções por grupo alimentar
3 porções de frutas
2 porções de proteína muito magra
1 porção de leite desnatado
3 colheres de chá (15 g) de açúcar

BEBIDA ESPORTIVA DE GENGIBRE E LIMÃO

Para abastecer e hidratar o corpo, esta bebida estimulante da força deve ser ingerida 2 horas antes do exercício. Ele também repõe líquidos, de forma excelente, durante ou após o exercício ou a qualquer hora de um dia ativo.

– 1 pedaço de 3 cm de gengibre fresco
– 2 xícaras (480 mL) de água gaseificada gelada, sem aromatizante
– 1 colher de sopa (15 mL) de suco de limão-siciliano
– 2 colheres de chá (10 mL) de suco de limão-taiti
– 2 colheres de sopa (30 g) de açúcar
– Uma pitada (0,75 g) de sal

Rale o gengibre e esprema seu sumo. Bata o suco do gengibre com os demais ingredientes no liquidificador por 20 segundos. Sirva imediatamente.

Uma porção contém:

Nutrientes
109 calorias
28 g de carboidrato
0 g de proteína
0 g de gordura
0 g de fibra alimentar

Porções por grupo alimentar
7 colheres de chá (35 g) de açúcar

RECEITAS DE *SHAKES* ANTI-INFLAMATÓRIOS QUE AJUDAM NA RECUPERAÇÃO

Recomendo o uso do suplemento USANA Nutrimeal® porque é um ótimo substituto da refeição para estimular sua nutrição total, tem garantia de pureza e atende ao perfil nutricional desejado. Independentemente de qual marca de suplemento você utilize, procure pela garantia de pureza.

Bata os seguintes ingredientes no liquidificador, em alta velocidade, e bom proveito.

MAÇÃ, GENGIBRE, ESPINAFRE E FRUTAS VERMELHAS

– 1 xícara (240 mL) de suco de maçã 100% natural
– 1 colher de sopa de gengibre picado fresco (um pedaço de aproximadamente 6 cm)
– 2 xícaras (56 g) de espinafre *baby*
– ½ xícara (72 g) de mirtilos frescos ou congelados
– 3 *scoops* de suplemento USANA Nutrimeal® sabor chocolate
– 1 *scoop* de *whey protein* isolada

Rende 2 porções.

Uma porção contém (incluindo o suco de maçã):

Nutrientes	Porções por grupo alimentar
323 calorias	2 porções de frutas
48 g de carboidrato	2 ½ porções de proteína muito magra
21 g de proteína	½ porção de leite desnatado
3 g de gordura	3 colheres de chá (15 g) de açúcar
7 g de fibra alimentar	½ porção de gordura

FRAMBOESA, AMEIXA E MANJERICÃO

– 1 xícara (240 mL) de água ou suco 100% natural (maçã, frutas vermelhas, etc.)
– ½ xícara (75 g) de framboesas frescas ou congeladas
– 2 ameixas médias, fatiadas
– 1 colher de sopa de manjericão fresco (1 colher de chá de manjericão desidratado)
– 3 *scoops* de suplemento USANA Nutrimeal® sabor baunilha
– 1 *scoop* de *whey protein* isolada

Rende 2 porções.

Uma porção contém (incluindo o suco de maçã):

Nutrientes	Porções por grupo alimentar
370 calorias	2 ½ porções de frutas
61 g de carboidrato	2 ½ porções de proteína muito magra
21 g de proteína	½ porção de leite desnatado
4 g de gordura	3 colheres de chá (15 g) de açúcar
7 g de fibra alimentar	½ porção de gordura

BANANA, BETERRABA E LARANJA

– 1 xícara (240 mL) de água ou suco de laranja 100% natural
– 1 colher de chá (2,4 g) de canela em pó
– ¼ de colher de chá (0,6 g) de noz-moscada em pó
– 1 banana pequena
– ½ xícara de beterraba picada
– 3 *scoops* de suplemento USANA Nutrimeal® sabor baunilha
– 1 *scoop* de *whey protein* isolada

Rende 2 porções.

Uma porção contém (incluindo o suco de laranja):

Nutrientes	Porções por grupo alimentar
318 calorias	2 porções de fruta
52 g de carboidrato	2 ½ porções de proteína muito magra
22 g de proteína	½ porção de leite desnatado
3 g de gordura	3 colheres de chá (15 g) de açúcar
5 g de fibra alimentar	½ porção de gordura

AMÊNDOAS E PÊSSEGO

– 1 xícara (240 mL) de água ou leite de amêndoas
– 1 xícara de pêssegos congelados
– 1 colher de sopa (16 g) de pasta de nozes, castanhas ou amêndoas
– 1 colher de chá (2,4 g) de canela em pó
– 3 *scoops* de suplemento USANA Nutrimeal® sabor baunilha
– 1 *scoop* de *whey protein* isolada

Rende 2 porções.

Uma porção contém (incluindo o leite de amêndoas):

Nutrientes	Porções por grupo alimentar
275 calorias	½ porção de fruta
30 g de carboidrato	2 ½ porções de proteína muito magra
22 g de proteína	½ porção de leite desnatado
10 g de gordura	3 colheres de chá (15 g) de açúcar
7 g de fibra alimentar	2 porções de gordura

INCREMENTE SEU *POWER DRINK*

É possível criar bebidas personalizadas com a adição de alguns ingredientes naturais e suplementos nutricionais. A seguir, alguns exemplos:

- **Fibra:** com a meta de 25 a 35 g/dia, obter fibra suficiente é, em geral, difícil. Sucos e *smoothies* industrializados são normalmente destituídos de fibra, mas eles não precisam ser. Pode-se aumentar o teor de fibras dos *power drinks* com a utilização de frutas, frutas com cascas ou sementes, semente de linhaça moída ou gérmen de trigo. Também pode-se ingerir biscoitos ou pães integrais com a bebida a fim de aumentar facilmente a ingestão de fibras.
- **Proteína:** proteína em pó aumenta o teor de proteína da bebida quando não há o desejo de aumentar o consumo de nenhum outro nutriente. Se desejar adicionar somente proteína, utilize a proteína isolada de soja ou *whey protein*.
- **Energia:** para abastecer-se de energia e nutrientes, *shakes* substitutos de refeição funcionam bem. No caso dos intolerantes à lactose, deve-se escolher suplementos estimulantes energéticos e substitutos de refeição sem lactose.
- **Creatina monoidratada:** para aqueles que praticam esportes ou treinamento de força, pode-se adicionar creatina à dieta para melhorar o desempenho. Especialmente após o exercício, *power drink* é uma ótima opção para prover uma das quatro doses diárias de 5 mg.

Parte III ■ Planos e cardápios

CAFÉS DA MANHÃ ENERGÉTICOS

SALADA INDIANA

Esta deliciosa salada é servida como acompanhamento na Índia, mas pode ser um rápido e fabuloso café da manhã. Leva cardamomo como especiaria, mas este ingrediente, por ser caro, pode ser substituído por canela.

– ½ colher de chá (2 g) de manteiga
– 2 colheres de sopa (14 g) de amêndoas laminadas
– 2 bananas médias, em fatias finas
– 4 colheres de sopa (61 g) de iogurte natural semidesnatado
– 3 colheres de sopa (45 g) de *sour cream* (creme de leite azedo) *light*
– 1 colher de sopa (21 g) de mel
– ⅛ colher de chá (0,25 g) de cardamomo em pó ou ¼ colher de chá (0,6 g) de canela em pó

1. Derreta a manteiga em uma frigideira pequena antiaderente em fogo médio. Toste as amêndoas, mexendo sempre, até que fiquem douradas, por mais ou menos 3 minutos.
2. Enquanto isso, em uma tigela média, misture as bananas com o iogurte, o *sour cream*, o mel e o cardamomo. Adicione as amêndoas e sirva.

Rende 2 porções.

Uma porção contém:

Nutrientes
    250 calorias
    42 g de carboidrato
    6 g de proteína
    8 g de gordura
    4 g de fibra alimentar

Porções por grupo alimentar
    2 porções de frutas
    1 porção de proteína magra
    1 porção de gordura
    3 colheres de chá (15 g) de açúcar

PARFAIT MATUTINO

– 2 xícaras (480 g) de iogurte grego desnatado
– 1 xícara (110 g) de muesli
– 1 ¼ xícara (180 g) de frutas vermelhas frescas
– 2 colheres de sopa de farinha de linhaça (13 g de linhaça moída)
– 2 colheres de sopa de oleaginosas de sua preferência, picadas e tostadas

1. Em duas xícaras de 480 mL ou copos de plástico, intercale os ingredientes: ¼ do iogurte, ¼ do muesli, ¼ da linhaça e ¼ das frutas vermelhas.
2. Repita o passo 1; reserve um pouco de iogurte para a cobertura e polvilhe com metade das nozes picadas por cima.

Rende 2 porções.

Uma porção contém:

Nutrientes	Porções por grupo alimentar
340 calorias	2 porções de pão/amido
50 g de carboidrato	½ porção de fruta
24 g de proteína	1 porção de leite
7 g de gordura	3 porções de proteína muito magra
8 g de fibra alimentar	1 porção de gordura

PICOLÉ DE IOGURTE E PÊSSEGO MELBA

Estes deliciosos picolés podem ser preparados na noite anterior para serem consumidos em um café da manhã *light*, que pode facilmente ser levado para viagem em uma manhã de verão. Se não quiser inserir o palito, simplesmente encaixe um garfo no sorvete quando estiver pronto para comer.

– 1 xícara (247 g) de pêssegos em conserva, fatiados, em calda *light*
– 1 xícara (230 g) de iogurte de framboesa semidesnatado
– 1 xícara (240 mL) de suco de laranja

1. Bata bem os ingredientes no liquidificador. Coloque em copos de plástico de 300 mL. Leve ao congelador.
2. Quando a mistura estiver parcialmente congelada, insira os palitos ou colheres de plástico.

Rende 2 porções.

Uma porção contém:

Nutrientes
    280 calorias
    64 g de carboidrato
    6 g de proteína
    1 g de gordura
    3 g de fibra alimentar

Porções por grupo alimentar
    2 porções de fruta
    1 porção de leite desnatado
    5 colheres de chá (25 g) de açúcar

TORRADA FRANCESA COM LARANJA E CANELA

Esta torrada leva um pouco mais de tempo para preparar do que a versão padrão que "pula" da torradeira.

— 2 ovos grandes, ligeiramente batidos
— 2 colheres de sopa (30 mL) de suco de laranja
— ¼ de colher de chá (0,6 g) de canela em pó
— 4 fatias de pão integral
— Óleo vegetal em *spray* para cozinhar

1. Em tigela rasa, misture os ovos, o suco de laranja e a canela.
2. Unte uma frigideira antiaderente com o óleo vegetal em *spray* e leve ao fogo médio por 1 ou 2 minutos, até aquecer. Mergulhe o pão na mistura para cobrir os dois lados. Coloque as fatias na frigideira e despeje por cima o restante da mistura de ovos. Cozinhe por aproximadamente 2 minutos de cada lado ou até ficarem tostadas.

Rende 2 porções.

Uma porção contém:

Nutrientes
220 calorias
28 g de carboidrato
12 g de proteína
7 g de gordura
4 g de fibra alimentar

Porções por grupo alimentar
2 porções de pão/amido
1 porção de proteína com médio teor de gordura

ABACAXI COM QUEIJO À DINAMARQUESA

– 4 fatias de pão com uvas-passas
– 4 colheres de sopa (62 g) de abacaxi triturado em conserva, não adoçado, sem a calda
– ½ xícara (120 g) de ricota magra
– 1 colher de chá (5 g) de açúcar mascavo
– Uma pitada de canela em pó

1. Espalhe 30 g do queijo em cada fatia de pão e cubra com o abacaxi. Misture o açúcar com a canela e polvílhe sobre o abacaxi.
2. Asse no forno ou grelhe até o açúcar começar a borbulhar, cerca de 2 minutos.

Rende 2 porções.

Uma porção contém:

Nutrientes	Porções por grupo alimentar
246 calorias	2 porções de pão/amido
35 g de carboidrato	⅓ da porção de fruta
11 g de proteína	½ porção de proteína com médio teor de
7 g de gordura	gordura
3 g de fibra alimentar	½ porção de gordura

FRUTAS COM QUEIJO

– 1 maçã vermelha pequena, sem miolo e fatiada
– 1 pera pequena, sem miolo e fatiada
– 60 g de queijo cheddar em fatias finas
– 4 fatias de torradas integrais

1. Coloque as fatias de maçã e pera sobre o pão e cubra com o queijo para fazer um sanduíche aberto.
2. Leve ao forno ou grelhe por 2 a 3 minutos até o queijo derreter e borbulhar.

Rende 2 porções.

Uma porção contém:

Nutrientes	Porções por grupo alimentar
322 calorias	2 porções de pão/amido
47 g de carboidrato	1 porção de fruta
13 g de proteína	1 porção de proteína com médio teor de
12 g de gordura	gordura
7 g de fibra alimentar	1 porção de gordura

OMELETE DE ASPARGOS, ESPINAFRE E QUEIJO FETA

– 1 xícara (240 mL) de claras de ovos
– 1 ovo inteiro
– 4 tiras de aspargos, cortados
– ½ xícara (14 g) de folhas de espinafre *baby* fresco (picadas)
– 30 g de queijo feta magro
– Óleo de canola em *spray*
– Pimenta-do-reino moída (a gosto)
– Sal marinho (a gosto)

1. Lave e pique o espinafre. Bata o ovo e as claras juntos. Espalhe um pouco de óleo de canola na frigideira e aqueça. Quando a panela estiver quente, despeje a mistura de ovos; quando borbulhar, vire com uma espátula.
2. Reduza pela metade a temperatura do fogo e coloque as tiras de aspargos e as folhas de espinafre em metade da omelete. Esfarele o queijo sobre a mistura e tempere com um pouco de sal e pimenta. Deixe no fogo até que a mistura esteja quase no ponto.
3. Com uma espátula plana e larga, dobre a parte da omelete sem cobertura sobre o recheio. Pressione a espátula sobre a omelete por 15 segundos (isso faz com que o queijo derreta). Sirva imediatamente.

Rende 2 porções.

Uma porção contém:

Nutrientes
294 calorias
5 g de carboidrato
41 g de proteína
10 g de gordura
2 g de fibra alimentar

Porções por grupo alimentar
1 porção de hortaliças
2 porções de proteína muito magra
2 porções de proteína com médio teor de gordura

Receita criada por Shar Sault. Reproduzida com permissão.

PRATOS PRINCIPAIS FÁCEIS

FRANGO COM MOLHO DE LARANJA E PISTACHE

– 8 metades de peito de frango sem pele e sem osso
– 4 colheres de sopa (34 g) de farinha de trigo
– 1 ½ xícara (360 mL) de suco de laranja natural
– ¼ de xícara (60 mL) de vinho branco
– ¼ de xícara (60 mL) de vinagre de vinho branco
– ½ xícara de chalota picada
– 2 colheres de sopa (30 g) de açúcar mascavo
– 2 colheres de sopa (30 mL) de azeite de oliva
– 2 colheres de sopa (24 g) de manteiga sem sal, cortada em cubos
– 3 colheres de sopa (63 g) de mel
– 8 fatias de laranja e 8 colheres de sopa (62 g) de pistache sem sal para decorar
– Sal e pimenta a gosto
– Papel-manteiga

1. Corte os peitos de frango, cubra as partes grossas com papel-manteiga e bata com batedor de carne para que cozinhem por igual. Misture o sal com a pimenta e a farinha de trigo. Salpique sobre o frango.
2. Em uma panela, junte o suco de laranja, o vinho, o vinagre, as chalotas e o açúcar; deixe ferver. Cozinhe em fogo brando até reduzir a cerca de 1 xícara. Mantenha quente.
3. Aqueça o azeite em uma frigideira grande em fogo médio. Frite os peitos de frango em porções até que estejam macios ao toque, 4 minutos de cada lado. Transfira para uma assadeira e deixe descansar.
4. Retire do fogo a panela do molho e misture com os pedaços de manteiga fria. Coloque sobre o frango e o mantenha aquecido no forno a 120°C. Ele pode ser resfriado ou congelado neste ponto.
5. Para servir, reaqueça em forno a 160°C; regue bem com o molho.
6. Aqueça o mel com 2 colheres de sopa (30 mL) de suco de laranja. Salpique sobre cada peito de frango 1 colher de sopa (8 g) de pistache. Cubra cada porção com uma fatia de laranja.

Rende 8 porções.

Uma porção contém:

Nutrientes
334 calorias
22 g de carboidrato
30 g de proteína
13 g de gordura
2 g de fibra alimentar

Porções por grupo alimentar
4 porções de proteína muito magra
2 porções de gordura
½ porção de fruta
1 colher de chá (5 g) de açúcar

Capítulo 17 ■ Receitas *Power Eating* **339**

A seguir, duas receitas que trazem o efeito de estimular o humor (proporcionado pelo ácido graxo ômega-3) e os benefícios de estímulo do metabolismo proporcionados pela pimenta-de-caiena. Se conseguir suportar a picância, acrescente pimenta-de-caiena à sua dieta diariamente, para ajudá-lo a permanecer magro e bem disposto.

BAGRE NA FRIGIDEIRA À CAJUN

– ½ xícara (69 g) de farinha de milho
– 1 colher de chá (0,3 g) de salsinha desidratada em flocos
– ½ colher de chá (1 g) de páprica
– ⅛ de colher de chá (0,2 g) de pimenta-de-caiena (ou a gosto)
– ⅛ de colher de chá (0,2 g) de pimenta-branca
– ⅛ de colher de chá (0,2 g) de pimenta-do-reino
– ½ colher de chá (3 g) de sal
– ¼ de colher de chá (0,4 g) de tomilho
– ½ colher de chá (1,4 g) de alho em pó
– ¼ colher de chá (0,6 g) de cebola em pó
– 1 ovo
– 2 ½ colher de sopa (37 mL) de água
– 360 g de filés de bagre
– Óleo vegetal em *spray* para cozinhar
– Fatias de limão-siciliano

1. Misture a farinha de milho, as ervas e as especiarias em um prato raso. Em outro prato, bata o ovo com a água.
2. Aqueça uma frigideira antiaderente em fogo médio por 30 segundos. Unte com o óleo vegetal em *spray*. Mergulhe os filés na mistura de ovo e cubra generosamente com a mistura de farinha. Coloque na frigideira com o lado da pele para baixo e frite por 5 a 6 minutos, ou até dourar. Vire o peixe e frite por mais 6 a 7 minutos. Vire novamente, se necessário, e retire em seguida. Fique atento enquanto o peixe cozinha. Não deixe o óleo esfumaçar nem queimar a cobertura. O peixe deve ficar suculento por dentro, crocante e dourado por fora. Sirva com fatias de limão-siciliano.

Rende 3 porções.

Uma porção contém:

Nutrientes
281 calorias
18 g de carboidrato
25 g de proteína
11 g de gordura
2 g de fibra alimentar

Porções por grupo alimentar
4 porções de proteína magra
1 porção de pão/amido

SOLHA AO LIMÃO COM MOLHO DE MOSTARDA

Esta é uma ótima receita tanto para aqueles que não gostam de peixe como para aqueles que o amam.

– 480 g de filé de solha
– ¼ de xícara (60 mL) de suco de limão-siciliano
– ¼ de xícara (60 mL) de vinho branco
– 1 colher de chá (5 g) de amido de milho dissolvido em ⅛ de xícara (30 mL) de água fria
– 1 xícara (240 mL) de água
– ¼ de xícara (60 mL) de suco de maçã
– 2 colheres de chá (10 mL) de vinho branco seco
– 1 colher de chá (3 g) de alho picado
– 1 colher de sopa (15 mL) de suco de limão-taiti adoçado com 1 colher de chá (5 g) de açúcar
– 2 colheres de chá (10 g) de molho de mostarda amarela
– 1 colher de chá (5mL) de molho inglês
– ⅛ de colher de chá (0,2 g) de pimenta-de-caiena (ou a gosto)

1. Coloque o peixe, o suco de limão-siciliano e o vinho branco em uma assadeira e asse a 200°C por 20 minutos, ou até que o peixe esteja branco.
2. Misture o amido dissolvido, a água, o suco de maçã, o vinho branco seco e o alho em uma panela. Aqueça em fogo médio para engrossar, mexendo sempre.
3. Em uma tigela pequena, misture o suco de limão-taiti adoçado, a mostarda, o molho inglês e a pimenta. Junte a mistura de mostarda com a de amido e misture bem. Deixe cozinhar até engrossar.
4. Coloque o peixe em uma travessa, despeje o molho por cima e sirva.

Rende 4 porções.

Uma porção contém:

Nutrientes
170 calorias
6 g de carboidrato
26 g de proteína
2 g de gordura
0 g de fibra alimentar

Porções por grupo alimentar
½ porção de fruta
4 porções de proteína muito magra

SUPREMO DE ATUM

Esta receita é ótima para acompanhar uma salada ou servir como recheio de um *wrap*. Em menos de 5 minutos, é possível transformar o atum interessante o suficiente para o dia a dia. Sempre dobro os ingredientes quando preparo esta receita, para tê-la à mão todos os dias. O preparo e o planejamento antecipado tornam a vida mais fácil ao manter um ótimo planejamento nutricional. Rende 2 porções.

– 2 tiras de salsão, bem picado (acrescentar as folhas)
– ½ pimentão vermelho, picado
– ½ cebola roxa, bem picada
– ½ xícara de salsinha, bem picada
– 400 g de atum conservado em água (escorrido)
– ½ xícara (73 g) de milho-verde
– 2 colheres de sopa (20 g) de maionese *light*
– ½ colher de chá (2,5 g) de mostarda Dijon
– Pimenta em grão moída na hora para temperar

1. Lave e pique bem o salsão, o pimentão, a cebola e a salsinha.
2. Escorra o atum e coloque em uma tigela.
3. Adicione os ingredientes picados; então acrescente o milho, a pimenta, a maionese e a mostarda.
4. Mexa bem, para que a maionese e a mostarda fiquem bem distribuídas.
5. Sirva com biscoitos de arroz, com uma salada ou em um *wrap* de tortilha.

Esta refeição é rápida e fácil, muito saborosa e repleta de proteína.

Uma porção contém:

Nutrientes
292 calorias
18 g de carboidrato
55 g de proteína
4 g de gordura
3 g de fibra alimentar

Porções por grupo alimentar
3 porções de hortaliças
7 porções de proteína muito magra
½ porção de gordura

Receita criada por Shar Sault. Reproduzida com permissão.

COUVE-DE-BRUXELAS COM ATUM À MODA DO MEDITERRÂNEO

Couve-de-bruxelas é uma das hortaliças mais nutritivas que pode ser adicionada ao plano alimentar. Ela pertence à família dos crucíferos, é rica em vitaminas C e E, folato, betacaroteno e ferro, além de conter uma combinação única de fitonutrientes e fibra.

Quando coberta com um pouco de azeite de oliva e temperada com ervas frescas, alho e especiarias, fica simplesmente deliciosa. Rende 4 porções.

– 1 colher de sopa (15 mL) de azeite de oliva ou óleo de canola em *spray*
– 1 pimentão vermelho, cortado em tiras finas (6 cm)
– 2 dentes de alho, bem picados
– 3 latas (600 g) de atum conservado em água (escorrido)
– 1 xícara (225 g) de tomate-italiano, sem pele e picado
– 1 colher de chá (5 g) de açúcar mascavo ou orgânico
– 1 ²/₃ de xícara (375 g) de couve-de-bruxelas, bem lavadas e cortadas ao meio ou em quatro
– ½ xícara (mais ou menos 24 unidades) de azeitonas pretas, picadas
– 2 colheres de sopa de cada: manjericão e coentro, bem picados
– Pimenta-do-reino em grão moída, a gosto
– Pinhão para decorar (opcional)

1. Aqueça o azeite em frigideira ou *wok* e frite o pimentão e o alho por 2 ou 3 minutos.
2. Adicione o atum, os tomates, o açúcar, a couve-de-bruxelas, as azeitonas e as ervas frescas.
3. Tampe e cozinhe por 5 a 7 minutos, mexendo com frequência.
4. Tempere com pimenta e sirva imediatamente. Espalhe o pinhão para decorar (opcional).

Uma porção contém:

Nutrientes
291 calorias
20 g de carboidrato
37 g de proteína
7 g de gordura
5 g de fibra alimentar

Porções por grupo alimentar
4 porções de hortaliças
5 porções de proteína muito magra
½ porção de gordura

Receita criada por Shar Sault. Reproduzida com permissão.

BOLINHOS RÁPIDOS DE ATUM

Nossa casa deveria possuir ações das empresas de enlatados considerando-se a quantidade de atum que consumimos. Estes bolinhos são rápidos, deliciosos e nutritivos. Eles podem ser consumidos quentes ou frios, e servidos com salada ou legumes. Fazer uma porção grande e armazená-los no congelador é uma boa opção. Eles estarão bem à mão quando houver a necessidade de uma refeição rápida. Rende 8 bolinhos.

– 2 latas (400 g) de atum conservado em água, escorrido
– 1 cebola, bem picada
– 1 colher de sopa de gengibre fresco (2,5 cm de raiz), bem picado
– 1 dente de alho, bem picado
– 2 colheres de sopa de coentro picado
– 2 colheres de sopa de salsinha picada
– 1 ovo inteiro
– Óleo de canola em *spray*
– Pimenta-do-reino moída na hora

1. Aqueça a frigideira e passe um pouco de óleo de canola.
2. Adicione a cebola, o gengibre, o alho e cozinhe por 1 minuto, mexendo sempre.
3. Remova a panela do fogo e deixe esfriar.
4. Coloque o atum em uma tigela.
5. Acrescente o coentro, a salsinha, a pimenta-do-reino e a mistura de cebola cozida. Adicione o ovo e misture bem.
6. Modele os bolinhos.
7. Aqueça a frigideira utilizada anteriormente. Unte levemente com o óleo de canola em *spray*.
8. Coloque os bolinhos e cozinhe em fogo alto por 2 a 3 minutos de cada lado até dourar. Os bolinhos de atum devem ficar úmidos e um pouco rosados no centro quando cozidos.

Uma porção contém:

Nutrientes
79 calorias
2 g de carboidrato
14 g de proteína
2 g de gordura
< 1 g de fibra alimentar

Porções por grupo alimentar
2 porções de proteína muito magra

Receita criada por Shar Sault. Reproduzida com permissão.

HORTALIÇAS SABOROSAS

BRÓCOLIS MARINADOS DA IRENE

Esta é a receita mais fácil de preparar para você mesmo ou para convidados. É o melhor brócolis cru que se pode imaginar. É delicioso puro ou com molho opcional para ocasiões especiais. Se retirar bem o líquido, o teor de gordura ficará menor.

– 1 maço de brócolis, cortado em floretes pequenos (cerca de 3 xícaras, ou 213 g)
– ¼ de xícara (60 mL) de vinagre de maçã ou de vinho
– ¾ de xícara (180 mL) de azeite de oliva
– 2 dentes de alho, partidos (ou mais, se quiser)
– 1 colher de chá (5 g) de açúcar
– 2 colheres de chá (2 g) de endro fresco

Misture todos os ingredientes (exceto o brócolis) para fazer a marinada. Em seguida, coloque os brócolis em um saco plástico e cubra com a marinada. Deixe no refrigerador de um dia para o outro. Escorra.

Molho opcional*
– 2 xícaras (448 g) de maionese de canola *light* (também funciona com metade de maionese e metade de iogurte natural; essa é a forma que costumo fazer em casa)
– 1 ½ colher de chá (3 g) de *curry* em pó
– 1 colher de chá (5 g) de *ketchup*
– ¼ de colher de chá (1 mL) de molho inglês

Misture tudo. Sirva com os brócolis escorridos.

Rende 6 porções.

Uma porção sem o molho contém:

Nutrientes
   90 calorias
   2 g de carboidrato
   1 g de proteína
   9 g de gordura
   1 g de fibra alimentar

Porções por grupo alimentar
   ½ porção de hortaliças
   2 porções de gordura

*Adicione 1 porção de gordura para cada colher de sopa (15 mL) de molho.

SOPA ACEBOLADA

Sempre que compartilho esta receita com alguém, a descrição começa com "bem acebolada". O conteúdo de água e eletrólitos a torna um excelente repositor de líquidos pós-exercício. Esta receita, que rende somente 2 ou 3 porções, é metade da versão que costumo fazer em casa.

- 2 dentes de alho fresco, picado
- 1 colher de sopa (15 mL) de óleo de canola
- ½ colher de sopa (7 mL) de óleo de gergelim
- 1 ½ cebola grande, em fatias finas
- 6 xícaras (1,4 L) de água
- 1 ½ colheres de sopa (22 mL) de molho de soja
- ¼ de colher de chá (1 g) de pimenta-do-reino moída na hora
- 4-6 colheres de chá (8-12 g) de queijo parmesão ralado na hora

1. Salteie o alho no óleo em uma panela rasa antiaderente em fogo médio até amolecer, cerca de 3 a 5 minutos. Acrescente as cebolas e cozinhe, mexendo de vez em quando, até caramelizar ligeiramente, mais ou menos por 20 minutos.
2. Transfira as cebolas e o alho para a panela de sopa. Acrescente a água, o molho de soja e a pimenta. Leve ao fogo alto até começar a ferver; baixe a chama e deixe cozinhar por 15 minutos com a panela destampada.
3. Sirva em tigelas, salpique 2 colheres de chá (4 g) de queijo parmesão.

Rende 3 porções.

Uma porção contém:

Nutrientes
- 109 calorias
- 8 g de carboidrato
- 2 g de proteína
- 8 g de gordura
- 1 g de fibra alimentar

Porções por grupo alimentar
- 1 ½ porção de hortaliças
- 1 ½ porção de gordura

GRÃOS MARAVILHOSOS

CUSCUZ ENERGÉTICO

– 4 colheres de sopa (27 g) de amêndoas laminadas
– 4 colheres de sopa (40 g) de uvas-passas brancas
– 12 damascos secos, cortados em quatro
– 8 figos secos, cortados em quatro
– ½ colher de chá (1,2 g) de canela
– ½ xícara (120 g) de suco de laranja natural
– 1 ½ xícara (360 mL) de água
– ¼ de colher de chá (1 g) de sal
– 1 colher de sopa (12 g) de manteiga
– 1 xícara (173 g) de sêmola para cuscuz

1. Coloque as amêndoas, as uvas-passas, os damascos e os figos em uma tigela com a canela. Cubra com o suco de laranja e leve ao refrigerador por no mínimo 30 minutos, ou de um dia para o outro.
2. Ferva a água, o sal e a manteiga em uma panela. Acrescente o cuscuz. Cubra e deixe cozinhar por 5 minutos em fogo baixo. Retire do fogo e deixe descansar por 5 minutos. Solte o cuscuz com a ajuda de um garfo.
3. Transfira a mistura de frutas e oleaginosas para a panela e aqueça em fogo médio ou baixo. Despeje em uma tigela e acrescente ao cuscuz cozido. Misture bem. O prato pode ser servido quente ou frio.

Rende 6 porções.

Uma porção contém:

Nutrientes
258 calorias
49 g de carboidrato
5 g de proteína
5 g de gordura
7 g de fibra alimentar

Porções por grupo alimentar
2 porções de frutas
1 porção de pão amido
1 porção de gordura

TRIGO-SARRACENO PRAIANO

– ⅔ de xícara de macarrão *conchiglione* de farinha integral (70 g)
– 1 colher de sopa (15 mL) de óleo de canola
– 1 xícara (70 g) de cogumelos-de-paris fatiados
– 1 cebola pequena, picada
– 2 xícaras (480 mL) de caldo de galinha
– 1 ovo inteiro, ligeiramente batido
– 1 xícara (164 g) de grãos de trigo-sarraceno ou sêmola tostados
– Uma pitada de pimenta-branca e sal a gosto

1. Cozinhe os *conchigliones al dente*, de acordo com as instruções da embalagem; escorra e reserve.
2. Aqueça o óleo em uma panela antiaderente em fogo médio. Acrescente os cogumelos e a cebola e salteie até que a cebola fique transparente, cerca de 7 minutos. Reserve.
3. Aqueça o caldo até ferver. Em uma tigela pequena, bata os ovos com o trigo-sarraceno até cobrir os grãos. Despeje essa mistura em uma frigideira média. Mexa em fogo médio-alto por 3 a 4 minutos, até que toste ligeiramente e que os grãos fiquem bem soltos. Reduza para fogo baixo e cuidadosamente misture o caldo fervente, os cogumelos e as cebolas e acrescente a pimenta e o sal. Tampe a panela e deixe ferver por 10 a 12 minutos, ou até que os grãos de trigo estejam macios e todo o líquido tenha sido absorvido.
4. Coloque em uma assadeira e misture com os *conchigliones*. Leve a fôrma descoberta ao forno por 3 a 5 minutos, para gratinar. Retire em seguida.

Rende 4 porções.

Uma porção contém:

Nutrientes
232 calorias
39 g de carboidrato
9 g de proteína
6 g de gordura
5 g de fibra alimentar

Porções por grupo alimentar
2 porções de pão amido
2 porções de hortaliças
½ porção de proteína muito magra
½ porção de gordura

Apêndice A

REGISTRO ALIMENTAR DE 3 DIAS

Escolha no mínimo 3 dias para representar sua rotina alimentar típica (dias úteis ou não, de treinamento e descanso, em casa ou durante viagens), e registre a ingestão de alimentos nesses dias em uma tabela de dieta de 24 horas. Uma opção é fazer cópias do recordatório apresentado na página seguinte. É importante tentar registrar o alimento assim que o consumir ou logo depois; normalmente é difícil lembrar à noite exatamente o que ingeriu 8 horas antes. Deve-se anotar tudo o que se come e bebe, inclusive água, e ser o mais detalhista possível.

Quando terminar o registro, converta todos os alimentos de um único dia em grupos alimentares, e então em calorias e gramas de proteína, carboidrato e gordura, conforme as tabelas analíticas apresentadas na sequência. Utilize os grupos alimentares do Capítulo 10 para obter detalhes sobre os nutrientes de cada grupo.

Você pode fazer esse registro manualmente, da forma tradicional, e realmente identificar os detalhes da própria dieta. Dispositivos on-line e móveis variam em conteúdo, qualidade de dados e facilidade de utilização, mas estão em constante desenvolvimento. Aquele que funcionar para você será a melhor escolha. Registrar a dieta e o treinamento é uma das melhores formas de transformar hábitos antigos em novos.

RECORDATÓRIO DE 24 HORAS

Hora do dia	Alimento ingerido	Modo de preparo	Quantidade	Local	Motivo para ter comido

Fonte: Kleiner, S.; Greenwood-Robinson, M. *Nutrição para o treinamento de força*. 4. ed. Barueri: Manole, 2016.

TABELA DE ANÁLISE DA DIETA

Data do registro alimentar: _____

Grupo alimentar	Número de porções	Carboidrato (g)	Proteína (g)	Gordura (g)	Calorias
Pão/amido					
Frutas					
Leite desnatado					
Leite semidesnatado					
Colheres de chá de açúcar					
Hortaliças					
Proteína muito magra					
Proteína magra					
Proteína com médio teor de gordura					
Gordura					
Total					

Fonte: Kleiner, S.; Greenwood-Robinson, M. *Nutrição para o treinamento de força*. 4. ed. Barueri: Manole, 2016.

Apêndice B

GUIA PARA FAZER BOAS ESCOLHAS EM RESTAURANTES E REDES DE *FAST-FOOD*

Jantar fora não precisa ser um desastre para a dieta. É possível ter o controle do próprio cardápio e das refeições em restaurantes. O truque é ter uma estratégia antes de sair.

Comece escolhendo um restaurante que sirva opções nutritivas: frango, peixe, saladas, batatas assadas e legumes cozidos no vapor, por exemplo. Evite *buffets* livres e restaurantes que oferecem somente alimentos com muita caloria e gordura. Antes de chegar ao restaurante, decida o que vai pedir e como gostaria que fosse preparado – frango grelhado, peixe grelhado ou assado, ou carne vermelha magra, por exemplo.

Deve-se estar atento à gordura escondida em alguns alimentos servidos em restaurantes. Molhos, condimentos, manteiga, óleo, maionese, cremes e queijos gordurosos acrescentam muita gordura não saudável aos aperitivos, entradas e acompanhamentos. Peça ao garçom para deixar esses ingredientes de lado. Outra opção é substituir, por exemplo, batatas fritas por batatas assadas.

Peça que os molhos, temperos para salada e cremes sejam servidos separadamente, para que seja possível controlar a quantidade utilizada. Peça que um item do cardápio seja preparado com um método alternativo, por exemplo, cozido em vez de frito.

É importante ser curioso: faça perguntas sobre os pratos do cardápio. Seja específico. Como o alimento é preparado? Quais são os ingredientes? Para ajudar, consulte o quadro da página seguinte, que mostra o que escolher e o que evitar.

O QUE ESCOLHER E O QUE EVITAR – VOCABULÁRIO PRÁTICO

Escolher	Evitar
Entradas	
Em seu próprio molho	Frituras
Cozida	Salteado
Grelhada	Gratinado
Assada	Amanteigado
Torrada	Com molho cremoso
Poché	Molho holandês
Carnes magras (p. ex., coxão mole, alcatra, lagarto, fraldinha, filé-mignon)	Parmesão
Salada de folhas verdes	Marinado (em óleo)
Suco de tomate	À caçarola
	Molho de carne
	Carnes com molho e batatas
	Tortas
	Empanado
Petiscos	
Frutos do mar cozidos no vapor (p. ex., mexilhão, amêijoa, siri, lagosta ou camarão)	"Mergulhado" em manteiga
Legumes crus ou cozidos no vapor	Queijo
Antepasto de vegetais	
Sopas	
Gaspacho, consomê, caldo	Cremosas
Hortaliças	
Frescas, cruas ou cozidas no vapor	Fritas
Batata ou inhames assados	Com muita manteiga, cremosos ou com molho de queijo
Saladas	
Com molhos claros ou com teor reduzido de gordura	Com carne, *bacon*, queijo ou *croûtons*
	Com molhos cremosos

Escolher	Evitar
Pães	
Seco (sem manteiga)	Assado com manteiga, gordura ou queijo
Com grão integral ou com sementes	Bolinhos doces
Sanduíches	
Atum, frango, peru, frutos do mar ou carne vermelha magra cozida	Carnes processadas, queijos duros, alimentos fritos
	Com caldos, molhos, maionese ou *bacon*
Sobremesas	
Fruta, sorvete, sorvete de frutas, sorvetes cremosos com pouca gordura, *frozen yogurt, angel food cake* e outras especialmente feitas com itens com pouca gordura e açúcar	Tortas e bolos industrializados, produtos de confeitaria, sorvete e doces industrializados

AS MELHORES ESCOLHAS EM RESTAURANTES *FAST-FOOD*

Os estabelecimentos listados nesta seção esforçam-se para ficar acima da média. E certamente algumas vezes não existe nada melhor do que optar por redes de *fast-food*. Assim, aqui estão listadas as dez melhores escolhas e as melhores opções de cardápio em minha opinião, no contexto norte-americano.

Cardápios e receitas mudam com tanta rapidez que a informação nutricional de um livro fica desatualizada em um piscar de olhos. Todos estes restaurantes possuem informação nutricional disponível tanto em seus estabelecimentos como on-line.

A lista a seguir está em ordem alfabética (não do melhor para o pior).

Au Bon Pain
Melhores escolhas: grãos integrais, saladas, pequenos pratos, fruta fresca, opções vegetarianas.

Chipotle
Melhores escolhas: *burritos bowls*, produtos frescos (geralmente de produtores locais), opções com pouco sódio.

Einstein Brothers Bagels
Melhores escolhas: *bagel* com multigrãos, *bagel* vegetariano com muita fibra, *cream cheese* e pastas pouco gordurosas, homus, pasta de amendoim, salada grande ou pequena.

McDonald's (algumas vezes não há outra opção)
Melhores escolhas: frango grelhado clássico ou *wraps* (sem maionese ou molho), salada, *egg* McMuffin.

Noah's Bagels
Melhores escolhas: sanduíches feitos com *bagels* mais finos, sanduíches com ovos, frutas e hortaliças frescas, saladas e opções de baixa caloria.

Panera Bread
Melhores escolhas: grãos integrais, fruta fresca, porções inteiras ou meias-porções, saladas, opções vegetarianas.

Qdoba
Melhores escolhas: *burrito* no prato sem tortilha (personalizar o tamanho e os ingredientes), produtos frescos, escolhas vegetarianas.

Subway
Melhores escolhas: todos os itens com 6 g de gordura ou menos em pão integral com hortaliças extras e dobro de proteína em pão de 15 cm. (Sem maionese, com mostarda, vinagre e óleo. A salada de frango também é ótima. Verifique a disponibilidade.)

Taco Del Mar
Melhores escolhas: produtos frescos, peixe, grãos integrais, *burrito* de frango, opções vegetarianas.

Wendy's
Melhores escolhas: *baked potato* com chili, brócolis e cebolinha – sem *sour cream*, queijo e cremes amanteigados.

Bibliografia

Abramowicz, W.N., et al. 2005. Effects of acute versus chronic L-carnitine L-tartrate supplementation on metabolic responses to steady state exercise in males and females. *International Journal of Sport Nutrition and Exercise Metabolism* 15: 386-400.

Achten, J., et al. 2004. Higher dietary carbohydrate content during intensified running training results in better maintenance of performance and mood state. *Journal of Applied Physiology* 96: 1331-1340.

Akermark, C., I. Jacobs, M. Rasmusson, J. Karlsson. 1996. Diet and muscle glycogen concentration in relation to physical performance in Swedish elite ice hockey players. *International Journal of Sport Nutrition* 6: 272-284.

Alkhenizan, A.H., et al. 2004. The role of vitamin E in the prevention of coronary events and stroke. Meta-analysis of randomized controlled trials. *Saudi Medical Journal* 25: 1808-1814.

Allen, J.D., et al. 1998. Ginseng supplementation does not enhance healthy young adults' peak aerobic exercise performance. *Journal of the American College of Nutrition* 17: 462-466.

American Dietetic Association. 1995. Position of the American Dietetic Association: Phytochemicals and functional foods. *Journal of the American Dietetic Association* 95: 493-496.

American Dietetic Association. 1998. Position of the American Dietetic Association: Use of nutritive and non-nutritive sweeteners. *Journal of the American Dietetic Association* 98: 580-588.

American Dietetic Association. 2009. Position of the American Dietetic Association: Functional Foods. *Journal of the American Dietetic Association* 98: 735-746.

American Institute for Cancer Research. (s.d.). Coconut water: Health or hype? Disponível em: http://preventcancer.aicr.org/site/News2?page=NewsArticle&id=19168&news_iv_ctrl=2303.

Anderson, G.H., et al. 2002. Inverse association between the effect of carbohydrates on blood glucose and subsequent short-term food intake in young men. *American Journal of Clinical Nutrition* 76: 1023-1030.

Anderson, J.W., et al. 2009. Health benefits of dietary fiber. *Nutrition Reviews* 67: 188-205.

Andersson, B., X. Xuefan, M. Rebuffe-Scrive, K. Terning, et al. 1991. The effects of exercise training on body composition and metabolism in men and women. *International Journal of Obesity* 15: 75-81.

Anomasiri, W., et al. 2004. Low dose creatine supplementation enhances sprint phase of 400 meters swimming performance. *Journal of the Medical Association of Thailand* 87: S228-S232.

Antonio, J. 2000. The effects of Tribulus terrestris on body composition and exercise performance in resistance-trained males. *International Journal of Sports Nutrition and Exercise Metabolism* 10: 208-215.

Antonio, J., et al. 1999. Glutamine: A potentially useful supplement for athletes. *Canadian Journal of Applied Physiology* 24: 1-14.

Applegate, L. 1992. Protein power. *Runner's World*, Junho, 22-24.

Armstrong, L.E. 2002. Caffeine, body fluid-electrolyte balance, and exercise performance. *International Journal of Sport Nutrition and Exercise Metabolism* 12: 189-206.

Aulin, K.P., et al. 2000. Muscle glycogen resynthesis rate in humans after supplementation of drinks containing carbohydrates with low and high molecular masses. *European Journal of Applied Physiology* 81: 346-351.

Avery, N.G., et al. 2003. Effects of vitamin E supplementation on recovery from repeated bouts of resistance exercise. *Journal of Strength and Conditioning Research* 17: 801-809.

Azadbakht, L., et al. 2007. Soy inclusion in the diet improves features of the metabolic syndrome: A randomized crossover study in postmenopausal women. *American Journal of Clinical Nutrition* 85: 735-741.

Bachman, J.G., L.D. Johnston, P.M. O'Malley. 2011. *Monitoring the future: Questionnaire responses from the nation's high school seniors, 2010.* Ann Arbor, MI: Institute for Social Research.

Backhouse, S.H., et al. 2005. Effect of carbohydrate and prolonged exercise on affect and perceived exertion. *Medicine & Science in Sports & Exercise* 37: 1768-1773.

Bahrke, M.S., et al. 1994. Evaluation of the ergogenic properties of ginseng. *Sports Medicine* 18: 229-248.

Bahrke, M.S., et al. 2004. Abuse of anabolic androgenic steroids and related substances in sport and exercise. *Current Opinion in Pharmacology* 4: 614-620.

Balon, T.W., J.F. Horowitz, K.M. Fitzsimmons. 1992. Effects of carbohydrate loading and weight-lifting on muscle girth. *International Journal of Sports Nutrition* 2: 328-334.

Balsom, P.D., et al. 1998. Carbohydrate intake and multiple sprint sports: With special reference to football (soccer). *International Journal of Sports Medicine* 20: 48-52.

Baranov, A.I. 1982. Medicinal uses of ginseng and related plants in the Soviet Union: Recent trends in the Soviet literature. *Journal of Ethnopharmacology* 6: 339-353.

Barth, C.A., U. Behnke. 1997. Nutritional physiology of whey components. *Nahrung* 41: 2-12.

Bazzarre, T.L., et al. 1992. Plasma amino acid responses of trained athletes to two successive exhaustive trials with and without interim carbohydrate feeding. *Journal of the American College of Nutrition* 11 (5): 501-511.

Bean, A. 1996, 23 de fevereiro. Here's to your immunity. *Runner's World*.

Bellisle, F., C. Perez. 1994. Low-energy substitutes for sugars and fats in the human diet: Impact on nutritional regulation. *Neuroscience Behavioral Review* 18: 197-205.

Belza, A., et al. 2007. Body fat loss achieved by stimulation of thermogenesis by a combination of bioactive food ingredients: A placebo-controlled, double-blind 8-week intervention in obese subjects. *International Journal of Obesity* 31: 121-130.

Bemben, M.G., et al. 2005. Creatine supplementation and exercise performance: Recent findings. *Sports Medicine* 35: 107-125.

Bent, S., et al. 2006. Saw palmetto for benign prostatic hyperplasia. *New England Journal of Medicine* 354: 557-566.

Benton, D., et al. 2001. The influence of phosphatidylserine supplementation on mood and heart rate when faced with an acute stressor. *Nutritional Neuroscience* 4: 169-178.

Biolo, G., et al. 1997. An abundant supply of amino acids enhances the metabolic effect of exercise on muscle protein. *American Journal of Physiology* 273: E122-E129.

Bird, S.P., et al. 2006. Effects of liquid carbohydrate/ essential amino acid ingestion on acute hormonal response during a single bout of resistance exercise in untrained men. *Nutrition* 22: 367-375.

Birketvedt, G.S., et al. 2005. Experiences with three different fiber supplements in weight reduction. *Medical Science Monitor* 11: P15-P18.

Bjorntorp, P. 1991. Importance of fat as a support nutrient for energy: Metabolism of athletes. *Journal of Sports Sciences* 9: 71-76.

Blankson, H., et al. 2000. Conjugated linoleic acid reduces body fat mass in overweight and obese humans. *Journal of Nutrition* 130: 2943-2948.

Blomstrand, E. 2006. A role for branched-chain amino acids in reducing central fatigue. *Journal of Nutrition* 136: 544S-547S.

Blomstrand, E., et al. 2006. Branched-chain amino acids activate key enzymes in protein synthesis after physical exercise. *Journal of Nutrition* 136: 269S-273S.

Bloomer, R.J., et al. 2000. Effects of meal form and composition on plasma testosterone, cortisol, and insulin following resistance exercise. *International Journal of Sport Nutrition and Exercise Metabolism* 10: 415-424.

Blumenthal, M. (Ed.). 1998. *The complete German Commission E monographs*. Austin, TX: American Botanical Council.

Blumenthal, M. 2000. Herbal Medicine: Expanded Commission E Monographs. *American Botanical Council, Integrative Medicine Communications*: 174.

Borsheim, E., et al. 2002. Essential amino acids and muscle protein recovery from resistance exercise. *American Journal of Physiology, Endocrinology, and Metabolism* 4(283): E648-E657.

Borsheim, E., et al. 2004. Effect of an amino acid, protein, and carbohydrate mixture on net muscle protein balance after resistance exercise. *International Journal of Sport Nutrition and Exercise Metabolism* 14: 255-271.

Boullata, J.I., et al. 2003. Anaphylactic reaction to a dietary supplement containing willow bark. *The Annals of Pharmacotherapy* 37: 832-835.

Brass, E.P. 2004. Carnitine and sports medicine: Use or abuse? *Annals of the New York Academy of Sciences* 1033: 67-78.

Bremner, K., et al. 2002. The effect of phosphate loading on erythrocyte 2,3-bisphosphoglycerate levels. *Clinica Chimica Acta* 323: 111-114.

Brilla, L.R., V. Conte. 1999. Effects of zinc-magnesium (ZMA) supplementation on muscle attributes of football players. *Medicine & Science in Sports & Exercise* 31 (Suppl. 5): Abstract n. 483.

Brilla, L.R., T.F. Haley. 1992. Effect of magnesium supplementation on strength training in humans. *Journal of the American College of Nutrition* 11: 326-329.

Brown, G.A., et al. 2000. Effects of anabolic precursors on serum testosterone concentrations and adaptations to resistance training in young men. *International Journal of Sports Nutrition and Exercise Metabolism* 10: 340- 359.

Brown, J., M.C. Crim, V.R. Young, W.J. Evans. 1994. Increased energy requirements and changes in body composition with resistance training in older adults. *The American Journal of Clinical Nutrition* 60: 167-175.

Bryner, R.W., R.C. Toffle, I.H. Ullrich, R.A. Yeager. 1997. The effects of exercise intensity on body composition, weight loss, and dietary composition in women. *Journal of the American College of Nutrition* 16: 68-73.

Bucci, L.R. 2000. Selected herbals and human exercise performance. *The American Journal of Clinical Nutrition* 72 (Suppl. 2): 624S-636S.

Buckley, J.D., et al. 1998. Effect of an oral bovine colostrum supplement (Intact) on running performance. Abstract, 1998 Australian Conference of Science and Medicine in Sport, Adelaide, South Australia.

Buckley, J.D., et al. 1999. Oral supplementation with bovine colostrum (Intact) increases vertical jump performance. Abstract, 4th Annual Congress of the European College of Sport Science, Roma.

Bujko, J., et al. 1997. Benefit of more but smaller meals at a fixed daily protein intake. *Zeitschrift Fur Ernahrungswissenschaft* 36: 347-349.

Burke, E.R. 1999. *D-ribose: What you need to know.* Garden City Park, NY: Avery.

Burke, L.E., et al. 2008. A randomized clinical trial of a standard versus vegetarian diet for weight loss: The impact of treatment preference. *International Journal of Obesity* 32: 166-176.

Burke, L.M. 1997. Nutrition for post-exercise recovery. *International Journal of Sports Nutrition* 1: 214-224.

Burke, L.M., et al. 1998. Carbohydrate intake during prolonged cycling minimizes effect of glycemic index of preexercise meal. *Journal of Applied Physiology* 85: 2220-2226.

Butteiger, D.N., M. Cope, P. Liu, R. Mukherjea, E. Volpi, B.B. Rasmussen, E.S. Krul. 2012, 13 de outubro. A soy, whey and caseinate blend extends postprandial skeletal muscle protein synthesis in rats. *Clinical Nutrition* [Epub *ahead of print*]. pii: S0261-5614(12)00216-6. doi: 10.1016/j. clnu.2012.10.001.

Butterfield, G., et al. 1991. Amino acids and high protein diets. In D. Lamb and M. Williams (Eds.), *Perspectives in exercise science and sports medicine.* Vol. 4, pp. 87-122. Madison, WI: Brown & Benchmark.

Calder, A., et al. 2011. A review on the dietary flavonoid kaempferol. *Mini Reviews in Medicinal Chemistry* 11: 298-344.

Campbell, B.I., et al. 2004. The ergogenic potential of arginine. *Journal of the International Society of Sports Nutrition* 1: 35-38.

Campbell, W.W., M.C. Crim, V.R. Young, et al. 1995. Effects of resistance training and dietary protein intake on protein metabolism in older adults. *American Journal of Physiology* 268: E1143-E1153.

Campbell, W.W., et al. 1999. Effects of an omnivorous diet compared with a lactoovovegetarian diet on resistance-training-induced changes in body composition and skeletal muscle in older men. *American Journal of Clinical Nutrition* 70: 1032-1039.

Carli, G., et al. 1992. Changes in exercise-induced hormone response to branched chain amino acid administration. *European Journal of Applied Physiology* 64: 272-277.

Carlson, J.J., et al. 2011. Dietary fiber and nutrient density are inversely associated with the metabolic syndrome in US adolescents. *Journal of the American Dietetic Association* 111: 1688-1695.

Castell, L.M. 1996. Does glutamine have a role in reducing infections in athletes? *European Journal of Applied Physiology* 73: 488-490.

Center for Science in the Public Interest. 2006. Choosing safer beef to eat. Disponível em: www.cspinet.org/foodsafety/saferbeef. html.

Chandler, R.M., H.K. Byrne, J.G. Patterson, J.L. Ivy. 1994. Dietary supplements affect the anabolic hormones after weight-training exercise. *Journal of Applied Physiology* 76: 839-845.

Charley, H. 1982. Food science. New York: John Wiley & Sons.

Chilibeck, P.D., et al. 2004. Effect of creatine ingestion after exercise on muscle thickness in males and females. *Medicine & Science in Sports & Exercise* 36: 1781-1788.

Chilibeck, P.D., et al. 2005. Creatine monohydrate and resistance training increase bone mineral content and density in older men. *The Journal of Nutrition, Health & Aging* 9: 352-353.

Clancy, S.P., P.M. Clarkson, M.E. DeCheke, et al. 1994. Effects of chromium picolinate supplementation on body composition, strength, and urinary chromium loss in football players. *International Journal of Sport Nutrition* 4: 142-153.

Clark, N. 1993. Athletes with amenorrhea. *The Physician and Sportsmedicine* 21: 45-48.

Clarkson, P.M. 1991. Nutritional ergogenic aids: Chromium, exercise, and muscle mass. *International Journal of Sport Nutrition* 1: 289-293.

Clarkson, P.M. 1996. Nutrition for improved sports performance: Current issues on ergogenic aids. *Sports Medicine* 21: 393- 401.

Coleman, E. 1997. Carbohydrate unloading: A reality check. *The Physician and Sportsmedicine* 25: 97-98.

Collomp, K. 1991. Effects of caffeine ingestion on performance and anaerobic metabolism during the Wingate Test. *International Journal of Sports Medicine* 12: 439-443.

Collomp, K., A. Ahmaidi, M. Audran, C. Prefaut. 1992. Benefits of caffeine ingestion on sprint performance in trained and untrained swimmers. *European Journal of Applied Physiology* 64: 377-380.

Colson, S.N., et al. 2005. Cordyceps sinensis and Rhodiola rosea-based supplementation in male cyclists and its effect on muscle tissue oxygen saturation. *Journal of Strength and Conditioning Research* 19: 358-363.

Conjugated linoleic acid overview. 2001, 01 de março. Professional monographs: Herbal, mineral, vitamin, nutraceuticals. Westlake Village, CA: Intramedicine.

Convertino, V.A., et al. 1996. ACSM position stand. Exercise and fluid replacement. *Medicine & Science in Sports & Exercise* 28: i-vii.

Coyle, E.F. 1991. Timing and method of increased carbohydrate intake to cope with heavy training, competition and recovery. *Journal of Sports Sciences* n. esp. 9: 29-51.

Coyle, E.F. 1995. Fat metabolism during exercise. *Sports Science Exchange* 8: 1-7.

Coyle, E.F. 1997. Fuels for sport performance. In D. Lamb, R. Murray (Eds.), *Perspectives in exercise science and sports medicine*. Carmel, IN: Cooper.

Craciun, A.M., et al. 1998. Improved bone metabolism in female elite athletes after vitamin K supplementation. *International Journal of Sports Medicine* 19: 479-484.

Daley, C.A., A. Abbott , P.S. Doyle, G.A. Nader, S. Larson. (2010, Março). A review of fatty acid profiles and antioxidant content in grass-fed and grain-fed beef. *Nutrition Journal* 9: 10. doi: 10.1186/1475-2891-9-10.

Dalton, R.A., et al. 1999. Acute carbohydrate consumption does not influence resistance exercise performance during energy restriction. *International Journal of Sport Nutrition* 9: 319-332.

Davis, J.M., et al. 1999. Effects of branched-chain amino acids and carbohydrate on fatigue during intermittent, high-intensity running. *International Journal of Sports Medicine* 20: 309-314.

Delzenne, N.M., et al. 2011. Modulation of the gut microbiota by nutrients with prebiotic properties: Consequences for host health in the context of obesity and metabolic syndrome. *Microbial Cell Factories* 10 (Suppl. 1): S10.

DeMarco, H.M., et al. 1999. Pre-exercise carbohydrate meals: Application of glycemic index. *Medicine & Science in Sports & Exercise* 31: 164-170.

Deschenes, M.R., W.J. Kraemer. 1989. The biochemical basis of muscular fatigue. *National Strength and Conditioning Association Journal* 11: 41-44.

Diepvens, K., et al. 2006. Metabolic effects of green tea and of phases of weight loss. *Physiology & Behavior* 87: 185-191.

Diepvens, K., et al. 2007. Obesity and thermogenesis related to the consumption of caffeine, ephedrine, capsaicin, and green tea. *American Journal of Physiology* 292: R77- R85.

Dimeff, R.J. 1993. Steroids and other performance enhancers. In R.N. Matzen, R.S. Lang (Eds.), *Clinical preventive medicine*. St. Louis: Mosby-Year Book, Inc.

Dimeff, R.J., 1996, 19 de maio. Drugs and sports: Prescription and non-prescription. Apresentado no Sports Medicine for the Rheumatologist, American College of Rheumatology, Phoenix, Arizona.

Doherty, M., et al. 2005. Effects of caffeine ingestion on rating of perceived exertion during and after exercise: A meta-analysis. *Scandinavian Journal of Medicine & Science in Sports* 15: 69-78.

Dowling, E.A., et al. 1996. Effect of Eleutherococcus senticosus on submaximal and maximal performance. *Medicine & Science in Sports & Exercise* 28: 482-489.

Dulloo, A.G. 1999. Efficacy of a green tea extract rich in catechin polyphenols and caffeine in increasing 24-h energy expenditure and fat oxidation in humans. *The American Journal of Clinical Nutrition* 70: 1040-1045.

Earnest, C.P., et al. 2004. Effects of a commercial herbal-based formula on exercise performance in cyclists. *Medicine & Science in Sports & Exercise* 36: 504-509.

Engels, H.J., et al. 1997. No ergogenic effects of ginseng (Panax C.A. Meyer) during graded maximal aerobic exercise. *Journal of the American Dietetic Association* 97: 1110-1115.

Ergogenic aids: Reported facts and claims. 1997, inverno. *Scan's Pulse Supplement*: 15-19.

Essen-Gustavsson, B., P.A. Tesch. 1990. Glycogen and triglyceride utilization in relation to muscle metabolic characteristics in men performing heavy-resistance exercise. *European Journal of Applied Physiology* 61: 5-10.

Evans, W. 1996, 28 de abril. The protective role of antioxidants in exercise induced oxidative stress. Keynote address, 13th Annual SCAN Symposium, Scottsdale, Arizona.

Fairfield, K.M., R.H. Fletcher. 2002. Vitamins for chronic disease prevention in adults. *Journal of the American Medical Association* 287: 3116-3126.

Fawcett, J.P., S.J. Farquhar, R.J. Walker, et al. 1996. The effect of oral vanadyl sulfate on body composition and performance in weight-training athletes. *International Journal of Sport Nutrition* 6: 382-390.

Fedor, D., D.S. Kelley. 2009. Prevention of insulin resistance by n-3 polyunsaturated fatty acids. *Current Opinion in Clinical Nutrition and Metabolic Care* 12: 138-146.

Ferreira, M., et al. 1997. Effects of conjugated linoleic acid supplementation during resistance training on body composition and strength. *Journal of Strength and Conditioning Research* 11: 280.

Fogelholm, M. 1992. Micronutrient status in females during a 24-week fitness-type exercise program. *Annals of Nutrition and Metabolism* 36: 209-218.

Fogt, D.L., et al. 2000. Effects of post exercise carbohydrate-protein supplement on skeletal muscle glycogen storage. *Medicine & Science in Sports & Exercise* 2 (Suppl.): Abstract n. 131.

Foley, D. 1984, Abril. Best health bets from the B team. *Prevention*, 62-67.

Frentsos, J.A., J.R. Baer. 1997. Increased energy and nutrient intake during training and competition improves elite triathletes' endurance performance. *International Journal of Sport Nutrition* 7: 61-71.

Frey-Hewitt, K.M., K.M. Vranizan, D.M. Dreon, P.D. Wood. 1990. The effect of weight loss by dieting or exercise on resting metabolic rate in overweight men. *International Journal of Obesity* 14: 327-334.

Friedl, K.E., R.J. Moore, L.E. Martinez-Lopez, et al. 1994. Lower limit of body fat in healthy active men. *Journal of Applied Physiology* 77: 933-940.

Galgani, J.E., et al. 2010. Effect of dihydrocapsiate on resting metabolic rate in humans. *American Journal of Clinical Nutrition* 92: 1089-1093.

Gaullier, J.M., et al. 2007. Six months supplementation with conjugated linoleic acid induces regional-specific fat mass decreases in overweight and obese. *British Journal of Nutrition* 97: 550-560.

Gerster, H. 1989. The role of vitamin C in athletic performance. *Journal of the American College of Nutrition* 8: 636-643.

Gerster, H. 1991. Function of vitamin E in physical exercise: A review. *Zeitschrift fur Ernahrungswissenschaft* 30: 89-97.

Gibala, M. 2009. Molecular responses to high-intensity interval exercise. *Applied Physiology, Nutrition, and Metabolism* 34 (3): 428-432. doi: 10.1139/H09-046.

Gillette, C.A., R.C. Bullough, C.L. Melby. 1994. Postexercise energy expenditure in response to acute aerobic or resistive exercise. *International Journal of Sport Nutrition* 4: 347-360.

Gillman, M.W., L.A. Cupples, D. Gagnon, et al. 1995. Protective effect of fruits and vegetables on development of stroke in men. *Journal of the American Medical Association* 273: 1113-1117.

Giovannucci, E., A. Ascherio, E.B. Rimm, et al. 1995. Intake of carotenoids and retinol in relation to risk of prostate cancer. *Journal of the National Cancer Institute* 87: 1767-1776.

Gisolfi, C.V., et al. 1992. Guidelines for optimal replacement beverages for different athletic events. *Medicine & Science in Sports & Exercise* 24: 679-687.

Goldfarb, A.H. 1999. Nutritional antioxidants as therapeutic and preventive modalities in exercise-induced muscle damage. *Canadian Journal of Applied Physiology* 24: 249-266.

Goldstein, E.R., et al. 2010. International Society of Sports Nutrition position stand: caffeine and performance. *Journal of the International Society of Sports Nutrition* 7: 5.

Gornall, J., R.G. Villani. 1996. Short-term changes in body composition and metabolism with severe dieting and resistance exercise. *International Journal of Sport Nutrition* 6: 285-294.

Goulet, E.D., et al. 2005. Assessment of the effects of eleutherococcus senticosus on endurance performance. *International Journal of Sport Nutrition and Exercise Metabolism* 15: 75-83.

Graef, J.L., et al. 2009. The effects of four weeks of creatine supplementation and high-intensity interval training on cardiorespiratory fitness: A randomized controlled trial. *Journal of the International Society of Sports Nutrition* 6: 18.

Green, A.L., E. Hultman, I.A. MacDonald, D.A. Sewell, P.L. Greenhaff. 1996. Carbohydrate ingestion augments skeletal muscle creatine accumulation during creatine supplementation in humans. *American Journal of Physiology* 271: E821-E826.

Green, N.R., A.A. Ferrando. 1994. Plasma boron and the effects of boron supplementation in males. *Environmental Health Perspective Supplement* 7: 73-77.

Groeneveld, G.J., et al. 2005. Few adverse effects of long-term creatine supplementation in a placebo-controlled trial. *International Journal of Sports Medicine* 26: 307-313.

Gross, M., et al. 1991. Ribose administration during exercise: Effects on substrates and products of energy metabolism in healthy subjects and a patient with myoadenylate deaminase deficiency. *Klinische Wochenschrift* 69: 151-155.

Haaz, S., et al. 2006. Citrus aurantium and synephrine alkaloids in the treatment of overweight and obesity: An update. *Obesity Reviews* 7: 79-88.

Habeck, M. 2002. A succulent cure to end obesity. *Drug Discovery Today* 7: 280-281.

Haff, G.G., et al. 1999. The effect of carbohydrate supplementation on multiple sessions and bouts of resistance exercise. *Journal of Strength and Conditioning Research* 13: 111-117.

Haff, G.G., et al. 2000. Carbohydrate supplementation attenuates muscle glycogen loss during acute bouts of resistance exercise. *International Journal of Sport Nutrition and Exercise Metabolism* 10: 326-339.

Harberson, D.A. 1988. Weight gain and body composition of weightlifters: Effect of high-calorie supplementation vs. anabolic steroids. In W.E. Garrett Jr., T.E. Malone (Eds.). *Report of the Ross Laboratories Symposium on muscle development: Nutritional alternatives to anabolic steroids*. Columbus, OH: Ross Laboratories, 72-78.

Hargreaves, M. 2000. Skeletal muscle metabolism during exercise in humans. *Clinical and Experimental Pharmacology and Physiology* 27: 225-228.

Hartung, G.H., J.P. Foreyt, R.S. Reeves, et al. 1990. Effect of alcohol dose on plasma lipoprotein subfractions and lipolytic enzyme activity in active and inactive men. *Metabolism* 39: 81-86.

Hasler, C.M. 1996. Functional foods: The western perspective. *Nutrition Reviews* 54 (11 Part 2): S6-S10.

Hassmen, P., et al. 1994. Branched-chain amino acid supplementation during 30-km competitive run: Mood and cognitive performance. *Nutrition* 10: 405-410.

Haub, M.D., et al. 2002. Effect of protein source on resistive-training-induced changes in body composition and muscle size in older men. *American Journal of Clinical Nutrition* 76: 511-517.

Health, M.K. (Ed.). 1982. *Diet manual, including a vegetarian meal plan* (6th ed.). Loma Linda, CA: Seventh Day Adventist Dietetic Association.

Heaney, R.P. 1993. Protein intake and the calcium economy. *Journal of the American Dietetic Association* 93: 1259-1260.

Hegewald, M.G., et al. 1991. Ribose infusion accelerates thallium redistribution with early imaging compared with late 24-hour imaging without ribose. *Journal of the American College of Cardiology* 18: 1671-1681.

Heinonen, O.J. 1996. Carnitine and physical exercise. *Sports Medicine* 22: 109-132.

Hemila, H. 1996. Vitamin C and common cold incidence: A review of studies with subjects under heavy physical stress. *International Journal of Sports Medicine* 17: 379-383.

Henderson, S., et al. 2005. Effects of coleus forskohlii supplementation on body composition and hematological profiles in mildly overweight women. *Journal of the International Society of Sports Nutrition* 2: 54-62.

Herbert, V., K.C. Dos. 1994. Folic acid and vitamin B12. In M. Shils, J. Olson, M. Shike (Eds.), *Modern nutrition in health and disease*. Philadelphia: Lea & Febiger, 1430-1435.

Hickson, J.F., et al. 1987. Nutritional intake from food sources of high school football athletes. *Journal of the American Dietetic Association* 87: 1656-1659.

Hitchins, S., et al. 1999. Glycerol hyperhydration improves cycle time trial performance in hot, humid conditions. *European Journal of Applied Physiology and Occupational Physiology* 80: 494-501.

Hoffman, J.R., et al. 2004. Effects of betahydroxy beta-methylbutyrate on power performance and indices of muscle damage and stress during high-intensity training. *Journal of Strength and Conditioning Research* 1: 747-752.

Holt, S.H., et al. 1999. The effects of high-carbohydrate vs high-fat breakfasts on feelings of fullness and alertness, and subsequent food intake. *International Journal of Food Sciences and Nutrition* 50: 13-28.

The hoopla about hoodia. 2006. Disponível em: www.bestdietforme.com.

Hulmi, J.J., et al. 2005. Protein ingestion prior to strength exercise affects blood hormones and metabolism. *Medicine & Science in Sports & Exercise* 37: 1990-1997.

Hymowitz, T. 2007. History of soy. National Soybean Research Laboratory. Disponível em: www.nsrl.uiuc.edu/aboutsoy/history.html.

Irving, B.A., et al. 2008. Effect of exercise training intensity on abdominal visceral fat and body composition. *Medicine & Science in Sports & Exercise* 40: 1863-1872.

Ivy, J.L. 2002. Early postexercise muscle glycogen recovery is enhanced with a carbohydrate-protein supplement. *Journal of Applied Physiology* 93: 1337-1344.

Ivy, J.L., et al. 1988. Muscle glycogen storage after different amounts of carbohydrate ingestion. *Journal of Applied Physiology* 65: 2018-2023.

Jackman, M., P. Wendling, D. Friars, et al. 1994. Caffeine ingestion and high-intensity intermittent exercise. Abstract. Comunicação pessoal com Larry Spriet, University of Guelph, Ontario, Canada.

Jacobsen, B.H. 1990. Effect of amino acids on growth hormone release. *The Physician and Sportsmedicine* 18: 68.

Jäger, R. et al. 2008. The effects of creatine pyruvate and creatine citrate on performance during high intensity exercise. *Journal of the International Society of Sports Nutrition* 5: 4.

Jamurtas, A.Z., et al. 2011. The effects of low and high glycemic index foods on exercise performance and beta-endorphin responses. *Journal of the International Society of Sports Nutrition* 8: 15.

Jennings, E. 1995. Folic acid as a cancer-preventing agent. *Medical Hypotheses* 45: 297-303.

Ji, L.L. 1996. Exercise, oxidative stress, and antioxidants. *The American Journal of Sports Medicine* 24: S20-S24.

Kalman, D., et al. 1999. The effects of pyruvate supplementation on body composition in overweight individuals. *Nutrition* 15: 337-340.

Kanarek, R. 1997. Psychological effects of snacks and altered meal frequency. *British Journal of Nutrition* 77 (Suppl.): S105- S118.

Kanter, M.M., et al. 1995. Antioxidants, carnitine and choline as putative ergogenic aids. *International Journal of Sport Nutrition* 5: S120-S131.

Kanter, M.M., L.A. Nolte, J.O. Holloszy. 1993. Effects of an antioxidant vitamin mixture on lipid peroxidation at rest and postexercise. *Journal of Applied Physiology* 74: 965-969.

Kaplan, S.A., et al. 2004. A prospective, 1-year trial using saw palmetto versus finasteride in the treatment of category III prostatitis/chronic pelvic pain syndrome. *Journal of Urology* 171: 284-288.

Keim, N.L., T.F Barbieri, M.D. Van Loan, B.L. Anderson. 1990. Energy expenditure and physical performance in overweight women: Response to training with and without caloric restriction. *Metabolism* 39: 651-658.

Keim, N.L., A.Z. Belko, T.F. Barbieri. 1996. Body fat percentage and gender: Associations with exercise energy expenditure, substrate utilization, and mechanical work efficiency. *International Journal of Sport Nutrition* 6: 356-369.

Keith, R.E., K.A. O'Keefe, D.L. Blessing, G.D. Wilson. 1991. Alterations in dietary carbohydrate, protein, and fat intake and mood state in trained female cyclists. *Medicine & Science in Sports & Exercise* 2: 212-216.

Kelly, G.S. 2001. Conjugated linoleic acid: A review. *Alternative Medicine Review* 6: 367-382.

Kendrick, Z.V., M.B. Affrime, D.T. Lowenthal. 1993. Effect of ethanol on metabolic responses to treadmill running in well-trained men. *Journal of Clinical Pharmacology* 33: 136-139.

Kennedy A, et al. 2010. Antiobesity mechanisms of action of conjugated linoleic acid. *Journal of Nutritional Biochemistry* 21 (3): 171-179.

Kerksick, C., et al. 2001. Bovine colostrum supplementation on training adaptations II: Performance. Abstract apresentado na Federation of American Societies for Experimental Biology (FASEB) meeting, Orlando, FL, 31 março-4 abril.

Kim, S.H., et al. 2005. Effects of Panax ginseng extract on exercise-induced oxidative stress. *The Journal of Sports Medicine and Physical Fitness* 45: 178-182.

Kingsley, M.I., et al. 2005. Effects of phosphatidylserine on oxidative stress following intermittent running. *Medicine & Science in Sports & Exercise* 37: 1300-1306.

Kingsley, M.I., et al. 2006. Effects of phosphatidylserine on exercise capacity during cycling in active males. *Medicine & Science in Sports & Exercise* 38: 64-71.

Kirkendall, D.T. 1998. Fluid and electrolyte replacement in soccer. *Clinics in Sports Medicine* 17: 729-738.

Kleiner, S.M. 1991. Performance-enhancing aids in sport: Health consequences and nutritional alternatives. *Journal of the American College of Nutrition* 10: 163-176.

Kleiner, S.M. 1999. Water: An essential but overlooked nutrient. *Journal of the American Dietetic Association* 99: 200-206.

Kleiner, S.M. 2000. Bodybuilding. In C.A. Rosenbloom (Ed.), *Sports nutrition: A guide for the professional working with active people* (3rd ed.). Chicago: SCAN, American Dietetic Association.

Kleiner, S.M., et al. 1989. Dietary influences on cardiovascular disease risk in anabolic steroid-using and non-using bodybuilders. *Journal of the American College of Nutrition* 8: 109-119.

Kleiner, S.M., et al. 1990. Metabolic profiles, diet, and health practices of championship male and female bodybuilders. *Journal of the American Dietetic Association* 90: 962-967.

Kleiner, S.M., et al. 1994. Nutritional status of nationally ranked elite bodybuilders. *International Journal of Sport Nutrition* 1: 54-69.

Koopman, R., et al. 2009. Ingestion of a protein hydrolysate is accompanied by an accelerated in vivo digestion and absorption rate when compared with its intact protein. *American Journal of Clinical Nutrition* 90: 106-115.

Kraemer, W.J., et al. 1998. Hormonal responses to consecutive days of heavy-resistance exercise with or without nutritional supplementation. *Journal of Applied Physiology* 85: 1544-1555.

Kreider, R.B. 1999. Dietary supplements and the promotion of muscle growth. *Sports Medicine* 27: 97-110.

Kreider, R.B. 2000. Nutritional considerations of overtraining. In J.R. Stout, J. Antonio (Eds.), *Sport supplements: A complete guide to physique and athletic enhancement.* Baltimore: Lippincott, Williams & Wilkins.

Kreider, R.B. 2003. Effects of creatine supplementation on performance and training adaptations. *Molecular and Cellular Biochemistry* 244: 89-94.

Kreider, R.B. 2007. Effects of ingesting protein with various forms of carbohydrate following resistance-exercise on substrate availability and markers of anabolism, catabolism, and immunity. *Journal of the International Society of Sports Nutrition* 4: 18.

Kreider, R.B., R. Klesges, K. Harmon, et al. 1996. Effects of ingesting supplements designed to promote lean tissue accretion on body composition during resistance training. *International Journal of Sport Nutrition* 6: 234-246.

Kreider, R.B., V. Miriel, E. Bertun. 1993. Amino acid supplementation and exercise performance: Analysis of the proposed ergogenic value. *Sports Medicine* 16: 190-209.

Kreider, R., et al. 1998a. Effects of conjugated linoleic acid (CLA) supplementation during resistance training on bone mineral content, bone mineral density, and markers of immune stress. *FASEB Journal* 12: A244.

Kreider, R.B., et al. 1998b. Effects of creatine supplementation on body composition, strength, and sprint performance. *Medicine & Science in Sports & Exercise* 30: 73-82.

Kreider, R.B., et al. (Eds.). 1998c. *Overtraining in sport.* Champaign, IL: Human Kinetics.

Kreider, R.B., et al. 1999a. Effects of calcium b-hydroxy b-methylbutyrate (HMB) supplementation during resistance-training on markers of catabolism, body composition and strength. *International Journal of Sports Medicine* 22: 1-7.

Kreider, R.B., et al. 1999b. Effects of protein and amino-acid supplementation on athletic performance. *Sportscience* 3. Disponível em: http://sportscie.org/jour/9901/rbk. html.

Kreider, R.B., et al. 2000. Nutrition in exercise and sport. In T. Wilson, N. Temple (Eds.), *Frontiers in nutrition.* Totowa, NJ: Humana Press.

Kreider, R.B., et al. 2001. Bovine colostrum supplementation on training adaptations I: Body composition. Abstract apresentado na Federation of American Societies for Experimental Biology (FASEB) meeting, Orlando, FL, 31 março-4 abril.

Kreider, R.B., et al. 2007. Effects of ingesting protein with various forms of carbohydrate following resistance-exercise on substrate availability and markers of anabolism, catabolism, and immunity. *Journal of the International Society of Sports Nutrition* 4: 18.

Kreider, R.B., et al. 2010. Research and recommendations. *Journal of the International Society of Sports Nutrition* 7: 7.

Krochmal, R., et al. 2004. Phytochemical assays of commercial botanical dietary supplements. *Evidence-Based Complementary and Alternative Medicine* 1: 305-313.

Laaksonen, R., et al. 1995. Ubiquinone supplementation and exercise capacity in trained young and older men. *European Journal of Applied Physiology* 72: 95-100.

Lamb, D.R., K.F. Rinehardt, R.L. Bartels, et al. 1990. Dietary carbohydrate and intensity of interval swim training. *The American Journal of Clinical Nutrition* 52: 1058-1063.

Lambert, C.P., M.G. Flynn, J.B. Boone, et al. 1991. Effects of carbohydrate feeding on multiple-bout resistance exercise. *Journal of Applied Sport Science Research* 5: 192-197.

Lambert, C.P., et al. 2004. Macronutrient considerations for the sport of bodybuilding. *Sports Medicine* 34: 317-327.

Lambert, M.I., et al. 1993. Failure of commercial oral amino acid supplements to increase serum growth hormone concentrations in male body-builders. *International Journal of Sport Nutrition* 3: 298-305.

Lands, L.C., et al. 1999. Effect of supplementation with cysteine donor on muscular performance. *Journal of Applied Physiology* 87: 1381-1385.

Lane, L. 1999, 17 de setembro. Nutritionist calls for tighter regulation of supplements. CNN.com News.

Langfort, J., et al. 1997. The effect of a low-carbohydrate diet on performance, hormonal and metabolic responses to a 30-s bout of supramaximal exercise. *European Journal of Applied Physiology and Occupational Physiology* 76: 128-133.

Layman, D.K. 2002. Role of leucine in protein metabolism during exercise and recovery. *Canadian Journal of Applied Physiology* 27: 646-663.

Lee, E.C., et al. 2010. Ergogenic effects of betaine supplementation on strength and power performance. *Journal of the International Society of Sports Nutrition* 7: 27.

Lefavi, R.G., R.A. Anderson, R.E. Keith, et al. 1992. Efficacy of chromium supplementation in athletes: Emphasis on anabolism. *International Journal of Sport Nutrition* 2: 111-122.

Leiper, J.B., et al. 2000. Improved gastric emptying rate in humans of a unique glucose polymer with gel-forming properties. *Scandinavian Journal of Gastroenterology* 35: 1143-1149.

Lemon, P.W.R. 1991. Effect of exercise on protein requirements. *Journal of Sports Sciences* 9: 53-70.

Lemon, P.W.R. 1994, 11-12 de novembro. Dietary protein and amino acids. Apresentado na Nutritional Ergogenic Aids Conference patrocinada pelo Gatorade Sports Institute, Chicago.

Lemon, P.W.R. 2000. Beyond the zone: Protein needs of active individuals. *Journal of the American College of Nutrition* 19: 513S-521S.

Lemon, P.W.R., et al. 1992. Protein requirements and muscle mass/strength changes during intensive training in novice bodybuilders. *Journal of Applied Physiology* 73: 767-775.

Lemon, P.W.R., et al. 2002. The role of protein and amino acid supplements in the athlete's diet: Does type or timing of ingestion matter? *Current Sports Medicine Reports* 1: 214-221.

Li, J.J., et al. 2008. Anti-obesity effects of conjugated linoleic acid, docosahexaenoic acid, and eicosapentaenoic acid. *Molecular Nutrition & Food Research* 52: 631-645.

Liang, M.T., et al. 2005. Panax notoginseng supplementation enhances physical performance during endurance exercise. *Journal of Strength and Conditioning Research* 19: 108-114.

Liberti, L.E., et al. 1978. Evaluation of commercial ginseng products. *Journal of Pharmaceutical Sciences* 67: 1487-1489.

Liese, A.D., et al. 2005. Dietary glycemic index and glycemic load, carbohydrate and fiber intake, and measures of insulin sensitivity, secretion, and adiposity in the Insulin Resistance Atherosclerosis Study. *Diabetes Care* 12: 2832-2838.

Lim, S., H. Won, Y. Kim, M. Jang, K.R. Jyothi, Y. Kim, P. Dandona, J. Ha, S.S. Kim. 2011. Antioxidant enzymes induced by repeated intake of excess energy in the form of high-fat, high-carbohydrate meals are not sufficient to block oxidative stress in healthy lean individuals. *British Journal of Nutrition* 106 (10): 1544-1551. doi: 10.1017/S0007114511002091.

Linde, K., et al. 2006, 25 de janeiro. Echinacea for preventing and treating the common cold. *Cochrane Database of Systematic Reviews*: CD000530.

Little, J.P., et al. 2010. A practical model of low-volume high-intensity interval training induces mitochondrial biogenesis in human skeletal muscle: Potential mechanisms. *Journal of Physiology* 588: 1011-1022.

Loucks, A.B. 2007. Low energy availability in the marathon and other endurance sports. *Sports Medicine* 37: 348-352.

Louis-Sylvestre, J., et al. 2003. Highlighting the positive impact of increasing feeding frequency on metabolism and weight management. *Forum of Nutrition* 56: 126-128.

Lowe, B. 2000. Powerful products. *Nutritional Outlook* 3: 37-43.

Lowery, L., et al. 2006. Protein and overtraining: Potential applications for free-living athletes. *Journal of the International Society of Sports Nutrition* 3: 42-50.

Ludwig, D.S., et al. 2001. Relation between consumption of sugar-sweetened drinks and childhood obesity: A prospective, observational analysis. *Lancet* 357: 505-508.

Luhovyy, B.L., et al. 2007. Whey proteins in the regulation of food intake and satiety. *Journal of the American College of Nutrition* 26: 704S-712S.

Lukaski, H.C. 2000. Magnesium, zinc, and chromium nutriture and physical activity. *American Journal of Clinical Nutrition* 72 (Suppl. 2): 585S-593S.

Lukaszuk, J.M., et al. 2005. Effect of a defined lacto-ovo-vegetarian diet and oral creatine monohydrate supplementation on plasma creatine concentration. *Journal of Strength and Conditioning Research* 19: 735-740.

MacLean, D.B., L.G. Luo. 2004. Increased ATP content/production in the hypothalamus may be a signal for energy-sensing of satiety: Studies of the anorectic mechanism of a plant steroidal glycoside. *Brain Research* 1020: 1-11.

Maki, K.C., et al. 2009. Green tea catechin consumption enhances exercise-induced abdominal fat loss in overweight and obese adults. *Journal of Nutrition* 139: 264-270.

Malm, C., et al. 1996. Supplementation with ubiquinone-10 causes cellular damage during intense exercise. *Acta Physiologica Scandinavica* 157: 511-512.

Manabe, I. 2011. Chronic inflammation links cardiovascular, metabolic and renal diseases. *Circulation Journal* 75: 2739-2748.

Manore, M.M. 2000a. Effect of physical activity on thiamine, riboflavin, and vitamin B-6 requirements. *American Journal of Clinical Nutrition* 72: 598S-606S.

Manore, M.M. 2000b. *Sports nutrition for health and performance.* Champaign, IL: Human Kinetics.

Manore, M.M., J. Thompson, M. Russo. 1993. Diet and exercise strategies of a worldclass bodybuilder. *International Journal of Sport Nutrition* 3: 76-86.

Manson, J.E., W.C. Willett, M.J. Stampfer, et al. 1994. Vegetable and fruit consumption and incidence of stroke in women. *Circulation* 89: 932.

Marette, A., et al. 2001. Prevention of skeletal muscle insulin resistance by dietary cod protein in high fat-fed rats. *American Journal of Physiology, Endocrinology, and Metabolism* 281: E62-E71.

Marquezi, M.L., et al. 2003. Effect of aspartate and asparagine supplementation on fatigue determinants in intense exercise. *International Journal of Sport Nutrition and Exercise Metabolism* 13: 65-75.

Matthan, N.R. 2007. Effect of soy protein from differently processed products on cardiovascular disease risk factors and vascular endothelial function in hypercholoesterolemic subjects. *American Journal of Clinical Nutrition* 85: 960-966.

Maughan, R.J., D.C. Poole. 1981. The effects of a glycogen-loading regimen on the capacity to perform anaerobic exercise. *European Journal of Applied Physiology* 46: 211-219.

Mazer, E. 1981, Julho. Biotin—The little known lifesaver. *Prevention*, 97-102.

McAfee, A.J., E.M. McSorley, G.J. Cuskelly, A.M. Fearon, B.W. Moss, J.A. Beattie, J.M. Wallace, M.P. Bonham, J.J. Strain. 2011. Red meat from animals offered a grass diet increases plasma and platelet n-3 PUFA in healthy consumers. *British Journal of Nutrition* 105 (1): 80-89. doi: 10.1017/ S0007114510003090.

McAnulty, S.R., et al. 2005. Effect of resistance exercise and carbohydrate ingestion on oxidative stress. *Free Radical Research* 39: 1219-1224.

McNaughton, L.R., et al. 1997. Neutralize acid to enhance performance. *Sportscience Training & Technology*. Disponível em: www. sportsci.org/traintech/buffer/lrm. htm.

McNulty, S.R., et al. 2005. Effect of alphatocopherol supplementation on plasma homocysteine and oxidative stress in highly trained athletes before and after exhaustive exercise. *The Journal of Nutritional Biochemistry* 16: 530-537.

Mendel, R.W., et al. 2005. Effects of creatine on thermoregulatory responses while exercising in the heat. *Nutrition* 21: 301-307.

Mero, A. 1999. Leucine supplementation and intensive training. *Sports Medicine* 27: 347-358.

Meydani, M., et al. 1993. Protective effect of vitamin E on exercise-induced oxidative damage in young and older adults. *American Journal of Physiology* 264 (5 Part 2): R992-998.

Miller, W.C., M.G. Niederpruem, J.P. Wallace, A.K. Lindeman. 1994. Dietary fat, sugar, and fiber predict body fat content. *Journal of the American Dietetic Association* 94: 612-615.

Montain, S.N., et al. 2006. Exercise associated hyponatraemia: Quantitative analysis to understand the aetiology. *British Journal of Sports Medicine* 40: 98-106.

Morifuji, M., et al. 2005. Dietary whey protein downregulates fatty acid synthesis in the liver, but upregulates it in skeletal muscle of exercise-trained rats. *Nutrition* 21: 1052-1058.

Mosoni, L., et al. 2003. Type and timing of protein feeding to optimize anabolism. *Current Opinion in Clinical Nutrition and Metabolic Care* 6: 301-306.

Nagao, T., et al. 2005. Ingestion of a tea rich in catechins leads to a reduction in body fat and malondialdehyde-modified LDL in men. *American Journal of Clinical Nutrition* 81: 122-129.

National Cholesterol Education Program. 2006. *ATP III guidelines at-a-glance quick desk reference*. Washington, DC: USDHHS, Public Health Service, NIH, NHLBI.

National Research Council. 1989. *Diet and health: Implications for reducing chronic disease risk*. Washington, DC: National Academy Press.

National Research Council, Food and Nutrition Board. 1989. *Recommended dietary allowances* (10th ed.). Washington, DC: National Academy Press.

Nazar, K., et al. 1996. Phosphate supplementation prevents a decrease of triiodothyronine and increases resting metabolic rate during low energy diet. *Journal of Physiology and Pharmacology* 47: 373-383.

Nelson, G. 2001, setembro/outubro. American Heart Association calls for eating fish twice per week—What's a vegetarian to do? *Vegetarian Journal*. http://www.vrg. org/ journal/vj2001sep/2001sepomega3.htm.

Nestle, M. 2012, 19 de junho. Debunking the health claims of genetically modified foods. *The Atlantic Monthly*. http://www.theatlantic. com/health/archive/2012/06/ debunkingthe- health-claims-of-genetically-modifiedfoods/ 258665/.

The new diet pills: Fairly but not completely safe. 1996. *Harvard Heart Letter* 7: 1-2.

Newhouse, I.J., et al. 2000. The effects of magnesium supplementation on exercise performance. *Clinical Journal of Sport Medicine* 10: 195-200.

Neychev, V.K. 2005. The aphrodisiac herb Tribulus terrestris does not influence the androgen production in young men. *Journal of Ethnopharmacology* 101: 319-323.

Nicholas, C.W., et al. 1999. Carbohydrate-electrolyte ingestion during intermittent high-intensity running. *Medicine & Science in Sports & Exercise* 31: 1280-1286.

Nielsen, F.H., et al. 2004. A moderately high intake compared to a low intake of zinc depresses magnesium balance and alters indices of bone turnover in postmenopausal women. *European Journal of Clinical Nutrition* 58: 703-710.

Nissen, S., R. Sharp, M. Ray, et al. 1996. Effect of leucine metabolite beta-hydroxy betamethylbutyrate on muscle metabolism during resistance-exercise training. *Journal of Applied Physiology* 81: 2095-2104.

Noakes, M., et al. 2004. Meal replacements are as effective as structured weight-loss diets for treating obesity in adults with features of metabolic syndrome. *Journal of Nutrition* 134: 1894-1899.

Noakes, T.D., et al. 2005. Three independent biological mechanisms cause exercise-associated hyponatremia: Evidence from 2,135 weighed competitive athletic performances. *Proceedings of the National Academy of Sciences of the United States* 102: 18550-18550.

Norris LE, et al. 2009. Comparison of dietary conjugated linoleic acid with safflower oil on body composition in obese postmenopausal women with type 2 diabetes mellitus. *American Journal of Clinical Nutrition* 90: 468-476.

Oakley, G.P., M.J. Adams, C.M. Dickinson. 1996. More folic acid for everyone, now. *Journal of Nutrition* 126: 751S-755S.

O'Connor, D.M., et al. 2003. The effects of beta-hydroxy-beta-methylbutyrate (HMB) and HMB/creatine supplementation on indices of health in highly trained athletes. *International Journal of Sport Nutrition and Exercise Metabolism* 13: 184-197.

Olney, J. 1996, 29 de dezembro. Transcrição de *60 Minutes*. New York: CBS.

Parcells, A.C., et al. 2004. Cordyceps Sinensis (CordyMax Cs-4) supplementation does not improve endurance exercise performance. *International Journal of Sport Nutrition and Exercise Metabolism* 14: 236-242.

Parker, A.G., et al. 2011. The effects of IQPLUS Focus on cognitive function, mood and endocrine response before and following acute exercise. *Journal of the International Society of Sports Nutrition* 8: 16.

Parrott, S. 1999, 14 de outubro. Herbs said harmful before surgery. AOL News.

Peake, J., et al. 2004. Neutrophil activation, antioxidant supplements and exercise-induced oxidative stress. *Exercise Immunology Review* 10: 129-141.

Peyrot des Gachons, C., et al. 2011. Unusual pungency from extra-virgin olive oil is attributable to restricted spatial expression of the receptor of oleocanthal. *The Journal of Neuroscience* 31: 999-1009.

Phillips, S.M. 2009. The role of milk- and soybased protein in support of muscle protein synthesis and muscle protein accretion in young and elderly persons. *Journal of the American College of Nutrition* 28: 343-354.

Phillips, S.M., et al. 2005. Dietary protein to support anabolism with resistance exercise in young men. *Journal of the American College of Nutrition* 24: 134S-139S.

Phillips, S.M., et al. 2009. Effects on mixed muscle protein synthesis at ingestion. *Journal of Applied Physiology* 107: 987-992.

Pieralisi, G. 1991. Effects of standardized ginseng extract combined with dimethylaminoethanol bitartrate, vitamins, minerals, and trace elements on physical performance during exercise. *Clinical Therapeutics* 13: 373-382.

Pline, K.A., et al. 2005. The effect of creatine intake on renal function. *The Annals of Pharmacotherapy* 39: 1093-1096.

Plourde M, et al. 2008. Conjugated linoleic acids: Why the discrepancy between animal and human studies? *Nutrition Reviews* 66 (7): 415-421.

Poortmans, J.R., et al. 2000. Do regular high protein diets have potential health risks on kidney function in athletes? *International Journal of Sport Nutrition and Exercise Metabolism* 10: 28-38.

Ramel, A., et al. 2008. Beneficial effects of long-chain n-3 fatty acids included in an energy-restricted diet on insulin resistance in overweight and obese European young adults. *Diabetologia* 51: 1261-1268.

Rehrer, N.J. 2001. Fluid and electrolyte balance in ultra-endurance sport. *Sports Medicine* 31: 701-715.

Reilly, T. 1997. Energetics of high-intensity exercise (soccer) with particular reference to fatigue. *Journal of Sports Science* 15: 257-263.

Richards, J.B., et al. 2007. Higher serum vitamin D concentrations are associated with longer leukocyte telomere length in women. *American Journal of Clinical Nutrition* 86: 1420-1425.

Riserus, U., et al. 2001. Conjugated linoleic acid (CLA) reduced abdominal adipose tissue in obese middle-aged men with signs of the metabolic syndrome: A randomised controlled trial. *International Journal of Obesity and Related Metabolic Disorders* 25: 1129-1135.

Robergs, R.A. 1998. Glycerol hyperhydration to beat the heat? *Sportscience Training & Technology*. Disponível em: http://www.sportsci. org/traintech/glycerol/rar.htm.

Roberts, M.D., et al. 2011. Ingestion of a high-molecular-weight hydrothermally modified waxy maize starch alters metabolic responses to prolonged exercise in trained cyclists. *Nutrition* 27: 659-665.

Rolls, B.J., et al. 1988. The specificity of satiety: The influence of foods of different macronutrient content on the development of satiety. *Physiology and Behavior* 43: 145-153.

Rosse, A.R., et al. 2010. Effects of capsinoid ingestion on energy expenditure and lipid oxidation at rest and during exercise. *Nutrition & Metabolism* 7: 65.

Rowlands, D.S., et al. 2011. Effect of high-protein feeding on performance and nitrogen balance in female cyclists. *Medicine & Science in Sports & Exercise* 43: 44-53.

Roy, B.D., et al. 2002. The influence of post-exercise macronutrient intake on energy balance and protein metabolism in active females participating in endurance training. *International Journal of Sport Nutrition and Exercise Metabolism* 12: 172-188.

Roy, B.D., et al. 2005. Creatine monohydrate supplementation does not improve functional recovery after total knee arthroplasty. *Archives of Physical Medicine and Rehabilitation* 86: 1293-1298.

Sachan, D.S., et al. 2005. Decreasing oxidative stress with choline and carnitine in women. *Journal of the American College of Nutrition* 24: 172-176.

Sandsa, A.L., et al. 2009. Consumption of the slow-digesting waxy maize starch leads to blunted plasma glucose and insulin response but does not influence energy expenditure or appetite in humans. *Nutrition Research* 29: 383-390.

Sapone, A., et al. 2011. Divergence of gut permeability and mucosal immune gene expression in two gluten-associated conditions: celiac disease and gluten sensitivity. *BMC Medicine* 9: 23.

Sarubin, A. 2000. *The health professional's guide to popular dietary supplements.* Chicago: The American Dietetic Association, 184-188.

Saunders, M.J., et al. 2005. Effects of a carbohydrate/protein gel on exercise performance in male and female cyclists. *Journal of the International Society of Sports Nutrition* 2(1): 1-30.

Schabort, E.J., et al. 1999. The effect of a preexercise meal on time to fatigue during prolonged cycling exercise. *Medicine & Science in Sports & Exercise* 31: 464-471.

Schardt, D. 2006. Soyonara? *Nutrition Action Health Letter* 33(8): 1-7.

Schenk, S., et al. 2003. Different glycemic indexes of breakfast cereals are not due to glucose entry into blood but to glucose removal by tissue. *American Journal of Clinical Nutrition* 78: 742-748.

Schoenfeld, B. 2011. Does cardio after an overnight fast maximize fat loss? *Journal of the National Strength and Conditioning Association* 33(1): 23-25.

Schwalfenberg, G.K. 2012. The alkaline diet: Is there evidence that an alkaline pH diet benefits health? *Journal of Environmental and Public Health* 727630.

Seaton, T.B., S.L. Welle, M.K. Warenko, R.G. Campbell. 1986. Thermic effect of medium and long chain triglycerides in man. *The American Journal of Clinical Nutrition* 44: 630-634.

Seidle, R., et al. 2000. A taurine and caffeinecontaining drink stimulates cognitive performance and well-being. *Amino Acids* 19: 635-642.

Shaw, S.D., D. Brenner, M.L. Berger, D.O. Carpeter, C.S. Hong, K. Kannan. 2006. PCBs, PCDD/Fs, and organochlorine pesticides in farmed Atlantic salmon from Maine, eastern Canada, and Norway, and wild salmon from Alaska. *Environmental Science & Technology* 40 (17): 5347-5354.

Shugarman, A.E. 1999. Trends in the sports nutrition industry. *Nutraceuticals World* 2: 56-59.

Simko, M.D., J. Jarosz. 1990. Organic foods: Are they better? *Journal of the American Dietetic Association* 90: 367-370.

Singh, A., et al. 1994. Exercise-induced changes in immune function: Effects of zinc supplementation. *Journal of Applied Physiology* 76: 2298-2303.

Slavin, J.L. 1991. Assessing athletes' nutritional status. *The Physician and Sportsmedicine* 19: 79-94.

Smart waters. 2000. BevNet. Disponível em: www.bevnet.com/reviews/smartwater/index/asp.

Snitker, S., et al. 2009. Effects of novel capsinoid treatment on fatness and energy metabolism in humans: Possible pharmacogenetic implications. *American Journal of Clinical Nutrition* 89: 45-50.

Somer, E. 1996, Maio. Maximum energy: How to eat and exercise for it. *Working Woman,* 72-76.

Speechly, D.P., et al. 1999. Greater appetite control associated with an increased frequency of eating in lean males. *Appetite* 33: 285-297.

Spriet, L.L. 1995. Caffeine and performance. *International Journal of Sport Nutrition* 5: S84-S99.

Spriet, L.L., et al. 2004. Nutritional strategies to influence adaptations to training. *Journal of Sports Sciences* 22: 127-141.

St-Onge, M-P. 2005. Dietary fats, teas, dairy, and nuts: Potential functional foods for weight control. *American Journal of Clinical Nutrition* 81: 7-15.

St-Onge, M-P., Bosarge, A. 2008. Weight-loss diet that includes consumption of medium-chain triacylglycerol oil leads to a greater rate of weight and fat mass loss than does olive oil. *American Journal of Clinical Nutrition* 87: 621-626.

St-Onge, M-P., et al. 2007. Supplementation with soy-protein-rich foods does not enhance weight loss. *Journal of the American Dietetic Association* 107: 500-505.

Stanko, R.T., et al. 1996. Inhibition of regain in body weight and fat with addition of 3-carbon compounds to the diet with hyperenergetic refeeding after weight reduction. *International Journal of Obesity Related Metabolic Disorders* 20: 925-930.

Steinmetz, K.A., et al. 1996. Vegetables, fruit, and cancer prevention: A review. *Journal of the American Dietetic Association* 96: 1027- 1039.

Stephens, F.B., et al. 2006a. An acute increase in skeletal muscle carnitine content alters fuel metabolism in resting human skeletal muscle. *The Journal of Clinical Endocrinology & Metabolism* 91: 5013-5018.

Stephens, F.B., et al. 2006b. Insulin stimulates L-carnitine accumulation in human skeletal muscle. *The FASEB Journal* 20: 377-379.

Stephens, F.B., et al. 2007. Carbohydrate ingestion augments L-carnitine retention in humans. *Journal of Applied Physiology* 102: 1065-1070.

Stephens, F.B., et al. 2007a. New insights concerning the role of carnitine in the regulation of fuel metabolism in skeletal muscle. *Journal of Physiology* 581: 431-444.

Stephens, F.B., et al. 2007b. A threshold exists for the stimulatory effect of insulin on plasma L-carnitine clearance in humans. *American Journal of Physiology, Endocrinology and Metabolism* 292: E637-E641.

Stewart, A.M. 1999. Amino acids and athletic performance: A mini-conference in Oxford. *Sportscience Training & Technology*. Disponível em: www.sportsci.org/jour/9902/ams. html.

Stone, N. 1996. AHA medical/scientific statement on fish consumption, fish oil, lipids, and coronary heart disease. Disponível em: www.americanheart.org.

Stout, J.R., et al. 2008. Effects of 28 days of beta-alanine and creatine monohydrate supplementation on physical working capacity at neuromuscular fatigue threshold. *Journal of the International Society of Sports Nutrition* (5)21: 1550-2783.

Stout, J.R., et al. 2001. Effects of resistance exercise and creatine supplementation on myasthenia gravis: A case study. *Medicine & Science in Sports & Exercise* 33: 869-872.

Stuessi, C., et al. 2005. L-Carnitine and the recovery from exhaustive endurance exercise: A randomised, double-blind, placebo-controlled trial. *European Journal of Applied Physiology* 95: 431-435.

Szlyk, P.C., R.P. Francesconi, M.S. Rose, et al. 1991. Incidence of hypohydration when consuming carbohydrate-electrolyte solutions during field training. *Military Medicine* 156: 399-402.

Taku, K., et al. 2007. Soy isoflavones lower serum total and LDL cholesterol in humans: A meta-analysis of 11 randomized controlled trials. *American Journal of Clinical Nutrition* 85: 1148-1156.

Talanian, J.I., et al. 2007. Two weeks of high-intensity aerobic interval training increases the capacity for fat oxidation during exercise in women. *Journal of Applied Physiology* 102: 1439-1447.

Tarnopolsky, M.A. 1998. Influence of differing macronutrient intakes on muscle glycogen resynthesis after resistance training. *Journal of Applied Physiology* 84: 890- 896.

Tarnopolsky, M.A., et al. 1992. Evaluation of protein requirements for trained strength athletes. *Journal of Applied Physiology* 73: 1986-1995.

Tarnopolsky, M.A., et al. 1997. Postexercise protein-carbohydrate supplements increase muscle glycogen in men and women. *Journal of Applied Physiology* 83: 1877-1883.

Thomas, D.E., et al. 1991. Carbohydrate feeding before exercise: Effect of glycemic index. *International Journal of Sports Medicine* 12: 180-186.

Thornton, J.S. 1990. How can you tell when an athlete is too thin? *The Physician and Sportsmedicine* 18: 124-133.

Tiidus, P.M., et al. 1995. Vitamin E status and response to exercise training. *Sports Medicine* 20: 12-23.

The triad. 2006. Disponível em: www.femaleathletetriad. org.

Trimmer, R., et al. 2005. Effects of two naturally occurring aromatase inhibitors on male hormonal and blood chemistry profiles. *Journal of the International Society of Sports Nutrition* 2: 14.

Trumbo, P., et al. 2001. Dietary reference intakes. *Journal of the American Dietetic Association* 101 (3): 294-301.

Tsang. G. 2006. Which sweeteners are safe? Disponível em: www.healthcastle.com/sweeteners.shtml.

Tullson, P.C., et al. 1991. Adenine nucleotide synthesis in exercising and endurance--trained skeletal muscle. *American Journal of Physiology* 261 (2 Part 1): C342-347.

Tyler, V.E. 1987. *The new honest herbal: A sensible guide to the use of herbs and related remedies.* Philadelphia: George F. Stickley Co.

U.S. Department of Agriculture. 1998, 11 de agosto. USDA urges consumers to use food thermometer when cooking ground beef patties. Washington, DC: USDA.

U.S. Department of Agriculture, U.S. Department of Health and Human Services. 1995. Nutrition and your health: Dietary guidelines for Americans. Washington, DC: Government Printing Office.

Van Someren, K.A., et al. 2005. Supplementation with beta-hydroxy-beta-methyl-butyrate (HMB) and alpha-ketoisocaproic acid (KIC) reduces signs and symptoms of exercise-induced muscle damage in man. *International Journal of Sport Nutrition and Exercise Metabolism* 15: 413-424.

Van Zyl, C.G., et al. 1996. Effects of medium-chain triglyceride ingestion on fuel metabolism and cycling performance. *Journal of Applied Physiology* 80: 2217-2225.

Vanhatalo, A., et al. 2010. Acute and chronic effects of dietary nitrate supplementation on blood pressure and the physiological responses to moderate-intensity and incremental Exercise. *American Journal of Physiology – Regulatory, Integrative and Comparative Physiology* 299: R1121–R1131.

Viitala, P.E., et al. 2004a. The effects of antioxidant vitamin supplementation on resistance exercise induced lipid peroxidation in trained and untrained participants. *Lipids in Health and Disease* 3: 14.

Viitala, P.E., et al. 2004b. Vitamin E supplementation, exercise and lipid peroxidation in human participants. *European Journal of Applied Physiology* 93: 108-115.

Vitamin drink. 2000. *Nutritional Outlook* 3: 70.

Vitamin E pills: Now it's thumbs down. 2005. Consumer Reports. 70(7): 55.

Volpe, S.L., et al. 2001. Effect of chromium supplementation and exercise on body composition, resting metabolic rate and selected biochemical parameters in moderately obese women following an exercise program. *Journal of the American College of Nutrition* 20: 293- 306.

Wagner, D.R. 1999. Hyperhydrating with glycerol: Implications for athletic performance. *Journal of the American Dietetic Association* 99: 207-212.

Wagner, D.R., et al. 1992. Effects of oral ribose on muscle metabolism during bicycle ergometer exercise in AMPD-deficient patients. *Annals of Nutrition and Metabolism* 35: 297-302.

Wagner, J.C. 1991. Enhancement of athletic performance with drugs: An overview. *Sports Medicine* 12: 250-265.

Walberg, J.L., et al. 1988. Macronutrient content of a hypoenergy diet affects nitrogen retention and muscle function in weight lifters. *International Journal of Sports Medicine* 9: 261-266.

Walberg-Rankin, J.L. 1994, 11-12 de novembro. Ergogenic effects of carbohydrate intake during long- and short-term exercise. Apresentado na Nutritional Ergogenic Aids Conference patrocinada pela Gatorade Sports Institute, Chicago.

Walberg-Rankin, J.L. 1995. Dietary carbohydrate as an ergogenic aid for prolonged and brief competitions in sport. *International Journal of Sport Nutrition* 5: S13-S28.

Walberg-Rankin, J.L., et al. 1994. The effect of oral arginine during energy restriction in male weight lifters. *Journal of Strength and Conditioning Research* 8: 170-177.

Wall, B.T., et al. 2011. Chronic oral ingestion of L-carnitine and carbohydrate increases muscle carnitine content and alters muscle fuel metabolism during exercise in humans. *Journal of Physiology* 589: 963-973.

Walton, R.G., R. Hudak, R.J. Green-Waite. 1993. Adverse reactions to aspartame: Double-blind challenge in patients from a vulnerable population. *Biological Psychiatry* 34: 13-17.

Ward, R.J., et al. 1999. Changes in plasma taurine levels after different endurance events. *Amino Acids* 16 (1): 71-77.

Wardlaw, G.M., P.M. Insel, M.F. Seyler. 1994. *Contemporary nutrition*. St. Louis: Mosby-Year Book, Inc.

Washington State Department of Agriculture. 1995. Organic food standards. Organic Food Program, Food Safety and Animal Health Division.

Watras, A.C., et al. 2007. The role of conjugated linoleic acid in reducing body fat and preventing holiday weight gain. *International Journal of Obesity* 31: 481-487.

Watson S. 2006. Diet pills: What you need to know. Disponível em: http://health.howstuffworks. com/diet-pill.htm.

Wein, D., et al. 2011. To eat or not to eat: the truth behind exercising on an empty stomach. *National Strength and Conditioning Association's Performance Training Journal* 10: 25-26.

Wesson, M., L. McNaughton, P. Davies, S. Tristram. 1988. Effects of oral administration of aspartic acid salts on the endurance capacity of trained athletes. *Research Quarterly for Exercise and Sport* 59: 234-239.

Wilborn, C.D., et al. 2004a. Effects of methoxyisoflavone, ecdysterone, and sulfopolysaccharide (CSP3) supplementation during training on body composition and training adaptations. *White paper* do Exercise and Sport Nutrition Laboratory, Texas A&M University, Waco.

Wilborn, C.D., et al. 2004b. Effects of zinc magnesium aspartate (ZMA) supplementation on training adaptations and markers and anabolism and catabolism. *Journal of the International Society of Sports Nutrition* 1: 12-20.

Williams, C. 1995. Macronutrients and performance. *Journal of Sports Sciences* 13: S1- S10.

Williams, M., et al. 2003. Effects of recovery beverages on glycogen restoration and endurance exercise performance. *Journal of Strength and Conditioning Research* 17: 12-19.

Williams, M.H. 1989. Vitamin supplementation and athletic performance. *International Journal for Vitamin and Nutrition Research* (Suppl.) 30: 163-191.

Williams, M.H. 2005. Dietary supplements and sports performance: Minerals. *Journal of the International Society of Sports Nutrition* 2: 43-49.

Williams, M.H., et al. 1998. *The ergogenics edge. Champaign,* IL: Human Kinetics.

Williams, M.H., et al. 1999. *Creatine: The power supplement.* Champaign, IL: Human Kinetics.

Wilmore, J.H., D.L. Costill. 1994. *Physiology of sport and exercise.* Champaign, IL: Human Kinetics, 392-395.

Winters, L.R., R.S. Yoon, H.J. Kalkwarf, J.C. Davies, et al. 1992. Riboflavin requirements and exercise adaption in older women. *The American Journal of Clinical Nutrition* 56: 526-532.

Wu, C-L., et al. 2010. Sodium bicarbonate supplementation prevents skilled tennis performance decline after a simulated match. *Nutrition* 7: 33.

Xu, Q., et al. 2009. Multivitamin use and telomere length in women. *American Journal of Clinical Nutrition* 89: 1857-1863.

Yaspelkis, B.B., et al. 1999. The effect of a carbohydrate-arginine supplement on postexercise carbohydrate metabolism. *International Journal of Sports Nutrition* 9: 241-250.

Yates, D. 2007, 16 de maio. Soy estrogens and breast cancer: Research offers overview. News Bureau, University of Illinois. Disponível em: www.news.uiuc.edu/ news/07/0516helferich.html.

Youl Kang, H., et al. 2002. Effects of ginseng ingestion on growth hormone, testosterone, cortisol, and insulin-like growth factor 1 responses to acute resistance exercise. *Journal of Strength and Conditioning Research* 16: 179-183.

Zawadzki, K.M., B.B. Yaselkis, J.L. Ivy. 1992. Carbohydrate-protein complex increases the rate of muscle glycogen storage after exercise. *Journal of Applied Physiology* 72: 1854-1859.

Zhang, M., et al. 2004. Role of taurine supplementation to prevent exercise-induced oxidative stress in healthy young men. *Amino Acids* 26: 203-207.

Zhou, S., et al. 2005. Muscle and plasma coenzyme Q10 concentration, aerobic power and exercise economy of healthy men in response to four weeks of supplementation. *The Journal of Sports Medicine and Physical Fitness* 45: 337-346.

Ziegenfuss, T.N., et al. 2006. Safety and efficacy of a commercially available, naturally occurring aromatase inhibitor in healthy men. *Journal of the International Society of Sports Nutrition* 2: 28.

Índice remissivo

A

Ácido fólico 153
Ácido pantotênico 154
Ácido pirúvico 210
Ácidos graxos
  alfalinolênico (ALA) 83
  linoleico 83
  linoleico conjugado 199
  ômega-3 87
  saturados 90
Ácidos graxos essenciais 83
  DRI para 89
Açúcar 62
  substitutos do 111
Açúcar adicionado 62-63, 108, 125, 244, 259
Adaptogênicos 223
Adenosina trifosfato (ATP) 4
Adesão ao plano 250
Água 117, 128
  aromatizada, comercial 125
  de coco 128
  ingestão de 262
  melhores fontes de 124
  peso corporal, competição e 131
  quantidade necessária 120
Álcool 110, 132-135
Alimentação noturna 264
Alimentação sem carne 39
Alimentos anti-inflamatórios 261
Alimentos funcionais 14, 231

Alimentos orgânicos 17
Amido fracionado 189
Aminoácidos 211
  de cadeia ramificada (BCAA) 25, 29, 44, 197
  escore dos aminoácidos corrigidos pela digestibilidade da proteína (PDCAAS) 43
  essenciais 29
Análise de impedância bioelétrica (BIA) 96
Androstenediol 176
Androstenediona 176, 212
Anemia ferropriva 170
Antioxidantes 65, 93, 140, 142, 145, 148-149
Arginina 47, 194
Arroz 64
Atletas, adaptação do plano *Power Eating* para 249
ATP 186-187, 208, 210, 221
Atum, segurança do 34
Aves 40
Azeite de oliva 88, 113

B

Bardana 225
Barras energéticas 67
BCAA 26
Bebidas esportivas 128-129
  com eletrólitos e glicose 190
  de carboidrato e proteína 183

Índice remissivo

Beta-alanina 165, 195
Betacaroteno 145
Beta-hidroxi-beta-metilbutirato 197
Biotina 155
Boro 174, 193
Buchu 218

C

Café da manhã 109-110, 257, 332
Cafeína 179-182, 288
  e carboidrato 181
Cálcio 166
  dose diária ideal 170
  fontes alternativas de 169
Calorias
  de carboidrato 52
  ingestão adequada de 6
  necessidades calóricas 245
  redução segura de calorias 254
Canaigre 225
Câncer 17, 36, 65-66, 84, 89, 120, 128,
     133, 139, 145, 153, 175, 177, 220,
     228
Capsaicina 114, 221
Carboidratos 8, 72, 107, 189, 258
  antes do treino e durante o treino 69
  boas fontes alimentares de 70
  cálculo das necessidades de 247
  calorias de 52
  e cafeína 181
  escolha do carboidrato certo 54
  ingestão adequada de 7
  quantidade e frequência 63
  sobrecarga com creatina e 189
  sobrecarga de 75
Cardápios 235
  para definição corporal 309
  para desenvolvimento muscular 274
  para manutenção do físico 265
  para perda de gordura 299
  para treinamento cruzado 285
Carne vermelha 9, 37-40
Carnitina 198
Caseína 45
Catecolamina 144

Catequinas 114
Cereal 64
Chá-verde 114, 224
Chocolate 92
Cicatrização 88
Coenzima Q10 (ubiquinona) 147, 199
Colesterol 63, 80-83, 89, 172
  HDL 82
  LDL 82
Coleus forskohlii 225
Colina 155
Colostro bovino 205
Combinação de alimentos e nutrientes 10
Competição, dieta de 27
Compras, lista de 251
Cordyceps 226
Creatina 186-187
Cúrcuma 230

D

Damiana 226
Definição corporal, 246
  cardápios para 309
  dieta *Power Eating* de 7 dias para 309
Desempenho 259
Desempenho mental 119
Desenvolvimento muscular 26, 51, 246
  dieta *Power Eating* para 274
Desidratação, sinais de 121
Desidroepiandrosterona 212
Dia do lixo 115
Dieta(s)
  com restrição de produtos de origem
    animal 15
  de competição 27
  ricas em proteína e pobres em carboidrato,
    riscos da 31
  tabela de análise da 351
Dimetilglicina 212
Dismorfia corporal masculina 99

E

Éfedra (*ma huang*) 227
Efeito laetrile 179

Eletrólitos 163
Eliminação de gordura 27
Equinácea 222
Erva-mate 219
Ervas 216
  estimulantes do humor 229
  precauções 232
  que eliminam o inchaço 230
Escore dos aminoácidos corrigidos pela
    digestibilidade da proteína (PDCAAS)
    43
Estado anabólico 21, 44, 72
  durante o dia todo 29
Esteroides anabolizantes 176-177
Esteróis vegetais 213
Estratégias dietéticas antigordura 105
Estresse térmico 121
Exercício aeróbio 26, 102-104, 175, 188,
    191, 199, 246, 249, 254-256, 274
Exercícios e perda de gordura 100

F

Fast-food 251, 353, 355
Ferro 170
Fibra alimentar, fontes de 57-58
Fisiculturistas profissionais, adaptação do
    plano *Power Eating* para 249
Fitoestrógenos 65
Fitoquímicos 65-66
Flavonóis 230
Força e controle muscular 118
Fórmula da meta para a perda de peso 100
Fosfatidilserina 205
Fosfolipídeos 80
Fo-ti 219
Frutas 9, 65
Frutos do mar 33, 85

G

Gamabutirolactona 213
Géis de carboidrato 192
Gengibre 228
Ginseng 222

Glicerol 202
Glutamina 201
Glúten 76
Gordura 260
  adaptação de 285
  cálculo das necessidades de 248
  considerações sobre a 80
  dieta *Power Eating* para perda de 299
  e trato gastrintestinal 88
  eliminação de 27
  estratégias dietéticas antigordura 103,
    105
  exercícios e perda de 100
  melhores alimentos para a queima 112
  perda de 246, 308
  presente nos alimentos 82
  recomendações de gordura para pessoas
    ativas 90
  redução da gordura ruim na dieta 91
  substitutos e repositores de 90
  total 90
Gordura corporal, percentual ideal de 97
Gorduras 243
Gotu kola 226
Grãos 346
Grupo alimentar 239
  açúcar adicionado 244
  frutas 240
  gorduras e óleos 243
  hortaliças 240
  leite e iogurte 239
  pães e amidos 241
  proteína 242
Guaraná 219

H

Halterofilistas 247, 263
HDL 63, 81, 83, 172
Hidratação 117
  zonas de perigo da 130
Hiperidratação 130
Hiperplasia prostática benigna (HPB) 227
Hoodia 226
Hortaliças 65, 107, 344

Índice remissivo

I

Idade e ingestão de proteína 24
Índice glicêmico 56
  por carga glicêmica 59
Inosina 210
Intervalos entre as refeições 260

J

Jejum 109

L

Laranja-amarga 225
Laticínios 9, 15, 40, 83, 91
  semidesnatados 44
LDL 80, 83
Leite 114
Levantadores de potência 263
Lubrificação articular 119

M

Magnésio 173, 211
Manutenção
  dieta *Power Eating* de 265
  treino para manter a massa muscular 245
Massa muscular, treino para 245
Medidas de circunferências 97
Minerais 160, 166
Minerais-traço 160
Mitos e verdades sobre nutrição esportiva
  alimentação noturna 264
  alimentos funcionais 231
  alimentos orgânicos 17
  carboidrato e ganho de peso 8, 54
  consumo de chocolate 92
  dia do lixo 115
  nutrição *fast-food* 251
  refrigerantes e hidratação 135
  substitutos do açúcar e ganho de peso 111
  suplementação de aminoácidos e
    desenvolvimento muscular 47

N

N-acetilcisteína 204
Necessidades nutricionais
  calóricas 245
  de ácidos graxos essenciais 89
  de carboidrato 247
  de gordura 248
  de proteína, para o treinamento de
    endurance 24
  proteicas 247
Niacina 152
Nitrato 221
Nutrientes
  combinação de alimentos e 10
  por porção de grupo alimentar 239

O

Óleos 243
  de triglicerídeos de cadeia média 202
Ovos 15, 40

P

Palmeto (sabal) 227
Pão 64
Pau-d'arco (ipê-amarelo) 228
Peixes 15, 40, 112
Percentual ideal de gordura corporal 97
Personalização do plano 245
Peso, ganho de 284
  produtos em pó para 192
Peso, perda de
  fórmula da meta para 100
Picolinato de cromo 193
Pimenta 114
Pimenta-de-caiena 221
Piridoxina 154
Planejamento 253
  da dieta 238
  programação de ingestão de líquidos 122
  programação de refeição 10
  programação de refeições e exercícios 257

Plano alimentar 10
Plano *Power Eating* 251
   adaptação para fisiculturistas profissionais
     e atletas 249
   elaboração de um 237-252
   lista de compras 251-252
Pólen de abelha 212
Porções 238
Power drinks 319, 331
Prevenção de doenças 119
Probióticos 113
Proteína 107, 112, 242, 257, 286
   cálculo das necessidades de 247
   de peixe 32
   de soja 45, 206
   do ovo 46, 206
   do soro do leite (*whey protein*) 207
   e desempenho no treinamento de força 22
   e desenvolvimento muscular 21
   e queima de gordura 21
   fontes boas de 49
   força, desenvolvimento muscular e 12
   humor, sono e 30
   idade e ingestão de 24
   ingestão de proteína no horário adequado
     28
   níveis adequados de 25
   qualidade e tipos de 43
   requerimentos proteicos individuais 25
   suplementar 206

Q

Queima de gordura 51, 118
Quercetina 208

R

Receitas *Power Eating* 319
   café da manhã 332
   grãos 346
   hortaliças 344
   power drinks 319
   pratos principais 338
   shakes anti-inflamatórios 329

Recordatório de 24 horas 350
Recuperação 72, 259, 329
Redução da gordura ruim na dieta 91
Redução segura de calorias 254
Refrigerantes 135
Registro alimentar de 3 dias 349
Regulação da temperatura 118
Reposição de líquidos para atletas 123
Requerimentos proteicos individuais 25
Restaurantes 353
Riboflavina 152
Ribose 208

S

Salmão 36
Sassafrás 228
Saúde cerebral 15, 77, 87
Selênio 175
Shakes anti-inflamatórios 329
Sistema
   fosfagênico 5
   glicolítico 5
   oxidativo 5
Sobrecarga
   com creatina e carboidrato 189
   de bicarbonato de sódio e fosfato 165
   de carboidratos 75
Soja, derivados de 44
Substâncias proibidas pelo COI 178
Substitutos do açúcar 111
Substitutos e repositores de gordura 90
Suco 129
   de beterraba 220
Sulfato de condroitina 201
Sulfato de glucosamina 201
Suplementação 261
   de aminoácidos 47
   de ômega-3 84
   de zinco e magnésio 173
Suplementos 14, 141
   à base de plantas, classificação 233
   classificação 214
   esportivos 177
   proteicos 205, 207

T

Tabela de análise da dieta 351
Taurina 209
Taxa
de eficiência proteica (PER) 43
metabólica basal (TMB) 94
metabólica em repouso (TMR) 94
Temperatura, regulação da 118
Tiamina 149
Trato gastrintestinal, gordura e 88
Treinamento cruzado 27
dieta *Power Eating* para 289
Treinamento intervalado de alta intensidade
102
Treino para manter a massa muscular 245
Tríade da mulher atleta 97
Tribulus terrestris 227
Triglicerídeos 80, 82
de cadeia média 202
Triptofano 211

V

Valor biológico (VB) 43
Vanádio 174

W

Whey protein 44

Y

Yohimbe 228

Z

Zinco 172, 211

Vegetarianismo 42
Vitamina(s) 157
A 159
B12 153
C 146
D 157-159
do complexo B 149-150
E 146
K 159, 160
$\dot{V}O_2$máx 94, 208